AF137842

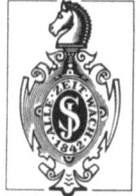

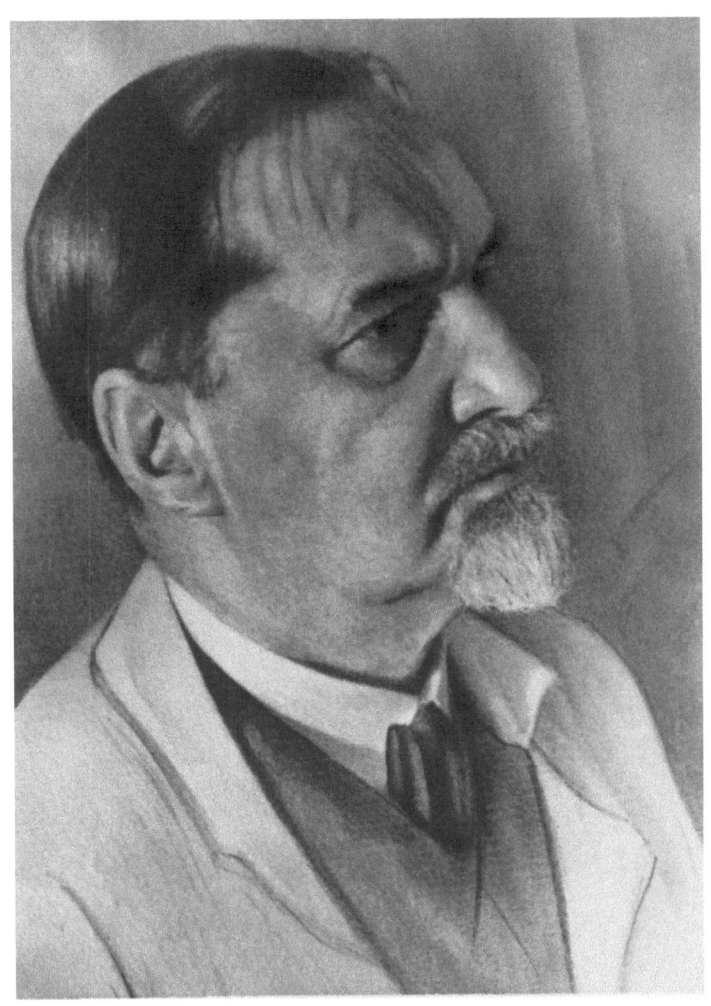

LUDOLF KREHL
1861–1936

Das Klinikum der Universität Heidelberg und seine Institute

Ein Bericht der Klinik- und Abteilungsdirektoren
zur Geschichte und den Aufgaben der Kliniken und Institute
am Klinikum der Ruprecht-Karls-Universität Heidelberg,
vorgelegt zum 600jährigen Jubiläum der Universität

Herausgegeben von Gotthard Schettler

Mit einem Geleitwort von
Gisbert Frhr. zu Putlitz

Springer-Verlag
Berlin Heidelberg New York Tokyo

CIP-Kurztitelaufnahme der Deutschen Bibliothek

Das Klinikum der Universität Heidelberg und seine Institute
hrsg. von Gotthard Schettler
Berlin; Heidelberg; New York; Tokyo: Springer 1986

ISBN-13: 978-3-642-70863-3   e-ISBN-13: 978-3-642-70862-6
DOI: 10.1007/978-3-642-70862-6

Das Werk ist urheberrechtlich geschützt. Die dadurch begründeten Rechte, insbesondere die der Übersetzung, des Nachdruckes, der Entnahme von Abbildungen, der Funksendung, der Wiedergabe auf photomechanischem oder ähnlichem Wege und der Speicherung in Datenverarbeitungsanlagen bleiben, auch bei nur auszugsweiser Verwertung, vorbehalten.

Die Vergütungsansprüche des § 54, Abs. 2 UrhG werden durch die Verwertungsgesellschaft Wort, München, wahrgenommen.

© Springer-Verlag Berlin Heidelberg 1986

Softcover reprint of the harcover 1st edition 1986

Inhalt

VII

Geleitwort

Das 600jährige Jubiläum der Ruprecht-Karls-Universität Heidelberg war Anlaß, im vorliegenden Bericht der Kliniks- und Abteilungsdirektoren die medizinischen Kliniken der Universität zu beschreiben und ihre Leistungen darzustellen. In der Tat trägt die klinische Medizin nicht nur wesentlich zur Ausstrahlung und zum weltweiten Ruf der Universität bei, sondern stellt auch − aufgrund ihres Gesamtvolumens an Kosten und Personal − einen wesentlichen Faktor der heutigen Universität dar. Zusammen mit dem Klinikum der Universität Heidelberg in Mannheim werden hier nahezu 4000 stationäre Plätze bereitgestellt. Allein im Heidelberger Klinikum sind 6000 Beschäftigte um die Heilung der Kranken bemüht. So stellen die Klinika der Universität Heidelberg heute das größte Zentrum universitärer Krankenversorgung in der Bundesrepublik dar.

Die Medizin hat in Heidelberg eine lange Tradition. Praktisch seit Beginn der Universität wurde sie hier gelehrt, wenn auch mit unterschiedlicher Intensität. Seit der Universitätsreform Ottheinrichs im Jahre 1558 wurden die Methoden humanistischer Wissenschaft auch in die Medizin eingeführt. Mit dem Fortschritt naturwissenschaftlicher Forschung, vor allem in der Botanik und der Chemie, kamen aus diesen Wissenschaften entscheidende Impulse für die Entwicklung der Medizin. So wirkte z.B. der Anatom und Physiologe Johann Conrad Brunner als therapeutisch tätiger Arzt wegweisend für seine Wissenschaft, indem er seinen Studenten botanisches Grundwissen vermittelte und sich um ein chemisches Labor bemühte. Er wurde im übrigen mit der Entdekkung der Drüsen des Zwölffingerdarms bekannt. Eine große Zeit erlebte die Heidelberger Medizin in der zweiten Hälfte des letzten Jahrhunderts und zu Beginn dieses Jahrhunderts, wo nicht nur ärztliche Ersttaten Fortschritte brachten, wie der von dem Gynäkologen Ferdinand Adolf Kehrer 1881 zum ersten Mal in Meckesheim durchgeführte Kaiserschnitt, sondern vor allem eine intensive Beziehung zu den aufblühenden Heidelberger Naturwissenschaften hergestellt wurde. Die Namen von Vinzenz Czerny und Ludolf Krehl stehen beispielhaft für den hohen Rang der klinischen Medizin jener Zeit, die Namen der Nobelpreisträger Albrecht Kossel und Otto Fritz Meyerhof symbolisieren das Ansehen medizinischer Forschung in den ersten Jahrzehnten dieses Jahrhunderts. So ist es auch kein Wunder, daß mit dem von Czerny initiierten Kaiser-Wilhelm-Institut für Innere Medizin frühzeitig außeruniversitäre Forschungsinstitute geschaffen wurden, welche − in engem Zusammenhang mit klinischer Arbeit − die medizinische Wissenschaft vorangetrieben haben.

In der Vergangenheit haben Wissenschaftlerpersönlichkeiten bei neuen Ansätzen in der Medizin immer wieder verdeutlicht, wie wichtig die Interdisziplinarität unter Berücksichtigung aller Faktoren der menschlichen Lebenswirklichkeit für die medizinische Wissenschaft ist. Helmholtz war noch Mediziner, Physiker und Mathematiker in einer Person. Ludolf Krehl suchte mit seinem personalistischen Ansatz den Kranken als Gesamtperson zu betrachten und medizinische Grundlagenforschung mit Physik, Chemie, Physiologie und Pathologie zu verbinden. Der Neurologe Viktor von Weizsäcker erweiterte schließlich Krehls Vorstellungen zu einer „anthropologischen Medizin", die sich schwerpunktmäßig um die Entdeckung der außengesteuerten Bedingungen von Krankheiten bemühte. Daran wird bereits der Einfluß anderer universitärer Disziplinen, wie der Verhaltens- und Sozialwissenschaften, auf die Medizin deutlich. Es ist wohl der Vorteil der Einheit der Wissenschaft in einer Universität mit allen ihren Fachgebieten solche günstigen Voraussetzungen für interdisziplinäre Ansätze schaffen zu können.

Heute spielen naturwissenschaftliche Methoden in der klinischen Medizin eine immer größere Rolle. Während Physik und Chemie schon lange und in noch zunehmendem Maße befruchtend auf die Behandlungsmethoden für die Kranken wirken, kommen neuerdings auch molekularbiologische Methoden zu großer Bedeutung. Es ist ein Vorzug der Heidelberger Wissenschaftslandschaft, daß sie in wichtigen außeruniversitären Forschungszentren wie dem Deutschen Krebsforschungszentrum, dem Europäischen Laboratorium für Molekularbiologie und den Max-Planck-Instituten für Medizinische Forschung und für Zell-Physiologie wichtige und anregende Partner in der medizinischen Forschung hat. Darüber hinaus wird auch der universitäre Schwerpunkt in der Molekularbiologie mit einem neugeschaffenen Zentrum nicht ohne Auswirkung auf die medizinische Forschung in Heidelberg bleiben.

In dem vorliegenden Band wird von einer Klinik zur anderen schreitend das große Potential der Medizin in Heidelberg dargestellt. Dabei wird deutlich, daß aufbauend auf der Tradition auch hier alles in ständiger Bewegung ist. Die Inbetriebnahme des neuen Kopfklinikums, das die Bereiche der Augenheilkunde, Hals-, Nasen- und Ohrenheilkunde, Radiologie, Neurologie, Neurochirurgie und der Mund-, Zahn- und Kieferheilkunde zusammenführt, wird ein weiterer Meilenstein in der Entwicklung der klinischen Medizin in Heidelberg sein.

Es ist das Verdienst dieses Bandes, die Entwicklung der Heidelberger Medizin und die großen Leistungen der Heidelberger Universitätsklinika darzustellen. Dem Herausgeber, Herrn Prof. Dr. Dr. h.c. mult. Gotthard Schettler, sowie den Autoren sei hierfür herzlich gedankt. Nahezu 600 Jahre Medizin an der Universität Heidelberg machen auch auf diesem Gebiet das Motto des Jubiläums deutlich:

„Aus Tradition in die Zukunft".

Winter 1985/86　　　　　　　　Prof. Dr. rer. nat. GISBERT FRHR. ZU PUTLITZ
　　　　　　　　　　　　　　　Rektor der Universität Heidelberg

Vorwort

Im Jahre 1965 hatte Prof. Wilhelm Doerr als damaliger Dekan der Medizinischen Fakultät unserer Universität die Schriftleitung des Heidelberger Tageblatts veranlaßt, eine fortlaufende Serie über die Institutionen der Medizinischen Fakultät herauszugeben. Herr Herbert Gawliczek verfaßte nach sorgfältigem Quellenstudium und intensiven Gesprächen mit den Direktoren und akademischen Mitarbeitern der Fakultätseinrichtungen einen Report, der im Dezember 1966 veröffentlicht wurde.

Seither sind nahezu 20 Jahre vergangen. Das Jubiläumsjahr unserer alma mater scheint uns der gegebene Anlaß zu sein, über die Einrichtungen und Arbeiten der Kliniken und der Institute der mittelbaren Krankenversorgung zu berichten.

Im Zuge der sogenannten Universitätsreform wurden an unserer Universität vier medizinische Fakultäten geschaffen, die nur lose durch eine medizinische Gesamtfakultät verbunden sind. So sind die Kontakte zwischen den medizinischen Grundlagenfächern und den klinischen Bereichen spärlich. Neben den für Forschung und Lehre verantwortlichen Fakultäten wurde durch die sogenannte Klinikumsverordnung ein Verbund der Kliniken und der Institute für die mittelbare Krankenversorgung geschaffen, welcher sich für die tägliche Arbeit durchaus bewährt hat. Mit der Einrichtung des Klinikumsvorstandes gelang es, die Universitätskliniken verhältnismäßig rasch aus den Stürmen der Universitätsrevolution herauszubringen. Aber auch die Kliniken wurden jahrelang durch die, großenteils von außen, unternommenen Revolten empfindlich gestört. Zum Zeitpunkt meines Dekanats, das ich 1966 antrat, hatten die Hochschullehrer unserer Universität versucht, strukturelle und personelle Veränderungen zu realisieren. So schrieb Wilhelm Doerr in „Report":

„Die Medizin als Lehrfach an den alten Universitäten blieb trotz aller Einzelleistungen bis etwa zur Wende zwischen 18. und 19. Jahrhundert eine Katheterweisheit. Erst etwa zur Zeit der Französischen Revolution kam es zu den alarmierenden Rufen: peu lire, beaucoup faire, beaucoup voir! (wenig lesen, viel tun, viel schauen). Dies war die Wende. Fortan entwickelten sich, besonders in Frankreich und England, Medizinschulen, deren Lehrgrundsätze ganz überwiegend nach der praktischen Seite ausgerichtet waren. In den Ländern deutscher Zunge ist die Entwicklung andere Wege gegangen: Mit der Gründung der Universität Göttingen setzte sich das Prinzip der Gleichrangigkeit der Fakultäten und der Lehrstühle durch. Die Prädominanz der Theologie wurde durch die Adäquanz der Philosophie egalisiert. Der entscheidende Schritt für die Schaffung des für eine fruchtbare medizinische Arbeit ausschließlich geeigneten freiheitlichen Rahmens wurde durch die Berliner Universitätsgründung vollzogen."

Drei Aufgaben innerhalb des medizinischen Studiengangs sieht Professor Doerr für wesentlich an: Vermittlung des Verständnisses für die Entstehung der Krankheiten (Pathogenese); Vermittlung sehr zuverlässiger Kenntnisse von den Krankheitszeichen (Semiotik); Bereitung eines fundierten Verständnisses für die tragenden Grundsätze der Krankenbehandlung (Therapie).

„Die Medizinische Fakultät Heidelberg verfolgt einen gut durchgearbeiteten Aufbauplan, der, wenn keine äußeren Störungen unser Wirtschaftsleben treffen, in zehn bis fünfzehn Jahren den Rahmen bieten wird, der der Heidelberger Fakultät die verdiente Freiheit bietet. Die Heidelberger Fakultät wird dann auch über ein Klinisches Forschungszentrum verfügen, welches sogenannte kliniknahe theoretische Forschung unmittelbar − erwachsen aus den Tagesaufgaben und rückwirkend auf diese − ermöglichen kann." Zur inneren Neuordnung erklärte Professor Doerr, daß die Fakultät in drei Arbeitskreise (Sektionen) aufgegliedert worden sei, in denen die eigentliche Arbeit betreffend Unterricht, Promotion, Habilitation und Berufung geleistet werde. Um die Relation zwischen Student und Dozent günstiger zu gestalten, würden mehrere Professoren an jeweils gleichen oder doch gleichartigen Vorlesungen mitwirken („Integrierte Vorlesung"). Die innere Umstrukturierung der Heidelberger Medizinischen Fakultät sei in der Bundesrepublik in dieser Form ohne Beispiel.

Die Einrichtung der drei Arbeitskreise unter dem Dach einer einzigen Medizinischen Fakultät bietet sich auch für die jetzt wieder geplante Umstrukturierung der medizinischen Einrichtungen in unserem Lande an. Sie gibt die notwendigen Freiheiten in den klinischen Bereichen und erhält die absolut notwendigen Bindungen der klinischen Fächer an jene der medizinischen Grundlagenforschung und der Institute der mittelbaren und unmittelbaren Krankenversorgung. In meinem Geleitwort zum Report schrieb ich im Dezember 1966 folgendes:

„Heute wird viel von den Aufgaben der Universitäten, von ihren Verpflichtungen der Gesellschaft gegenüber, von ihrem Auftrag, aber auch von ihren Wünschen und Forderungen gesprochen und geschrieben. Die Notwendigkeit von Reformen, insbesondere die Neuordnung der Bildungs- und Ausbildungssysteme sowie die Umgestaltung bestehender und die Schaffung neuer Forschungsstätten, wird nunmehr auch in unserem Lande leidenschaftlich diskutiert, seit die beiden großen politischen Machtblöcke auch die Bereiche der Universitäten in ihre Spannungsfelder einbezogen haben. Welcher Machtfaktor die Wissenschaft eines Landes in der Politik, aber auch im ganzen internationalen Leben ist, haben die Länder des Ostblocks, die USA, aber auch zum Beispiel Frankreich und Großbritannien erkannt. Ihre Informationsministerien beziehen wertvolles Material aus den Universitäten und setzen es zielbewußt ein. Anreger von Reformvorschlägen für deutsche Hochschulen beweisen oft gute Kenntnisse der Universitätsverhältnisse im Ausland, während sie mit der Materie „Lehre und Forschung an den deutschen Hochschulen" nicht oder schlecht vertraut sind. Das beruht nicht zuletzt auf der ungenügenden Öffentlichkeitsarbeit unserer Universitäten. Wenn man Öffentlichkeitsarbeit im Großen betreiben will, so benötigt man dazu intensive Arbeit im Kleinen. Die Medizinische Fakultät der Ruprecht-Karls-Universität hielt es für nützlich, ihre Akademischen Bürger, vor allem aber die breite Bevölkerung über ihre Einrichtungen, ihre Institute und Kliniken, ihre personelle und materielle Ausstattung, ihre Aufgabenbereiche und Zielsetzungen zu unterrichten. Sie erhofft sich davon eine Vertiefung ihrer Beziehungen zur Bevölkerung unseres Landes, welche die Universität trägt und erhält. Sie erhofft sich weiterhin Verständnis und Aufgeschlossenheit gegenüber ihren Anliegen und Plänen. Die Tradition der verschiedenen Fächer und Einrichtungen, welche jeweils einzeln dargelegt wurde, verpflichtet für Gegenwart und Zukunft. Sie verpflichtet alle, die in der Universität und für sie arbeiten, die ihr verbunden und für sie verantwortlich sind. Wenn die Zukunft eines Volkes in seiner Wissenschaft liegt, dann sieht unsere Fakultät ihre Aufgabe darin, in ihren vergleichsweise bescheidenen Bereichen ihren Beitrag zu leisten. So wollen die folgenden Abhandlungen verstanden sein." Ich meine, daß dieses Geleitwort auch heute noch prinzipiell gültig ist.

Daß die Strukturen unserer medizinischen Einrichtungen in den letzten beiden Jahrzehnten grundlegend verändert wurden, ist aus dem nachstehenden Bericht leicht zu erkennen. Dabei soll nicht verschwiegen werden, daß die meisten Strukturveränderungen bereits vor dem Erlaß von Hochschulgesetzen durch die Initiative einiger Kliniks- und Institutsdirektoren vorgenommen wurden. Daß solche Strukturveränderungen nicht reibungslos vonstatten gingen und manche Probleme aufwarfen, die auch heute noch nicht überwunden sind, liegt in der Natur der täglichen Arbeit in den Instituten und Kliniken. Aber es darf, auch aufgrund des hier vorgelegten Berichtes, festgestellt werden, daß die Universität Heidelberg über Medizinische Institute und Kliniken verfügt, welche höchstem internationalem Standard entsprechen. Die Kliniken sind Einrichtungen der sogenannten medizinischen Maximalversorgung. Das bedeutet, Schwerkranke und vor allem auch sogenannte Problempatienten werden rund um die Uhr versorgt. Gleichzeitig haben die Universitätskliniken die Funktion einer regionären Krankenanstalt von Stadt und Landkreis Heidelberg, die zusammen mit den nicht-staatlichen und den frei-gemeinnützigen Krankenanstalten für die moderne Krankenversorgung verantwortlich sind.

Freilich gibt es im Klinikum Heidelberg ungewöhnlich schwierige Probleme in Folge der räumlichen Trennung des Altklinikums vom Klinikum und den medizinischen Einrichtungen im Neuenheimer Feld. Wir müssen, nicht zuletzt im Interesse der uns anvertrauten Kranken darauf bestehen, daß diese räumliche Trennung ohne schuldhafte Zeitverzögerung beseitigt wird. Es ist eine absolute ärztliche Notwendigkeit, daß die Kliniken in engem räumlichen Verbund miteinander arbeiten und daß die erheblichen Schwierigkeiten der Verkehrssituation alsbald bereinigt werden. Vordergründig gilt dies für die ganz und gar unzumutbaren Verkehrsverhältnisse im Altklinikum, aber auch für die immer schwieriger werdenden Verkehrsbedingungen der Zufahrtswege zum Neuklinikum. Der Klinikumsvorstand hat wiederholt darauf hingewiesen, daß die Erstellung einer Tiefgarage im Altklinikum und die bauliche Neuordnung der im Altklinikum verbleibenden Kliniken dringend notwendig sind.

Die in den letzten Jahrzehnten durchgeführten Umbauten und Erneuerungen im Altklinikum mußten zwangsläufig Stückwerk bleiben. So arbeiten die Mitarbeiter des ärztlichen und des Pflegebereichs ebenso wie jene der technischen Dienste unter Bedingungen, welche den Anforderungen eines modernen Betriebsklimas, aber darüber hinaus einer funktionsgerechten Krankenversorgung und Krankenhaushygiene schlechtweg nicht entsprechen.

Daß auch unter den schwierigen und eingeengten Verhältnissen eines Altklinikums gute Arbeit geleistet wird, soll durch die vorgelegten Dokumente aufgezeigt werden. Daß die medizinische Forschung in Heidelberg hohen international gesetzten Maßstäben gerecht wird, kann für die in diesem Bericht vertretenen Einrichtungen nachgewiesen werden.

Das besondere wissenschaftliche Umfeld in Heidelberg ist für die wissenschaftlichen Aktivitäten günstig. Die in vielen Bereichen bestehenden Zusammenarbeiten mit dem Max-Planck-Institut für Medizinische Forschung, dem Europäischen Institut für Molekularbiologie und dem Deutschen Krebsforschungszentrum werden weitere Früchte tragen, welche letztendlich den uns anvertrauten Kranken zugute kommen werden. Damit erfüllen alle in den Bereichen des Klinikums und der Medizinischen Institute Tätigen jene Aufgaben, die ihnen tagtäglich gestellt werden und die sie sich selbst vornehmen.

Die Medizinische Fakultät Heidelbergs hat eine lange Tradition. Dies wird in den vorgelegten Jubiläumsbänden der Universität, herausgegeben von Wilhelm Doerr und Heinrich Schipperges, dargelegt. Der vorliegende Band ist als ein Supplement zu diesem Werk erstellt worden. Es ist dem Gedenken an jene Hochschullehrer gewidmet, die seit der Erstellung des Report im Jahre 1966 verstorben sind. Ihre Namen stehen für alle Mitarbeiterinnen und Mitarbeiter, die sich unmittelbar und indirekt für das Klinikum verdient gemacht haben.

Seit Erscheinen des Reports im Jahre 1966 sind die folgenden Mitglieder der alten Medizinischen Fakultät verstorben:

Friedrich Bahner	Kurt Lindemann
Philipp Bamberger	Alexander Mitscherlich
K. H. Bauer	Berthold Mueller
Josef Becker	Helmut Penzholz
Kurt Bingel	Herbert Plügge
Franz Gross	Johannes Schmier
Ernst Klar	Paul Vogel
Hans Lettré	Hans Helmuth Wolter

Der jetzt vorgelegte Bericht ist als Zeichen unserer Dankbarkeit für ihr Werk und ihre Ideen zu verstehen.

Dankbar gedenken wir ferner der emeritierten Instituts- und Kliniksdirektoren, welche an den gegenwärtigen Strukturen und Arbeiten des Klinikums wesentlichen Anteil hatten:

Walter von Baeyer
Friedrich Wilhelm Brauss
Paul Christian
Oskar Eichler
Wilhelm Doerr

Fritz Linder
Günter Quadbeck
Reinhold Ritter
Hans Schaefer
Günter Ule

Heidelberg, Winter 1985/86

Prof. Dr. Dr. h. c. mult. GOTTHARD SCHETTLER
Medizinische Universitätsklinik
Im Auftrag des Klinikumsvorstandes

Einleitung:
Die medizinische Ethik
im therapeutischen Grenzbereich

Die Arbeit in einem Klinikum vollzieht sich in festgefügten Grenzen. Sie werden von den Gesetzen vorgegeben, welche vom ärztlichen Auftrag bestimmt sind. Sie gelten für alle diagnostischen und therapeutischen Verrichtungen unabhängig von fachlichen Besonderheiten. Deshalb soll dieser Beitrag dem Bericht aus Kliniken und Instituten vorausgeschickt werden.

Es ist ein alter Wunschtraum der Menschheit, das Leben zu verlängern, aber es ist eine Illusion geblieben, daß ein Gewinn an Jahren mit perfekter Gesundheit und mit Wohlbefinden bis ans Lebensende verbunden sei. Vom Paradies auf Erden sind wir heute auf allen Gebieten weiter denn je entfernt.

Wenn Hesiod in „Werke und Tage" vom goldenen Zeitalter schrieb, in dem die Menschen ungehindert durch Leiden fröhlich Feste feierten und dann so starben, als wenn sie einschliefen, so verlegte er diese idealen Zeiten in fremde Gefilde. Das Leben als fröhliches Fest kann auch gar nicht unseren Idealvorstellungen entsprechen. Wir wären seiner bald überdrüssig, und es würden sich jene Folgen einstellen, die wir heute als Ausdruck eines Fehlverhaltens in unserer Wohlstandsgesellschaft kennen. Der Glaube an den Fortschritt, genährt durch neue wissenschaftliche Erkenntnisse, ließ die Hoffnung aufkommen, daß mit der größeren Lebenserwartung eine Verbesserung des Befindens, der Leistungsfähigkeit und der biologischen Widerstandskraft verbunden sei. Wenn es tatsächlich gelungen ist, die mittlere Lebenserwartung des einzelnen Menschen beträchtlich zu erhöhen, so ist es bis heute noch nicht möglich, die biologische Lebensgrenze überhaupt zu erweitern. Das Leben des Menschen wird also durch einen natürlichen Tod begrenzt. Mors certa, hora incerta. Die ungewisse Todesstunde kann der Ausklang eines langen, eines gelebten Lebens sein, wo der Tod eine Erlösung ist und mit Fassung und Ergebenheit erwartet wird. Unsere moderne Medizin kann durch eine sinnvolle Lebensverlängerung diesen Zeitpunkt weit hinausschieben, aber die mittlere biologische Lebensgrenze liegt auch heute noch bei 80–85 Jahren. Wir haben es heute erreicht, das menschliche Leben zu verlängern, und wir haben uns die Hufelandsche Parole, daß dies eine Kunst sei, nutzbar gemacht. Damit kann nur eine *sinnvolle* Lebensverlängerung gemeint sein. Was sinnvoll heißt, was das Leben lebenswert macht, das ist eine Frage der Ethik im allgemeinen Sinne und der Ethik unseres ärztlichen Berufes schlechthin. Der Arzt kann seinen Aufgaben nur gerecht werden, wenn er sich als Helfer, Vorbeuger und Heiler von Krankheiten versteht und nicht als Produzent von Individuen mit einer vita minima. Das böse Wort Huxleys von der modernen Gesellschaft als Greisenfabrik berührt die Kernpunkte der modernen Soziologie und der ganzen Heilkunde.

1

Des Menschen Jahre zwischen Geburt und Tod sind ein Produkt der Vererbung, der Umwelt, aber auch seines eigenen Verhaltens. In unserer technokratischen Gesellschaft wird der Mensch manipuliert, aber er manipuliert sich in beträchtlichem Maße auch selbst.

Die enormen Fortschritte der Wissenschaft und der Technik sind der Heilkunde nicht immer gut bekommen. Die Heilkunde kann prinzipiell nicht wissenschaftlich gesteuert werden, sondern ihre Ziele sind heute mehr denn je sozial und ethisch gesetzt. Die reine wissenschaftliche Medizin würde zu einer Weltverlorenheit führen, wie sie Husserl lange vor der technischen Manipulation des Menschen durch Computer, Transistoren, durch die Veränderung der genetischen Matrix, durch die hormonelle Steuerung der Fortpflanzung formuliert hatte.

Wenn die Medizin sich heute als eine Technik der Biologie verstünde, welche das Leben verkürzen oder verlängern kann, Geburt und Sterben kontrolliert, so würde sie sich selbst in Frage stellen. Bei allen Fortschritten der Anästhesiologie, der Reanimation und Transplantation, der medizinischen Elektronik und Kybernetik, muß die Heilkunde menschlich bleiben. Sie sieht sich heute vor Entscheidungszwänge gestellt, welche ohne ethische Impulse nicht zu bewältigen sind.

Die ärztliche Tätigkeit ist zunächst problemlos. Ein Kranker, welcher Hilfe bedarf, muß versorgt werden, politisch neutral, unbeschadet eines Freund-Feind-Verhältnisses, ohne Reflektion und zunächst auch ohne Ethik. Der ärztliche Eingriff kann immer aktives Vorgehen bedeuten, er kann aber auch im Unterlassen bestehen. Wann das lebensverlängernde Gerät abgestellt, wann die lebenerhaltende Infusion gestoppt wird, das kann der Arzt nur entscheiden, wenn er sich der Forderung Immanuel Kants unterwirft, daß der reine, praktische Gebrauch der Vernunft in der Vorschrift der moralischen Gesetze besteht.

Wo aber stehen diese Gesetze und was bedeuten sie in unserem Leben, was in unserer ärztlichen Arbeit?

Damit ist das Thema gestellt, wie sich der Arzt im therapeutischen Grenzbereich verhalten soll und darf.

Seine Handlung muß Ausdruck einer hohen medizinischen Ethik sein, aber deren Definition bereitet schon Schwierigkeiten. Es gibt zahlreiche Versuche, die Pflichten und Rechte des Arztes abzugrenzen. Stellvertretend möchte ich die Formulierung der Schweizerischen Akademie der Medizinischen Wissenschaften vom 5. November 1976 anführen:

„Zu den Pflichten des Arztes, welche Heilen, Helfen und Lindern von Leiden als hohes Ziel umfassen, gehört auch, dem Schwerstkranken und dem Todgeweihten bis zu seinem Tode zu helfen. Diese Hilfe besteht in Behandlung, Beistand und Pflege.

In Bezug auf die Behandlung ist der Wille des urteilsfähigen Patienten nach dessen gehöriger Aufklärung zu respektieren, auch wenn er sich nicht mit den medizinischen Indikationen deckt. Beim bewußtlosen oder sonst urteilsunfähigen Patienten dienen medizinische Indikationen als Beurteilungsgrundlage für das ärztliche Vorgehen im Sinne einer Geschäftsführung ohne Auftrag. Hinweise auf den mutmaßlichen Willen des Patienten sind dabei zu berücksichtigen. Dem Patienten nahestehende Personen müssen angehört werden. Rechtlich aber liegt die letzte Entscheidung beim Arzt.

Ist der Patient unmündig oder entmündigt, so darf die Behandlung nicht gegen den Willen der Eltern oder des Vormundes eingeschränkt oder abgebrochen werden.

Bestehen bei einem auf den Tod Kranken oder Verletzten Aussichten auf eine Besserung, kehrt der Arzt diejenigen Maßnahmen vor, welche der möglichen Heilung und Linderung des Leidens dienen.

Beim Sterbenden, auf den Tod Kranken oder lebensgefährlich Verletzten, bei dem das Grundleiden mit infauster Prognose einen irreversiblen Verlauf genommen hat, und der kein bewußtes und umweltbezogenes Leben mit eigener Persönlichkeitsgestaltung wird führen können, lindert der Arzt die Beschwerden. Er ist aber nicht verpflichtet, alle der Lebensverlängerung dienenden therapeutischen Möglichkeiten einzusetzen.

Der Arzt bemüht sich, seinem auf den Tod kranken, lebensgefährlich verletzten oder sterbenden Patienten, mit dem ein Kontakt möglich ist, menschlich beizustehen.

Der auf den Tod kranke, lebensgefährlich verletzte, und der sterbende Patient haben einen Anspruch auf die ihren Umständen entsprechende und in der gegebenen Situation mögliche Pflege."

Damit sind die Handlungsspielräume für den Arzt abgegrenzt. Sie noch einmal zu kennzeichnen, ist bei unserer fortgeschrittenen medizinischen Technik absolutes Gebot. Während früher der Tod den natürlichen Abschluß des Lebens durch Krankheit, Unfall, andere äußere Gewalt oder auch als einfaches Verlöschen in der Seneszenz darstellte, ist der drohende Tod heute manipulierbar. *Es stellt sich für jeden Arzt die Frage*, ob er *das tun soll und muß, was er kann.* Die technisch immer weiter entwickelten Methoden zur Verlängerung eines in stärkstem Maße bedrohten oder schon verlöschenden Lebens verlangen die höchstpersönliche Entscheidung des Arztes im Sinne der schweizer Definition. Aber sie hat ihre Grenzen.

Jeder erfahrene Arzt weiß, wie schwierig die Prognose eines anscheinend hoffnungslos Kranken sein kann. Man braucht nicht einmal das Wort „Wunderheilung" heranzuziehen, um immer wieder erstaunliche Besserungen oder gar völlige Wiederherstellung eines hoffnungslos Kranken zu beschreiben.

Ich erinnere mich an einen jungen Lehrer mit schwerster Gehirnentzündung, der 6 Monate tief bewußtlos, kachektisch darniederlag, und bei dem ich in völliger Übereinstimmung mit der Familie vorschlug, die Intensivbehandlung abzubrechen. Mein damaliger Oberarzt bat mich, die Behandlung doch weiterzuführen, insbesondere mit hohen Dosen von Gammaglobulin. Nach weiteren 2 Monaten erwachte der Patient. Er ist heute in seinem Lehrerberuf aktiv und Meister seines örtlichen Schachclubs. – Solche Erfahrungen drängen sich bei jeder vergleichbaren Entscheidung auf.

Prognose und irreversibler Verlauf sind nur im Sinne einer rein personengebundenen Heilkunde zu verstehen, wie sie von Ludolf Krehl in den letzten drei Jahrzehnten seines ärztlichen Wirkens gefordert und realisiert wurde.

Sein Kernsatz lautet: „Nicht Krankheiten, sondern kranke Menschen sind zu behandeln." Krehl schreibt in einem der Vorworte seines Lehrbuches der Inneren Medizin: „Das Problem des kranken Menschen erschöpft sich nicht in objektiver Betrachtung. Gewiß ist die Erforschung der krankhaften Vorgänge am Menschen eine Erforschung chemischer und physikalischer Prozesse, die im Organismus ablaufen. Wir bedürfen dazu der Methoden und der Anschauung der Chemie und Physik. Die Medizin ist damit eine angewandte Wissenschaft; sie ist aber noch mehr. Denn in dem Maße, wie sich der Gegenstand der belebten Natur von dem Unbelebten durch die Autonomie unterscheidet, die das Leben charakterisiert, in diesem Maße stellt die Erforschung des kranken Menschen etwas grundsätzlich anderes dar, als die der übrigen lebenden Wesen. Sie bedeutet etwas für sich, indem der kranke Mensch die gleiche schaffende Welt ist, wie der Beobachter, der Arzt. Der Mensch vermag seine Krankheitsvorgänge zu gestalten durch seinen körperlichen und seelischen, am besten gesagt menschlichen Einfluß auf eben diese Vorgänge. Und er ist nicht nur Objekt, sondern zugleich stets Subjekt. Das ist es, was die nie zu erschöpfende Vielseitigkeit der krankhaften Vorgänge am Menschen erzeugt. Wir bleiben vorderhand noch bei der gewöhnlichen Auffassung, daß viele körperliche Symptome seelisch indifferent sind. Aber bei zahlreichen anderen ist es sicher nicht so. Vielleicht sind viele – die meisten – der Ausdruck eines seelischen Vorganges und in dieser Form gebildet durch den psychischen Zustand des Menschen."

Die Identifizierung Ludolf Krehls mit dem medizinischen Personalismus ist also auch für alle jene Fälle zu beachten, welche wir in die therapeutischen Grenzbereiche verlegen. Die ethischen Aspekte extremer Entwicklungen in der Biomedizin dürfen nicht davon ablenken, daß es auch Alltagsethik gibt. Ethik in der Medizin ist nichts anderes als Ethik des zwischenmenschlichen Umgangs. Ebensowenig ist die medizinische Ethik ein besonderes Fach. Ethik geht vielmehr alle an. Außerdem ist zu bedenken, daß in der medizinischen Ethik nicht nur das kalkulierbare Risiko zur Debatte steht, sondern auch ein Dilemma, das ertragen und verstanden werden will (Eduard Seidler).

Der Fortschritt der medizinischen Technik ist also mit erheblichen ethischen Problemen verbunden. Wenn die Entwicklung unseres sittlichen Bewußtseins nicht der Beurteilung der technischen Möglichkeiten übergeordnet ist, so wird unser ärztliches Tun inhuman. Wir müssen uns hüten, in der Beurteilung eines Kranken und der Anordnung therapeutischer Maßnahmen nach einem festgeschriebenen Pflichtenkatalog vorzugehen. Es kommt nicht von ungefähr, daß gleichzeitig mit den enormen Fortschritten der naturwissenschaftlich-technischen Medizin immer mehr Kranke zu den sogenannten naturgemäßen Heilverfahren überwechseln, von denen manche nützlich und bewährt, andere ausgesprochene Scharlatanerie sind. Dies ist gewiß kein zufälliger Modetrend, sondern ist der Ausdruck von Angst und Mißtrauen gegen eine technische Medizin, die sich anmaßt, eigentlich alles zu können, was zur Aufrechterhaltung einer vita minima notwendig ist. Soll man wirklich ein Leben gelten lassen, das nur durch hochspezielle technische Eingriffe zu erhalten ist? Greift der Mensch dann nicht in Vorgänge ein, über die er eigentlich keine Gewalt mehr hat?

Ein Amerikaner, P. R. Mulford, ging sogar so weit, das Phänomen des Todes in unserer heutigen Zeit unsinnig zu nennen. Er sprach vom „Unfug des Sterbens". Es sei eine moralische Verschuldung des Arztes, daß es so etwas noch gebe, eine europäische Schlamperei des Willens. Man wird damit versucht, jede Form des Leidens zu verlängern und den Tod so lange hinauszuschieben, wie nur irgend möglich, ohne die Folgen für den Kranken zu bedenken. Welch' schreckliche Vorstellung, nicht mehr sterben zu können, wenn unsere Zeit abgelaufen ist!

Die medizinische Wissenschaft ist eine menschliche Kunst im Dienste der Menschen (Hendrik van Oyen). Die conditio humana muß die Maxime jeden ärztlichen Handelns, besonders in den Grenzsituationen sein. Dies gilt für alle Fälle, in denen die Kommunikation noch möglich ist. Diese mitmenschlichen Begegnungen müssen das diagnostische und das prognostische Wissen einschließen. Der Patient möchte wissen, wie er dran ist, er verlangt nach der Wahrheit. *Was aber ist Wahrheit?* Wie wird diese Wahrheit aufgenommen? Wir haben uns daher zu fragen, in welcher Form wem welche Art von Wahrheit zu vermitteln ist. Nach Friedrich Nietzsche ist Wahrheit die Art von Irrtum, ohne welche eine bestimmte Art von lebendigen Wesen nicht leben könnte. Der Wert für das Leben entscheidet zuletzt. Wahrheit ist also das, was dem Leben dient, Unwahrheit jenes, was es schädigt. Das würde bedeuten, daß man dem Patienten unwahre Mitteilungen über seine Lage machen kann unter der Prämisse, daß sie ihn zufriedenstelle und damit dem Leben diene. Zweifellos gehen viele Ärzte so vor, da sie befürchten, die brutale Wahrheit gefährde den Patienten. Es kommt die ärztliche Lüge ins Spiel, und das bedeutet, daß die gesamte Umgebung des Patienten in die Lüge einbezogen werden muß. Auch die barmherzige Lüge birgt Komplikationen in sich. Nach Hendrik van Oyen ignoriert die totale Lüge zynisch die menschliche Würde des Patienten und bringt den Arzt in eine untragbare Zwangslage. Die absolute Wahrheit dagegen überfordert das Wissen des Arztes und versetzt den Patienten in eine unnötige Spannung. Man braucht nicht einmal an die diagnostischen Irrtümer in den Frühphasen von Krebskrankheiten zu denken, man braucht nicht die überraschenden Verläufe einer fortgeschrittenen Krankheit zu beachten, um zu folgern, daß die höchst individuelle Behandlung des anvertrauten Kranken heute das absolute Gebot ist. Die Art der Geschwulst, die Stärke der körperlichen und seelischen Abwehrkräfte, die Wirksamkeit der eingeschlagenen Maßnahmen müssen sehr sorgfältig bedacht werden.

Zweifellos hat sich das ärztliche Verhalten ebenso verändert wie jenes der Patienten.

Ergaben in den sechziger Jahren Rundfragen bei amerikanischen Ärzten, daß nahezu 90% die Neigung hatten, dem Kranken die Diagnose „Krebs" zu verschweigen, so stellte sich bei anderen Rundfragen zwanzig Jahre später heraus, daß nunmehr fast alle Ärzte der Meinung waren, der Patient müsse über Natur und Verlauf seines Leidens aufgeklärt werden.

Etwa zwei Drittel aller befragten Ärzte vertraten die Meinung, daß diese unbedingte Haltung für jeden Einzelfall ohne Ausnahme gelte. Sie gelte auch für alle Krakheitsstadien. Die Krebskrankheiten stehen hier natürlich im Mittelpunkt der Betrachtung.

Die Wechselbeziehungen des Kranken mit seinen Ärzten beginnen schon in der prädiagnostischen Phase; sie bleiben bestehen im Zeitraum der Anfangsbehandlung, der Nachbehandlung, der Kontrollphase, nach vermutlich erfolgreicher Therapie und schließlich im Endstadium des Hoffnungslosen. Schon in den prädiagnostischen und den diagnostischen Phasen kann sich ein Kranker bereits in den therapeutischen Grenzbereichen befinden.

Von Kranken und Ärzten wird in jedem Falle Vertrauen und Zielstrebigkeit erwartet. Schließlich muß der Patient davon überzeugt werden, daß die nicht selten lästigen, belastenden und auch risikobeladenen Maßnahmen notwendig sind. Die Konfrontation mit der Diagnose Krebs verlangt ausführliche Gespräche über die Bedeutung und den möglichen Verlauf, wenn nicht Kurzschlußhandlungen riskiert werden sollen. Theodor Storm erfuhr von seinem Arzt die schonungslose Wahrheit eines incurablen Krebses. Er verfiel in tiefe Depression und verbrachte sein Leben in völliger Passivität. Als ein gestelltes Konsilium durch Spezialisten den Kranken wissen ließ, die Diagnose sei unzutreffend, wurde er durch diesen wohlmeinenden Betrug mit frischem Lebensmut erfüllt. Wir verdanken diesen Spätphasen in Gleichmut und Hoffnung eine seiner schönsten Novellen, den „Schimmelreiter". Hier stellt also die Lüge eine Art Therapie dar.

Die anfängliche Reaktion des Kranken auf die Diagnose Krebs ist häufig Ungläubigkeit und Verdrängung. Schock und die Annahme, daß es eigentlich gar nicht Krebs sein kann, können sich einstellen. Der Kranke fragt nach der Natur des Leidens, nach den Ursachen. Jeder Kranke hat primär die Hoffnung, daß es mit einer einzigen Maßnahme möglich sei, den Krebs auszurotten, sei es nun durch Operation, Bestrahlung oder Chemotherapie. Aber es bleibt selbst bei gelungenen Therapieverfahren die Angst, wie es weitergeht. Die physische Resistenz abzuschätzen und zu stärken ist ein wichtiges, allzuoft schwieriges Unterfangen. Es besteht die Gefahr, daß mit fortschreitendem Leiden und sich verstärkenden Beschwerden ein Vertrauensschwund entsteht. Nach Artur H. Schmale ist die Strahlentherapie mit dem größten Geheimnis und der größten Phantasie umgeben, da es ja nichts zu sehen, zu hören und zu fühlen gibt, was das Geschehen während der Behandlung anzeigt und erklärt.

Die notwendige langfristige Behandlung und ihre immer wieder erfolgende Überprüfung verlangen ein Höchstmaß an Kontakten des Arztes und des gesamten Personals zum Kranken. Erwünschte und mögliche Wirkungen sowie auftretende Nebenwirkungen müssen sorgfältig besprochen werden. Am Ende der Behandlung weiß der Patient meist nicht, was erreicht ist und was ihm möglicherweise noch bevorsteht. Auch hier muß eine bestmögliche Aufklärung versucht werden. Die persönlichen Kontakte mit dem Pflegepersonal oder auch mit anderen bestrahlten Patienten verlangen die größte ärztliche Fürsorge und Sorgfalt. Der tägliche Behandlungsplan, die Einbestellung des Kranken und sein Transport zu Diagnose- und Therapiezentren bergen in Großkliniken Schwierigkeiten in sich, die man nicht unterschätzen sollte.

Wenn durch eine immens aufwendige und teure Behandlung nur wenige Monate eines erbärmlichen Lebens gewonnen werden, so ist eine solche therapeutische Maßnahme verfehlt und unseren Mitbürgern nicht zuzumuten. Freilich soll die Behandlung des Arztes durch die Kosten-Nutzen-Analyse, wie sie heute immer wieder von sogenannten Gesundheitspolitikern dringlich gestellt wird, in seinen *notwendigen* Handlungen nicht beeinflußt werden. Der stets individuell zu gestaltende Behandlungsplan darf derartige Zusammenhänge aber nicht völlig außer acht lassen. Der technische Imperativ, der von der ersten Idee bis zur Konstruktion eines komplizierten Gerätes geht, darf nicht dazu führen, daß Klinik und Praxis Behandlungen durchführen zur Verbesserung oder überhaupt zur Ermöglichung der Amortisation der Apparate. Besondere Probleme bieten die weiteren Phasen einer Krebskrankheit im Zuge der Chemotherapie, der Immuntherapie, die *Nachsorgephase* und schließlich die Phase des *Rezidivs* und des *Terminalstadiums*. Gerade das *Endstadium* des Kranken verlangt unseren höchsten Einsatz. Die fünf Stadien, die der Sterbende durchmacht, nämlich das Leugnen der Krankheit, der Neid auf Gesunde und Gebesserte, das Feilschen mit dem Schicksal, schließlich der tiefe Gram und die endliche Lösung der Akzeptanz des Schicksals erscheinen beim einzelnen in ganz unterschiedlichen Formen. Man muß davon ausgehen, daß in jedem Schwerkranken noch ein Funke der Hoffnung glüht. Selbst wenn er über die Natur des Leidens informiert ist und die unnatürliche Verschlechterung des Befindens wahrnimmt, muß man ihn aufzurichten bemüht sein. Nur wenige Kranke akzeptieren den nahenden Tod, und vor allem junge Menschen wehren sich gegen das grausame Schicksal. Ältere Menschen hingegen haben leichter mit dem Leben abgeschlossen und sind zum Sterben bereit. Sie sehnen den Tod als Erlösung herbei.

Zur Würde des Sterbens gehört aber unbedingt die abgeschirmte Umgebung. Wie heute jeder das Recht auf gediegene Diagnostik, auf optimale Therapie und zuverlässige Nachbehandlung hat, so muß er ein Recht auf würdevolles Sterben haben. Das ist die letzte und nicht die geringste Aufgabe des behandelnden Arztes, gehöre er nun zum Spezialistenteam oder sei er der permanente Haus- und Familienarzt. Der moderne Mensch, im Gefühl seiner individuellen und kollektiven Unsicherheit, ist in den Tagen der Krankheit mißtrauisch und hellhörig geworden. Der Arzt muß sich sein Vertrauen immer von neuem erwerben und erhalten. Aber er muß sich hierbei von der Wahrhaftigkeit leiten lassen. Sachverständige und aufrichtige Führung des Kranken erleichtert diese Wahrhaftigkeit als eine unerläßliche Grundlage für ein sinnvolles Arzt-Patienten-Verhältnis. Wahrhaftigkeit bedeutet aus der Sicht des Arztes eine Lebenshaltung, welche sich durch Übereinstimmung und Denken, Fühlen und Handeln kennzeichnet.

C. G. Jung hat von der Geburt des Todes im Leben eines Menschen gesprochen. So gut der Mensch in der ersten Lebenshälfte unwillkürlich auf das Lebenwollen ausgerichtet sei, so sollte er in der zweiten auf das Sterbenwollen vorbereitet sein. Die Begegnung Arzt/Patient solle dazu führen, daß der Kranke die jugendlich-optimistische Lebensschau ungestörter Gesundheit aufgebe, um der Einsicht Raum zu schaffen, daß der Arzt keineswegs der Garant ewiger Gesundheit sei, daß sein Wissen begrenzt und der Begriff Gesundheit fragwürdig und relativ ist. Helmut Thielicke formuliert: „Die im Wahrsagen vollzogene Prognose spricht keine bereits feststehende Wahrheit als zukünftige aus, denn das hätte zur Voraussetzung, daß das Zukünftige selber feststünde, sondern sie macht die ausgesagten Fakten oftmals wahr, sie läßt sie gleichsam wahr werden. Mit anderen Worten, die Wahrheitsdarstellung läßt den Raum frei für unser höchst persönliches Handeln."

Ich habe einen hoffnungslos an Magenkrebs erkrankten Arzt als junger Assistent über lange Monate seines Leidens im Glauben halten können, er habe eine chronische Gastritis. Mit fortschreitender Kachexie klagte er sich an, daß er vielen seiner Patienten mit Gastritis Unrecht getan habe, indem er ihr Leiden bagatellisierte.

Ich habe den Zusammenbruch eines hohen Kirchenmannes erlebt, angesichts einer sich entwickelnden Krebsgeschwulst.

Ich habe den furchtbaren Suizid einer jungen Ärztin miterlebt, die nach der Fehldiagnose eines malignen Granuloms sich von einer Brücke stürzte, dabei handelte es sich um ein harmloses Fremdkörpergranulom.

Ich habe erlebt, wie drei namhafte Pathologen die Hautgeschwulst bei einem mir sehr nahestehenden Menschen als aggressives Melanom mit einer wahrscheinlichen Lebenserwartung von einigen Monaten diagnostizierten. Wir ließen den Kranken im Ungewissen, die Familie ordnete alle Dinge und wartete von Monat zu Monat auf die Katastrophe. Inzwischen sind 25 Jahre vergangen ohne jegliches Rezidiv. Die Geschwulst war in toto entfernt worden. Was also ist Wahrheit?

Der physische Tod ist ein Gesetz der Natur (mors naturae lex est). Nach Seneca verliert der Unterschied zwischen kurzer und langer Lebenszeit an Bedeutung angesichts der unabänderlichen und allgemeinen Vergänglichkeit, die der Weise anerkennen wird (nihil interesse inter exiguum tempus et longum).

Die brevitas vitae ist kein Problem für stoisches Denken. Diese Ataraxie der Stoiker, ihre Tugend, sich nicht verwirren zu lassen, ist − wie Ludolf Krehl formulierte − eine passive Tugend. Es fehle ihr alle Liebe. Dies sei der wahrhafte Unterschied zu gelebtem Christentum.

Es könnte aber unserem heutigen Leben ein Stück dieser passiven Tugend der Stoiker und der christlichen Liebe wohl anstehen.

Die vita contemplativa ist nur wenigen beschieden. Wenn das Leben köstlich gewesen ist, so ist es Mühe und Arbeit gewesen.

In drei Zeiträume gliedert sich nach Seneca das Leben: „Vergangenheit, Gegenwart und Zukunft. Die Zeit, in der wir gerade leben, ist nur kurz. Die Zeit, in der wir leben werden, ist zweifelhaft. Die Zeit, in der wir gelebt haben, ist sicher. Denn gegen diese hat das Schicksal sein Recht verloren, sie kann in niemandes Machtbereich zurückgebracht werden. Diesen Teil lassen sich die Vielbeschäftigten entgehen, denn sie haben keine Zeit, in die Vergangenheit zurückzuschauen. Falls sie aber Zeit haben, so ist doch die Erinnerung an etwas, was man bereuen muß, unangenehm. Ungern richten sie daher ihre Gedanken auf Lebensabschnitte, die sie schlecht verbracht haben und wagen nicht, nochmals an die zu rühren, deren Fehler, auch wenn sie sich damals durch den Reiz einer augenblicklichen Lust der Wahrnehmung entzogen haben, bei erneutem Durchdenken ans Tageslicht kommen. Nur wer alle seine Handlungen der eigenen Prüfung, die sich niemals täuschen läßt, unterzogen hat, wendet sich gern zu seiner Vergangenheit zurück.

Wer vieles voll Ehrgeiz angestrebt und voll Hochmut verachtet hat, unbeherrscht erzwungen und heimtückisch erschlichen, voll Habgier an sich gerissen und verschwenderisch durchgebracht hat, muß seine Erinnerungen fürchten.

Und doch ist das der geheiligte und geweihte Teil unserer Zeit. Er ist allen menschlichen Zufällen entrückt und der Herrschaft des Schicksals entzogen. Nicht Not, nicht Furcht, nicht der Ansturm der Krankheiten vermögen ihn zu beunruhigen. Er kann einem weder gestört noch entrissen werden. Er ist ein dauerhafter und sorgenfreier Besitz. Nur einzelne Tage sind gegenwärtig und die nur für Augenblicke.

Sehr kurz ist die Gegenwart. So kurz, daß sie manchem gar nicht vorhanden zu sein scheint. Denn immer ist sie im Lauf, fließt und stürzt dahin. Sie hört auf, bevor sie gekommen ist und sie duldet ebensowenig ein Verweilen wie das Weltall oder die Gestirne, die in ihrer stets rastlosen Bewegung niemals an derselben Stelle bleiben."

Wieder und wieder stellt Seneca dem verfehlten Leben der Vielgeschäftigen das Bild des erfüllten Lebens entgegen. Der Kontrast des Negativen, dessen Schilderung in „De brevitate vitae" den größten Raum einnimmt, läßt das der Philosophie gewidmete Leben um so strahlender erscheinen.

Fausts Erlösung ist die Apotheose der Arbeit: „Wer immer strebend sich bemüht, den können wir erlösen."

Es ist gewiß nicht die kleine niedrige Arbeit für den äußeren Vorteil. Es ist die freiwillig übernommene Pflicht und Verpflichtung in der täglichen Gestaltung des Lebens. „Das wahre Gut eines erfüllten Lebens, sapientia und virtus, stirbt nicht, sondern es hat Bestand und ewige Dauer. Und es ist das einzige Unsterbliche, das Sterblichen zuteil wird." Mit dieser Sentenz aus den epistulae morales des Seneca will ich schließen.

Datis longa vita et in maximarum rerum consummationem large data est, si tota bene collocaretur; sed ubi per luxum ac neglegentiam diffluit, ubi nulli bonae rei impenditur, ultima demum necessitate cogente quam ire non intelleximus transisse sentimus.

Das Leben ist lang genug und reicht aus zur Vollendung größter Taten, wenn es als ganzes gut angelegt würde. Sobald es aber durch Verschwendung und Achtlosigkeit zerrinnt, sobald es nur für schlechte Zwecke verwendet wird, dann merken wir erst vom äußeren Verhängnis bedrängt, daß es vergangen ist. Daß es vergeht, haben wir nicht erkannt.

Das Pathologische Institut

WILHELM DOERR

Die Pathologie als eigenständiges Fach gibt es in Heidelberg erst seit 1866. Die Pathologie ist in Heidelberg also jünger als an vielen anderen deutschen Universitäten. Die Ursachen für diese bemerkenswerte Situation liegen darin, daß Heidelberg im ersten und zweiten Drittel des vergangenen Jahrhunderts eine Reihe von mindestens teilweise hervorragenden Internisten besaß, welche nicht nur die klinische Pathologie vertraten, sondern die anatomische Pathologie selbst ausübten und wohl auch beherrschten.

Die ältesten Sektionsprotokolle unseres Archivs reichen bis in das Jahr 1841. Sie fallen also in die Amtszeit der internen Kliniker August Benjamin Puchelt (1820–1852) und Karl v. Pfeufer (1844–1852). Sie tragen u. a. die Unterschriften von Theodor von Dusch (dem nachmaligen Pädiater), Markus Höfle, Percey Pickford, Wilhelm Posselt und Benno Puchelt (damaligem Dozenten für Innere Medizin).

Selbstverständlich existierte daneben eine Anatomia practica, welche freilich nicht planmäßig durch die Anatomen Fidelis Ackermann (1805–1815), Friedrich Tiedemann (1815–1842), Theodor Bischof (1835–1843), Jakob Henle (1844–1852) und Friedrich Arnold (1852–1873) betrieben worden sein dürfte. Immerhin zeugen die monographischen Studien von Tiedemann über die Gefäßanomalien und bestimmte Mißbildungs-Syndrome von einer nicht unergiebigen wissenschaftlichen Ausbeute.

Die eigentliche Hinwendung zur Konkretisierung unseres Faches setzte mit den Berufungen von Karl Ewald Hasse, Adalbert Duchek und Nicolaus Friedreich ein. Hasse (1810–1902) stammte aus Dresden und kam über Zürich nach Heidelberg (1852). Hasse hatte sich in Heidelberg niemals wohlgefühlt. Die Verhältnisse schienen ihm zu eng, die Kliniken waren anfangs noch im Gebiete des Marstalles untergebracht, das Großherzogliche Finanzgebaren war sehr sparsam. Hasse ging 1856 nach Göttingen. Aus den Akten des Universitätsarchives kann man erkennen, daß die Medizinische Fakultät allen Ernstes an die Gewinnung Rudolf Virchows aus Würzburg als Nachfolger Hasses gedacht hatte. Man vertrat den Standpunkt, daß neben der Diagnostik und Therapie vor allem die pathologische Anatomie in einer Person vertreten sein müßten. Schließlich setzte sich die Überzeugung durch, daß Virchow der praktischen Heilkunde wohl schon zu fern stehen würde. Der Ruf ging daher nicht an Virchow, sondern an Adalbert Duchek (1824–1882). Er stammte aus Prag und kam über Lemberg nach Heidelberg (1856–1858). Er blieb hier nur zwei Jahre und ging weiter nach Wien.

Nicolaus Friedreich wurde am 31. Juli 1825 in Würzburg als Sohn des Professors der gerichtlichen Medizin und Psychiatrie Jean Baptiste Friedreich und Enkel des Klinikers Professor Nicolaus Friedreich geboren. Er war Schüler von Marcus, dem seinerzeit das Julius-Hospital in Würzburg unterstand und von R. Virchow. Mit letzterem verband ihn eine persönliche Freundschaft. Er habilitierte sich 1853 mit einer Arbeit „Beiträge zur Lehre von den Geschwülsten innerhalb der Schädelhöhle". Als Virchow 1857 nach Berlin zurückging, wurde Friedreich Extraordinarius für pathologische Anatomie in Würzburg.

Im Februar 1858 wurde er, 32 Jahre alt, Professor der speziellen Pathologie und Therapie in Heidelberg. Wie sehr Friedreich unserem Fache verbunden war, geht daraus hervor, daß er 50 wissenschaftliche Arbeiten, vorwiegend pathologisch-anatomischen Inhaltes, hinterließ. Er bekannte sich lebenslang zu den Grundsätzen zellular-pathologischer Anschauung. In seiner ersten Heidelberger Zeit hielt er neben seinen klinischen Vorlesungen ein komplettes Colleg der pathologischen Anatomie. Gemeinsam mit Julius Arnold veranstaltete er einen pathologisch-physiologischen Kursus.

Friedreich ist der Erbauer des alten Klinikums an der Voßstraße südlich des Neckars. Auf sein Betreiben wurde Julius Arnold auf den neugeschaffenen Lehrstuhl der pathologischen Anatomie berufen. Julius Arnold hat das alte Pathologische Institut geschaffen, das in fast 100 Jahren so vielen Generationen von Gelehrten eine geistige Heimat gewesen ist.

Am 26. Juli 1865 hatte die Medizinische Fakultät beschlossen, Friedrich Daniel von Recklinghausen auf einen Lehrstuhl der pathologischen Anatomie zu setzen. Damals wurde Dr. Julius Arnold an nachgeordneter Stelle genannt. Im Falle einer etwaigen Berufung sollte Arnold sein Fach in Bindung an den Professor der speziellen Pathologie und Therapie, also an den Internisten, vertreten. Am 9. August 1865 teilte das Großherzogliche Ministerium in Karlsruhe mit, man könne den Lehrstuhl jetzt noch nicht einrichten, die Etatmittel seien erschöpft, man müsse bis 1866 warten. Man könne jedoch Herrn v. Recklinghausen, damals noch in Berlin, freilich auf dem Wege nach Königsberg, wissen lassen, daß man ihn im Jahre 1866 berufen werde. Am 20. November 1865 teilte das Rektorat der Medizinischen Fakultät mit, daß v. Recklinghausen jede Vorverhandlung abgelehnt habe und nach Würzburg gegangen sei. Daraufhin erfolgte eine Beschwerde der Fakultät unter dem 4. Dezember 1865 an das Großherzogliche Ministerium: Der Senat der Universität habe von sich aus und in Abwesenheit des Dekanes (H. v. Helmholtz), – den man zu den Universitätsfeierlichkeiten nach Wien delegiert hatte, aber auch ohne den Prodekan, über den Berufungsvorschlag der Fakultät verhandelt und eine Korrespondenz mit von Recklinghausen geführt, von der erst jetzt bekannt geworden sei, daß sie stattgefunden und daß sie ein negatives Ergebnis gezeitigt habe!

Was war geschehen? Die Fakultät strebte die Konstituierung eines planmäßigen Lehrstuhles der pathologischen Anatomie an. Es war ihr an der Gewinnung von Recklinghausens durchaus gelegen. Der Senat hatte, auf wessen Veranlassung ist nach Aktenlage nicht mehr zu erkennen, eine Vorverhandlung angestrebt. Diese war gescheitert. Die Fakultät scheint recht ungehalten und der Meinung gewesen zu sein, daß der Fehlschlag auf die nicht sachgerechte Kommunikation mit Herrn v. Recklinghausen bezogen werden dürfe. Wie man sieht, eine akademische Panne mit Donnergrollen von Heidelberg nach Karlsruhe und zurück.

Nunmehr arbeitete Helmholtz selbst ein eigenhändig geschriebenes Gutachten aus, dessen Original erhalten ist. Der erbetene Lehrstuhl war plötzlich verfügbar geworden. Es werden sorgfältig die mutmaßlichen Kandidaten für eine Berufung nach Heidelberg diskutiert: Böttcher (Dorpat), Buhl (München), Wagner (Leipzig), v. Rindfleisch (Bonn), Grohé (Greifswald) und Colberg (Kiel). Es wird auch nicht an Kritik gespart: Zenker in Erlangen sei als Forscher ausgezeichnet, aber als Lehrer außerstande, seine Gedanken in freier Rede zu entwickeln; Edwin Klebs in Berlin besitze zwar „eine bedeutende Summe von Kenntnissen", sei jedoch von einem zu Rezidiven neigenden Augenleiden befallen, wodurch er für Heidelberg wenig geeignet erscheine. Es heißt dann wörtlich:

„Unter der Zahl der jüngeren Gelehrten ist der Fakultät keiner bekannt, welcher dem Dr. Arnold jun., Privatdozenten an der hiesigen Universität, vorzuziehen wäre ...."

Dr. Arnold besitze einen klaren Vortrag, habe sich an den Pathologischen Instituten Wien, Prag und Berlin während einiger Jahre weitergebildet. Er habe jeder der von dem Direktor der Medizinischen Klinik vorgenommenen Leichenöffnungen mit besonderer Ausdauer beigewohnt. Arnold sei durch Virchow selbst anläßlich eines jüngst stattgehabten Besuches als „vollkommen befähigt" bezeichnet worden, „das Fach in seinem ganzen Umfange zu vertreten".

Im Frühjahr 1866 erhielt Arnold den Ruf auf das neugeschaffene Extraordinariat. Sein Einweisungsschreiben ist erhalten.

Julius Arnold wurde am 19. August 1835 als Sohn des damaligen Professors der Anatomie und Physiologie Friedrich Arnold in Zürich geboren. Die Familie stammte aus Edenkoben in der Rheinpfalz. Friedrich Arnold, der Vater, kam 1840 nach Freiburg, 1844 nach Tübingen, 1852 nach Heidelberg. Die ersten Arbeiten Julius Arnolds stammen noch aus der Werkstatt des Vaters und dürften dessen Anregungen entsprungen sein. Es handelt sich um histologische Studien: Die Bindehaut der Hornhaut und der Greisenbogen (1860); über die Endigung der Nerven in der Bindehaut des Augapfels (1862); über die Nerven und das Epithelium der Iris (1863); zur Histologie der Lunge (1863); über den feineren Bau des Ganglion intercaroticum, der Ganglienzellen des Sympathicus, der Steißdrüse (1865); über das Hygroma colli cysticum congenitum (1865) in seiner mutmaßlichen Beziehung zum Ganglion caroticum; über den Bau und den Chemismus der Nebennieren. Arnold bediente sich der wohl von Recklinghausen eingeführten Silberimprägnation der Zellgrenzen und sehr kunstvoller Gefäßinjektionen. Er kommt in diesen frühen Arbeiten dem Begriffe „innere Sekretion" nahe, ohne ihn zu verwenden.

Fragt man nach den Hauptthemen von Arnolds späterem wissenschaftlichem Werk, so zeichnen sich folgende Linien ab: Die Anwendung von Silbernitrat ermöglichte die Abgrenzung sowohl der Deckzellen der Lungenbläschen wie der Endothelzellen der Gefäßoberfläche. Damit hängt das zusammen, was wir heute Porositätstheorie der Gefäßwände, interendotheliale Kittleisten und Stomata nennen. Bekanntlich ist die Existenz präformierter Lücken geleugnet, aber doch auch bis in die letzte Zeit immer wieder einmal diskutiert worden. Von hier aus war es nur ein kleiner Schritt zur Darstellung des Saftspalten-Systems im Bindegewebe und den großen Parenchymen. Die Erarbeitung des Saftspalten-Systems als der Bahnen des feineren Staubtransportes führte ohne weiteres zur Entzündungslehre. Entdeckung der Wanderzellen durch Recklinghausen (1863), Wiederentdeckung durch Cohnheim (1869), Porositätslehre der Gefäßwände und Erarbeitung sogenannter Saftspalten mußten gleichsam unter allen Umständen auf eine Auseinandersetzung mit dem Problem der Leukocyten als Wanderzellen hinauslaufen. Nach Arnold hätten die Leukocyten drei Aufgaben: Entzündung, Reparation, Regeneration. Er hat die Methode ersonnen, Wanderzellen in implantierte Holundermarkplättchen, Leukocyten also wie in eine Falle zu locken. Die Frage, ob rote Blutkörperchen möglicherweise durch Umwandlung von Leukocyten und ob Blutplättchen durch Abbau von Erythrocyten entstehen könnten, hat ihn sehr bewegt.

Seine Studien über die Histogenese des Tuberkels, über die experimentell inszenierte Pneumonokoniose durch Ruß, Ultramarin, Schmirgel und Sandsteinstaub, seine interessanten Analysen von Lungenstückchen und regionären Lymphknoten, also seine Beiträge zur quantitativen Erfassung der Selbstreinigung der Lungen und des Staubtransportes gehören zu den Leistungen, deren Aussagen noch heute Bestand haben.

Arnold entdeckte 1879 Kernteilungsfiguren in Geschwulstzellen. Seit dieser Zeit versuchen wir, aus der Anzahl der Mitosen auf die Schnelligkeit des Geschwulstwachstumes zu schließen. Aus der Feder Arnolds stammen 128 Arbeiten. Etwa ein Drittel gilt kasuistischen Mitteilungen: Herzmißbildungen, Teratome, Hydrencephalocele, Myelocystocele mit Sympodie, retrograde Embolie, Angiosarkome, Akromegalie und Pachyostose.

Es ist Arnold ergangen wie unserem Fache überhaupt: Im Anfang reizte das Außergewöhnliche und erst später, auf der Stufe der Reife, erblickte er das Wunderbare im Alltäglichen (Ernst). Arnolds Monographie „Anatomische Beiträge zur Lehre von den Schußwunden" repräsentierte nicht nur eine Sammlung kriegsärztlicher Erfahrungen (aus dem deutsch-französischen Kriege 1870/71), sondern machte den Versuch, Ordnung in der außergewöhnlichen Fülle der möglichen Läsionen zu schaffen und bis zu einer Prognose – was wird, wenn welche Voraussetzungen gegeben sind (?) – vorzudringen.

Arnold wurde 1870 Ordinarius, 1907 emeritiert, er starb am 2. Februar 1915, im 80. Lebensjahr. Seine Schüler müssen im besonderen Maße an ihm gehangen haben. Julius Arnold war eine schlichte, charaktervolle Persönlichkeit, die nicht viel Aufhebens von sich machte, unermüdlich tätig und in dieser Hingabe ein sehr stark wirkendes Beispiel war. Noch nach seiner Emeritierung schuf er sein großes, 1914, also kurz vor seinem Tode herausgekommenes Werk „Plasmastrukturen". In diesem hat er mit den technischen Möglichkeiten seiner Zeit den Feinbau der Zelle so, wie er ihn sehen zu können glaubte, dargestellt. Seine Abbildungen erinnern nicht nur an die uns geläufigen Plasmaorganellen, sondern an die Elemente des Cytoskelettes.

Von den Schülern Arnolds hatte Richard Thoma einen ungewöhnlichen Lebensweg. Thoma wurde am 11. Dezember 1847 in Bonndorf im Schwarzwald als Sohn eines Rechtsanwaltes geboren. Er studierte in Berlin und Heidelberg, bestand seine Examina mit „vorzüglich befähigt", wurde 1870 mit summa cum laude promoviert und trat im Frühjahr 1872 bei Julius Arnold als Assistent ein. Am 20. Dezember 1873 erwarb Thoma die Venia docendi für unser Fach. Am 24. August 1877 wurde er zum a. o. Professor bestellt und im Jahre 1884 folgte er einem Ruf auf das Ordinariat unseres Faches nach Dorpat. Thoma war jahrelang der Erste Assistent von Julius Arnold und der gute Geist des alten Heidelberger Institutes. Die Habilitationsarbeit ist uns in der „Sammlung Friedreich" erhalten. Sie behandelt die „Überwanderung farbloser Blutkörper von dem Blut- in das Lymphgefäßsystem". In seiner Habilitationsschrift gibt er sehr genau die Wanderwege der aus der Blutbahn ausgetretenen weißen Blutzellen an. Er bedient sich der Technik der Lebend-Beobachtung, die einem Cohnheim Ehre gemacht hätte. In seinem von Dorpat aus bei Enke in Stuttgart 1894 verlegten „Lehrbuch der allgemeinen pathologischen Anatomie" – er war inzwischen kaiserlich-russischer Staatsrath geworden – werden die Zirkulationsstörungen der terminalen Strombahn sehr anschaulich dargestellt. Wir verdanken Thoma im Grunde drei bleibende Leistungen: die Zählkammer für Blutkörperchen, das Schlittenmikrotom und die Gesetze der Histomechanik. Thoma hat im Jahre 1894, nach 10jähriger Dienstzeit als Ordinarius, Dorpat verlassen und sein Amt aufgegeben, weil er sich mit den allrussischen Kulturbestrebungen im einst deutschen Baltikum nicht abfinden konnte. Er hat sodann 12 Jahre in nicht-amtlicher Stellung in Magdeburg als Prosektor gearbeitet. Im Jahre 1906 kehrte Thoma nach Heidelberg zurück. Er starb am 26. November 1923, ohne daß trotz aller freundschaftlich kollegialer Beziehungen zu Julius Arnold und Paul Ernst irgendein neues akademisches Verhältnis zur Heidelberger Fakultät wiederbegründet worden wäre.

Arnolds Nachfolger wurde Paul Ernst. Wir betreten damit jenen Kreis der Heidelberger Schule, in welcher neben getreuester Beobachtung des morphologischen Detail intuitive Zusammenschau – Intuition als höhere Form der Anschauung –, gepflegt wurde. Mit Paul Ernst treten ganz ohne Zweifel, was für die damalige Heidelberger Fakultät charakteristisch gewesen ist, geisteswissenschaftliche Bildungselemente als gleichberechtigte Partner neben die naturwissenschaftlich-orientierte Tagesarbeit. Im klinischen Bereiche ist derartiges über Ludolf Krehl, Richard Siebeck und Victor v. Weizsäcker klar erkennbar.

Wir lesen bei Ernst, daß die Medizin methodisch niemals selbständig gewesen sei. Die Daseinsberechtigung der modernen medizinischen Forschung beruhe vorwiegend auf der Würde des Forschungsgegenstandes, nicht so sehr auf dem Werte ihrer Methode. Die Medizin habe einen Janus-Kopf, dessen wissenschaftliches Angesicht zur Generalisation gewendet sei und dessen praktisches Antlitz die Individualisation ins Auge fasse (Ernst). Wenn man den Personalismus von Krehl kennt, auf dessen Boden ein Teil jener Arbeit erwachsen ist, was man heute vielleicht psychosomatische Medizin nennen könnte, wenn man weiß, daß die Summe der Ernstschen Arbeiten mehr und mehr von den experimentellen Prämissen hinstrebte zu einer individual-pathologischen Betrachtung, wie dies C. Froboese später so meisterhaft zu formulieren verstand, so wird ganz klar, daß, was Krehl im Kreise der inneren Medizin, Ernst in dem der Pathologie – jedenfalls hier in Heidelberg – gewesen ist. Es muß damals wohl so etwas wie ein Höhepunkt hier und bei uns bestanden haben.

Paul Ernst wurde am 26. April 1859 als Sohn eines Arztes in Zürich geboren. Seine Mutter gehörte in die Familie v. Muralt. Ernst wurde durch Eberth, Ziegler und Klebs in die Pathologie eingeführt. Im Jahre 1885/86 arbeitete er bei Robert Koch in Berlin. Er lernte dort den Heidelberger Hygieniker Franz Knauff kennen, der ihm offenbarte, daß Julius Arnold einen bakteriologischen Assistenten suche. So bewarb sich Ernst und trat am 1. September 1886 in das Heidelberger Institut ein. Seine Habilitation erfolgte am 21. Dezember 1888 für pathologische Anatomie und Bakteriologie. Durch die wissenschaftlichen Begegnungen mit Wilhelm Erb, Johannes Hoffmann, Franz Nissl wurde Ernst an neuropathologischen Fragen interessiert. So bearbeitete er das „Nervensystem" in Schwalbes Pathologie der Mißbildungen und in 7 Auflagen des Aschoffschen Lehrbuches. Ernst wurde 1893 a. o. Professor, nach Ribberts Weggang aus Zürich (nach Marburg) im Jahre 1900 Ordinarius in seiner Heimatstadt. Am 1. April 1907, gleichzeitig mit Krehl, folgte er der Berufung nach Heidelberg. Paul Ernst und Ludolf Krehl arbeiteten während 21 Jahren Seite an Seite, und es sind zahlreiche heitere und ernste Begegnungen überliefert. Die großartige Persönlichkeit Paul Ernsts schlug jeden in ihren Bann, der es mit ihr zu tun hatte. Der Zauber, der von Ernst ausging, nahm gefangen und ließ für andere Gefühle als die aufrichtiger Bewunderung keinen Raum (Schmincke). Denn ein gütiges Geschick hatte ihm eine verschwenderische Fülle von Gaben verliehen, wie sie selten in einem Menschen vereinigt werden: Meisterschaft des gesprochenen und geschriebenen Wortes, der kritische Verstand, die künstlerische Lebensauffassung, die ihn nichts sagen und tun ließ, was nicht zugleich ästhetisch befriedigte, und die vollendete Fähigkeit, allgemeine Zusammenhänge historisch zu sehen (Schmincke, Froboese). Die Lektüre seiner Arbeiten ist noch heute ein Vergnügen, und die wirklich großartige Übersicht, weit über die Grenzen des eigenen Faches, sein Verständnis für Probleme der Physik, der Kolloid-Chemie und der allgemeinen Biologie, insbesondere der Geschichte und der Philosophie, alles dieses ist erstaunlich und war einmalig.

Aus seiner wissenschaftlichen Produktion nenne ich die Darstellung der Babes-Ernstschen Körperchen der Diphtherie-Bakterien, die Zürcher Antrittsvorlesung „Wege und Wanderung der Krankheitsstoffe", Radspeichenbau und Gitterwerk der Markscheiden peripherer Nerven, Sphäro-Kristalle in Geschwülsten und den Lumina der Harnkanälchen, die Bedeutung der Zelleib-Struktur für die Pathologie (1914), Pathologie der Zelle (1915) und „Tod und Nekrose" (1921) in Krehl-Marchands Handbuch, Virchows Zellularpathologie einst und jetzt (1921), schließlich eine ganze Reihe grundsätzlicher Abhandlungen betreffend die damalige aktuelle Situation unseres Faches: „Das morphologische Bedürfnis" (1926), „Wurzeln der Medizin" (1928), „Pathologie in den 50er Jahren" (1931) und „Epochen der Medizin" (1934).

Nach Paul Ernst sei die Zellularpathologie der letzte Versuch, die Krankheitslehre unter einem großen Gesichtspunkt zusammenzufassen. Die heutige Pathologie sei keine reine Zellular-Pathologie mehr, nicht weil deren Lehre falsch oder überwunden wäre, sondern weil die Pathologie schlechthin nicht aus einem Prinzip abzuleiten sei. Denn Pathologie sei eine Variation des Themas, Variationen aber seien unendlich. Die Pathologie sei nicht allein Zellular- oder Relationspathologie, nicht Solidar- oder Humoralpathologie, sondern sie

15

sei das eine so gut wie das andere. Die Pathologie habe Raum für alle diese Betrachtungsweisen. Sie sei in theoretischer Hinsicht eine biologische Doktrin, in praktischer aber die Lehre vom kranken Menschen.

Die Aufgabe Alexander Schminckes, des Nachfolgers von Paul Ernst, war naturgemäß besonders schwierig. Schmincke war von gänzlich anderer Wesensart, jedenfalls mochte es so scheinen. Schmincke war ein Mensch, der sich anderen nur sehr schwer erschloß. Von hünenhaftem Wuchs, ausgestattet mit erstaunlichen Körperkräften, ein Leben lang als Turner, Fechter, Ruderer und Schwimmer ernstlich, d. h. auch wettkampfmäßig trainiert, konnte er, da er eine zarte und empfindsame Seele unter einer rauhen Schale zu verdrängen suchte, oft ein wenig unzugänglich, ja abweisend erscheinen. Wer Schmincke nur so sieht, weiß nichts von ihm. Schmincke verfügte über eine sehr gute humanistische und historische Bildung, er war ein guter Kenner der bildenden Künste, er war ein religiöser Mensch, der mit großer Innigkeit um Erkenntnis rang. Schmincke war ein begnadeter Morphologe, der in der Tagesarbeit keine großen Worte machte. Er war der ideale Pathologe für ein großes Klinikum, denn er war immer zur Stelle, jederzeit bereit, selbst Hand anzulegen, er war immer geneigt, der Klinik in einem lauteren Sinne zu dienen. Wer von den jüngeren Fachkollegen heute will noch dienen?

„Diener und Dienste", so heißt die Sammelgruppe unseres Universitätsarchives, welche die Personalakten der „gekrönten Häupter", – Wilhelm Erb, Ludolf Krehl, Eugen Enderlen, Martin Kirschner u. v. a. – enthält. Schmincke hat uns ein Leben in außergewöhnlicher Treue in der Erfüllung auch kleiner Pflichten vorgelebt. Er war von ganz ungewöhnlicher persönlicher Bescheidenheit. Sein Grundsatz war, immer alles selbst zu tun. Und er verlangte von uns, seinen Schülern, immer alles mindestens selbst tun zu können! – Die Schule war hart und ein wenig außenseiterisch, denn Schmincke arbeitete täglich mit uns stundenlang im Sektionssaal, und der Takt verbot es, den Schauplatz der Bemühungen zu verlassen, solange der Meister noch am Werke war.

Schmincke wurde am 19. September 1877 in Nürnberg geboren. Seine Familie stammte aus Kurhessen. Er studierte in Marburg und Würzburg, er war Schüler von Philipp Stöhr sen., Eduard von Rindfleisch und Max Borst. Mit Borst verband ihn eine lebenslange Freundschaft. Er hing an Borst in Bewunderung und Liebe. Als Borst nach München berufen wurde, folgte er ihm. Von 1910 an war er 11 Jahre, unterbrochen durch Kriegsdienst, Prosektor am Münchener Institut.

Die methodische Haltung Schminckes war durch seine Lehrer bestimmt. Von Stöhr lernte er, was eine vergleichend-anatomische Betrachtung leisten kann. So ist die Wahl des unter v. Rindfleisch vollendeten Habilitationsthemas „Die Regeneration der quergestreiften Muskulatur bei den Wirbeltieren" (1907) keine zufällige.

Bei Rindfleisch lernte er die „Welt des Kleinsten", die histologischen Standorteigentümlichkeiten, kennen und diagnostisch einzuschätzen. Von Max Borst aber lernte er die Große Pathologie, die Abschätzung der Zusammengehörigkeit und diagnostischen Aussage ganzer Symptomengruppen. Selbstverständlich hatte Schmincke auch in jüngeren Jahren experimentell gearbeitet, ich erinnere an die Reihe der mit Wacker und Stöber praktizierten Versuche zum Problem der experimentellen Reizgeschwülste. Aber die Besonderheiten seiner Leistung liegen auf anderem Felde: Es sind das die Tuberkulosestudien von Karl Ernst Ranke, denen er den erforderlichen morphologischen Tiefgang gab; der Versuch einer eigenen Stadieneinteilung der Tuberkulose, später gemeinsam mit Walter Pagel und Hans Wurm; seine Bemühungen um mikrobiologische Fragen, die während des 1. Krieges zur Bezeichnung des Erregers des Wolhynischen Fiebers als „Rickettsia quintana" geführt hatten; die Herausstellung sogenannter lymphoepithelialer Geschwülste als einer besonderen Carcinomform, gleichzeitig und unabhängig von Regaud; die Beschäftigung mit der Histogenese bestimmter Hirngeschwülste u. v. a. Schminckes Beitrag über die „Pathologie des Zentralnervensystems" in der 8. Auflage des Aschoffschen Buches scheint mir besonders inhaltsreich. – Die Zusammenschau wesentlicher Befunde, die Erkennung und richtige Beurteilung scheinbarer Nebensächlichkeiten, die ohne jede Emphase geübte pathoanatomische Diagnostik, das intuitive Erfassen schwieriger Sachverhalte als eine Funktion des plausiblen Schließens kann nur als künstlerische Beherrschung der pathologischen Anatomie des Einzelfalles bezeichnet werden. Hinter diesen Arbeiten mußte notgedrungen alles andere zurücktreten. Die Geschäftsführung des Institutes wurde ungewöhnlich einfach betrieben. Eine lebhaftere literarische Produktion galt als verpönt, denn das Manuskript jeder Veröffentlichung wurde mindestens sechsmal unter tätiger Anteilnahme des Meisters umgearbeitet. Schmincke ließ keine Zweifel, daß über dem oft ungestümen Drang seiner Schüler, durch eine große Zahl wissenschaftlicher Schriften den schmalen Weg des akademischen Fortkommens zu erzwingen, die Zucht der täglich neu geübten Pflichterfüllung stehe, der Klinik und dem Kranken zu dienen.

Sowohl Paul Ernst wie auch Alexander Schmincke war der Neubau eines Institutes versprochen worden. Ernst erreichte wenigstens einen Erweiterungsbau, der 1909 in Dienst genommen wurde. Schmincke erreichte lediglich eine Umstrukturierung der Arnoldschen Leichen- und Sektionsräume, sonst gar nichts. Als Edmund Randerath am 1. Oktober 1949 die Nachfolge Schminckes antrat, wurde der Versuch gemacht, durch Reparation und Umbau, durch funktionelle Umstellung und ein neues Hörsaalgestühl eine Anpassung an neue Gegebenheiten zu gewinnen. Edmund Randerath wurde am 18. März 1899 in Düsseldorf geboren. Er habilitierte sich 1932 bei Paul Huebschmann mit einer Arbeit über „Pathologisch-anatomische Untersuchungen über die Tuberkulose des Knochensystems". Wir entsinnen uns seiner aus den Jahren der kriegsärztlichen Tätigkeit als einer strahlenden Persönlichkeit, welche ebenso durch fachliche Sachkenntnis wie durch allgemeine Bildung, geschliffene Formen und musische Begabung Sympathie erweckte, ja Bewunderung hervorrief. Randerath kam über Göttingen, wo er Nachfolger seines älteren Freundes Georg Benno Gruber gewesen war, nach Heidelberg. Die Thematik seiner wissenschaftlichen Bestrebungen läßt sich unschwer gliedern: Histogenese des tuberkulösen Gewebeschadens in Anlehnung an die Weigertsche Vorstellung; keine Entzündung, keine Exsudation ohne vorausgegangene Partialnekrose; keine spezifische Entzündung ohne vorausgegangene uncharakteristische fibrinös-zellulare Extravasation. Und im Gegensatz zu Weigert, Miliartuberkulose und Veränderungen an den Venen stellen ein konsekutiv-resorptives Phänomen dar! – Der zweite große Themenkreis berührte den Morbus Bright. Durch konsequente Vervollkommnung der experimentellen Beobachtungen von Gérard, Cordier und Lambert, durch Konfrontation mit den Ergebnissen autoptischer Beobachtungen beim Menschen und durch histochemische Studien an den Zellen des glomerulären Apparates und der Harnkanälchenepithelien ist es ihm in jahrelangen Bemühungen mit seinen Schülern gelungen, zu zeigen, daß die Nephrose im allgemeinen ein abhängiges Phänomen ist und daß die Alternative Nephrose/Nephritis im letzten Grunde gar nicht existiert. Beide Repräsentanten des Morbus Bright werden durch eine, wie es Volhard genannt haben würde, glomeruläre Betriebsstörung inszeniert, beide sind — bezogen auf das eigentlich kausale Ereignis — gleichmäßig subaltern.

Die dritte große Arbeitsrichtung, die Randerath vom Heidelberger Institut aus pflegte, ist eine erkenntnis-kritische. Es ging ihm um die Stellung unseres Faches im Zusammenspiel mit allen anderen Disziplinen. Randerath hat in zwei repräsentativen Vorlesungen, der Volhard-Gedächtnis- und der Otto-von-Bollinger-Vorlesung (1952, 1954) dargelegt, wie dringend erforderlich diszipliniertes Denken und wie unheilvoll jede Einseitigkeit der Betrachtungsweise ist.

Es gehört zu den Besonderheiten Randerathscher Amtsführung, daß er der Gutachtertätigkeit einen breiten Raum gewährte. Manchen seiner Aussagen hat man den Wert von Schlüssel- und Grundsatzgutachten zuerkannt. Er war ein ausgezeichneter Verwaltungsfachmann, die Mitarbeit auf dem Gebiete der akademischen Selbstverwaltung war ihm Herzenssache. Er war zweimal Dekan, und er war einmal Rektor. Er starb einen Tag nach seinem 62. Geburtstag (19. März 1961) an einer paroxysmalen Tachykardie! — Ihm, dem 4. Inhaber unseres Heidelberger Traditions-Lehrstuhles gelang es, endlich die Bewilligung unseres Instituts-Neubaues durchzusetzen. Das Neue Heidelberger Institut ist sein Werk, es wurde im April 1966 in Dienst gestellt. Der damalige Ministerpräsident des Landes Baden-Württemberg und spätere Bundeskanzler, Dr. Kurt Georg Kiesinger, nahm die Einweihung persönlich vor. Ich durfte die Randerathschen Baupläne realisieren; ich habe mir nur bescheidene Abweichungen vorzunehmen erlaubt. Freilich habe ich das neue Haus für vier Lehrstühle geplant,

1. Allgemeine Pathologie und pathologische Anatomie,
2. Neuropathologie,
3. Pathochemie,
4. Experimentelle, insbesondere vergleichende Pathologie.

Ich ließ mich von „Tetraktys", der Vierzahl der Pythagoräer, der Vierzahl der Elemente des Empedokles (Feuer, Wasser, Luft, Erde), der Vierzahl der Temperamente des Hippokrates (Sanguiniker, Phlegmatiker, Choleriker, Melancholiker) leiten. Diese Lehrstühle sollen nach dem Grundsatz der Komplementarität arbeiten und auch im Tagewerk einander helfen. Das Institut als ganzes wird durch ein kollegiales Leitungsgremium gesteuert. Das Modell unseres „Departmentsystemes" erwies sich in den Jahren der hochschulpolitischen Unruhen als robust; seine Funktionalität war zu keiner Zeit ernstlich gefährdet. Und unser Beispiel fand Nachahmung und Bestätigung durch die Klinikumsverordnung des Landes Baden-Württemberg. Heute ist das Pathologische Institut eine Abteilungsgruppe.

Es war mir eine besondere Genugtuung, daß sich die Medizinische Fakultät der Universität Heidelberg meinen Anträgen auf Errichtung der planmäßigen Professuren (ordentliche Lehrstühle, heute C4-Professuren) für Neuropathologie (G. Ule), Pathochemie (G. Quadbeck und dessen Nachfolger M. Cantz) sowie für experimentelle Pathologie (K. Goerttler) ohne Vorbehalt angeschlossen hatte. Seit dem 31. August 1983 ist Verf. dieser Zeilen emeritiert. Sein Nachfolger ist Herwart F. Otto, früher Hamburg. Kooperation ist ebenso selbstverständlich wie als permanente Aufgabe schwierig. Sie wird nur Erfolg haben, wenn Toleranz mit unerschöpflich gutem Willen gepaart ist.

Institut für Allgemeine Pathologie und Pathologische Anatomie

Das Institut für Allgemeine Pathologie und pathologische Anatomie ist eines der vier in der „Abteilungsgruppe Pathologisches Institut" der Universität Heidelberg (Department-System) zusammengefaßten Institute, das im wesentlichen der morphologischen Krankheitsforschung verpflichtet ist.

Das Institut für Allgemeine Pathologie und pathologische Anatomie ist bezüglich seiner aktuellen Aufgabenstellung außerordentlich stark in die klinische Diagnostik involviert (Obduktionswesen, Biopsie). Wir bekennen uns nachdrücklich zu dieser klinisch orientierten Pathologie, die durchaus auch Möglichkeiten einer fundierten wissenschaftlichen Arbeit eröffnet.

Die Lehrtätigkeit umfaßt die seit jeher großen Bereiche „Allgemeine Pathologie" und „Spezielle pathologische Anatomie" (Hauptvorlesung, Histologiekurse für Allgemeine und Spezielle Pathologie, klinische Sektionen, Demonstrationen). Das Institut hat zur Zeit 22 akademische und 46 nicht-akademische sowie 14 durch Drittmittel finanzierte Mitarbeiter.

Am Institut für Allgemeine Pathologie und pathologische Anatomie sind zur Zeit folgende Arbeitsgruppen/Sektionen bzw. diagnostische Speziallaboratorien etabliert:

- Immunhistologie (P. Möller),
- Nephrologie/Uropathologie (R. Waldherr),
- Cardio-vaskuläre Pathologie (W. Hofmann, G. Mall),
- Gynäkopathologie (C. Tschahargane),
- Gastroenterologie/Hepatologie (W.-W. Höpker),
- Osteopathologie (B. Krempien),
- Paidopathologie (Frau Chr. Walter),
- Diagnostisches und experimentelles Gewebekultur-Labor (W. Hofmann, P. Möller).

Pathologie ist, einschließlich aller diagnostischer Bemühungen, Krankheitslehre und Krankheitsforschung, betrieben mit den methodischen Möglichkeiten der Morphologie. Pathologie als „Fach", als eigenständige medizinische Disziplin entstand aus dem Bedürfnis heraus, exakte Daten über die Todesbedingungen und -ursachen zu erhalten, an denen ein jeweiliger Patient verstorben war. Offenbar stand am Anfang der morphologischen Krankheitsforschung ein elementares „klinisches" Bedürfnis, klinische Befunde und morphologisch-faßbare Veränderungen im Sinne einer optimalen Krankheitsdiagnostik zu korrelieren. Wegbereiter und Begründer dieser „klinisch-orientierten Pathologie" waren Theophil Bonetus (1620–1689) und Giovanni Battista Morgagni (1682–1771). Die vor allem von Morgagni begründete „klinische Obduktion" (de sedibus et causis morborum, 1761) hat als wesentliches Fundament der abendländischen Medizin bis heute ihre Gültigkeit erhalten. Wir wissen von einem kranken Menschen letztendlich niemals so viel, als daß wir auf die erkenntniskritischen Möglichkeiten der Obduktion verzichten könnten!

Obduktionswesen

Obwohl die Bedeutung der Obduktion für die klinische und wissenschaftliche Medizin, für Lehre, Forschung und ärztliche Praxis, von niemandem ernsthaft und grundsätzlich bestritten wird, ist seit Jahren und weltweit eine permanent rückläufige Tendenz der Obduktionsfrequenz zu beobachten. Im Jahre 1984 wurden 49,0% aller im Universitäts-Klinikum verstorbenen Patienten obduziert. Damit ist, im Vergleich zu den Vorjahren, erstmals wieder ein geringer Anstieg der Obduktionsfrequenz zu verzeichnen, der sich in der Tendenz auch für 1985 abzeichnet (bisherige Obduktionsfrequenz: 61,0%!).

Neben der seit jeher klassischen Aufgabenstellung der Obduktion im Sinne z.B. von Bonetus, Morgagni, Virchow oder Cruveilhier sind uns die erkenntniskritischen Möglichkeiten autoptischer Untersuchungsverfahren ein außerordentlich wichtiges und absolut unentbehrliches Instrument in der kritischen Überprüfung unserer eigenen bioptischen Diagnostik. In einer Zeit bemerkenswert subtiler differentialhistologischer Untersuchungsmethoden des bioptischen Materials, deren Ergebnisse wesentlich jedes therapeutische Procedere beeinflussen, sind Qualitätskontrollen und eine permanente Qualitätssicherung dieser diagnostischen Möglichkeiten in der Überprüfung am Autopsiematerial mehr denn je notwendig.

Unter klinisch-wissenschaftlichen Aspekten werden am Autopsiematerial des Instituts für Allgemeine Pathologie und pathologische Anatomie folgende Probleme bearbeitet:

1. Morphologie der terminalen Krankheitsphase: Innerhalb der letzten Dekade sind im Verständnis der Diagnostik und der Therapie z.B. maligner Erkrankungen erhebliche Fortschritte erzielt worden. Paradigmatisch sei in diesem Zusammenhang auf die in sich heterogene Gruppe der lympho-retikulären Geschwülste verwiesen. Erste Ansätze einer funktionell-morphologischen Betrachtungsweise haben auch zu veränderten und differenzierten Therapiekonzepten geführt. Trotz zum Teil guter Erfolge sind diese Therapiekonzepte aber auch belastet durch ihre Nebenwirkungen. Die Analyse der terminalen Krankheitsphase, der Todesbedingungen und -ursachen ist im Hinblick auf therapiebedingte Pathomorphosen von besonderer Wichtigkeit. Es ist einigermaßen erstaunlich, daß zu diesem Problemkreis verhältnismäßig wenige Untersuchungen vorliegen. Die Obduktion ist auch hier die einzige uns derzeit zur Verfügung stehende Methode, um zu klaren und eindeutigen Befunderhebungen zu kommen.

2. Morphologie der Coronargefäße und des Myocard bei thrombolytischer Therapie (G. Mall, Th. Mattfeldt).

21

3. Coronarmorphologie bei perkutaner transluminaler Coronar-Angioplastie (PTCA), spontaner (iatrogener) Coronardissektion sowie entzündlichen Coronargefäßerkrankungen (G. Mall, Th. Mattfeldt).

4. Intravitale (Thallium-szintigraphische) und postmortale Untersuchungen zur Größe des Herzinfarktes. Korrelative Infarktgrößenbestimmung (G. Mall, Th. Mattfeldt).

5. Systematische Untersuchungen zur Morphologie und Morphogenese kongenitaler Herzfehler (G. Mall).

6. Seit 1983 ist mit Unterstützung der Bosch-Stiftung und im Einvernehmen mit der Deutschen Gesellschaft für Pathologie am Pathologischen Institut der Universität Heidelberg ein „Zentrales Obduktionsregister für die Bundesrepublik" eingerichtet worden (W.-W. Höpker).

Bioptische Diagnostik

Seit Jahren verzeichnen wir im Bereich klinischer Untersuchungsmethoden eine „Expansion in morphologische Dimensionen". Die bioptische Diagnostik hat zu einer enormen Aufgabenausweitung des Pathologischen Instituts geführt. Die Anforderungen der klinischen Medizin bestimmen weithin den Arbeitsumfang unseres Institutes. Jährlich werden etwa 60 000 bioptische und 3765 (20 bis 25 pro Tag!) intraoperative Schnellschnitt-Untersuchungen durchgeführt. Dabei ist zu bemerken, daß nicht nur die Zahl der zu untersuchenden Präparate ständig zugenommen hat, sondern daß die einzelnen Untersuchungen hinsichtlich der methodischen Aufarbeitung immer komplizierter geworden sind. Eine komplizierte Differentialtherapie fordert zwangsläufig eine auf hohem Niveau stehende, zuverlässige Differentialhistologie.

Das uns zur Verfügung stehende methodische Repertoire umfaßt, außer den Methoden der konventionellen Paraffinhistologie, die nachfolgend aufgeführten Untersuchungstechniken:

— Immunhistochemische Verfahren, etwa in der Differentialdiagnose lymphoretikulärer Neoplasien, verschiedener Weichgewebstumoren, entzündlicher Glomerulopathien, fibrosierender Gerüsterkrankungen der Lunge.
— Enzymhistochemische Verfahren (z. B. Acetylcholinesterase-Reaktionen) in der Diagnostik des Morbus Hirschsprung und anderer innervationsbedingter Erkrankungen des Intestinaltraktes (neuronale Colondysplasie, Zuelzer-Wilson-Syndrom).
— Immunmorphologischer Rezeptornachweis bei Mammacarcinomen.
— Morphometrische und elektronenmikroskopische Verfahren zur Quantifizierung morphologischer Reaktionsmuster des Myocard bei Cardiomyopathien und verschiedenen Formen der Herzhypertrophie (Myocardbiopsien).
— Plastinationsverfahren, etwa zur Volumenbestimmung, Topographie und Architektur bronchopulmonaler und mammärer Carcinome.

Diese Methoden haben dazu beigetragen, die morphologische Diagnostik auf eine vergleichsweise sichere Basis zu stellen. Diagnostische Kriterien von außerordentlich hoher Spezifität werden in einem immunhistologisch-diagnostischen Labor erarbeitet, das seit 1983 als besondere diagnostische Einheit im Institut etabliert wurde. Die große diagnostische Effizienz dieses Labors resultiert nicht zuletzt aus einer engen Zusammenarbeit mit verschiedenen Abteilungen des DKFZ.

Die etablierten methodischen Möglichkeiten, die derzeit dem Pathologischen Institut zur Verfügung stehen, veranlassen uns zu der Feststellung, daß eine rationelle Medizin, die sich an dem orientiert, was für den Patienten unter allen Umständen nötig ist, gegebenenfalls auf gewisse technische Untersuchungsverfahren, auf manche Laborbefunde wird verzichten können, nicht aber auf die Biopsie, die gewissermaßen ex natura eine Fülle von Befunden in sich integriert. Die diagnostische Biopsie bzw. die morphologischen Methoden, die heute zur Bearbeitung einer Biopsie zur Verfügung stehen, sind in ihrer Bedeutung für die klinische Medizin so eindeutig, daß mit einer rückläufigen Tendenz auch und vor allem unter dem Aspekt der Sparsamkeit nicht zu rechnen ist.

Im Rahmen der mittelbaren Krankenversorgung werden vom Institut für Allgemeine Pathologie und pathologische Anatomie schließlich auch die nachfolgend aufgeführten klinisch-pathologischen Konferenzen durchgeführt:

— Klinische Demonstration mit verschiedenen Kliniken der Universität Heidelberg, des Krankenhauses Rohrbach sowie anderer, im Versorgungsbereich des Pathologischen Institutes liegender Heidelberger Krankenhäuser,
— Gastroenterologische Konferenz,
— Klinisch-pathologische Konferenz mit der Chirurgischen Universitätsklinik Heidelberg,
— Klinisch-pathologische Konferenz mit der Urologischen Universitätsklinik Heidelberg,
— Onkologisch-hämatologische Konferenz mit der Medizinischen Poliklinik der Universität Heidelberg und dem Krankenhaus Rohrbach,
— Osteologischer Arbeitskreis.

Das Institut für Allgemeine Pathologie und pathologische Anatomie ist zudem in verschiedene Tumorstudien involviert, zum Teil als Referenzzentrum (Magencarcinom-TNM-Validierungsstudie, Coloncarcinom-TNM-Validierungsstudie, Mammacarcinom-Therapiestudie, Bronchialcarcinom-TNM-Validierungsstudie, Hodencarcinom-TNM-Validierungsstudie, COSS-82-Studie, UICC-Studie über osteogene Tumoren des Schädels).

Institut für Vergleichende und Experimentelle Pathologie

Klaus Goerttler

Voraussetzungen

Für die Aufklärung von Krankheitsursachen und für das Studium des formalen und des kausalen Ablaufes einer Krankheit sind wir auf vergleichende Untersuchungen und auf das Tierexperiment angewiesen. Wir lösen uns aus der Einseitigkeit einer ausschließlich anthropozentischen Betrachtungsweise, wenn wir die spontanen Tiererkrankungen mit ähnlichen Vorkommnissen beim Menschen vergleichen. So ist zum Beispiel die Wertung der Arteriosklerose als tierische Spontanerkrankung wichtig für die Analyse bestimmter Gangarten humaner Angiopathien. Das Gleiche gilt auch für die Erforschung der Spontantumoren bei Tieren, die uns für das Verständnis entsprechender Erkrankungen beim Menschen unverzichtbare Grundlagen liefern.

Historische Entwicklung

Die Wurzeln einer vergleichenden und experimentell fundierten Betrachtungsweise reichen weit in die Geschichte der Universität Heidelberg und ihres Pathologischen Institutes zurück. Der Anatom Gegenbaur lehrte an dieser Universität Vergleichende Anatomie, und die Lehre von den Mißbildungen hat in Heidelberg ein besonderes Heimatrecht: Ernst Schwalbe hat hier als Schüler des Pathologen Julius Arnold ein in der ganzen Welt als Standardwerk anerkanntes vielbändiges Werk „Die Morphologie der Mißbildungen des Menschen und der Tiere" konzipiert und mit vielen Beiträgen Heidelberger Professoren veröffentlicht. Über die Pathologen Paul Ernst, Alexander Schmincke und Wilhelm Doerr wurde die Beschäftigung mit menschlichen Mißbildungen kontinuierlich vorangetrieben.

Mit der Berufung von Wilhelm Doerr auf den traditionsreichen Heidelberger Lehrstuhl für Pathologie 1963 ergab sich die Möglichkeit eines neuen Konzeptes, im neu zu errichtenden Institut vier planmäßige Lehrstühle zu etablieren, hierunter auch einen Lehrstuhl für „vergleichende Pathologie".

Der „genius loci heidelbergensis" zeigt aber parallel hierzu eine im gleichen Zeitraum ablaufende Sonderentwicklung: Durch Initiative des gerade emeritierten Heidelberger Chirurgen K.H. Bauer wurde der Plan eines nationalen Deutschen Krebsforschungszentrums vorangetrieben. Dieses als Stiftung des Öffentlichen Rechtes konzipierte Zentrum war zwar von der Universität unabhängig, aber ohne eigene Klinik, und mit der Universität auf Kooperation angelegt. Es entstand in zwei Betriebsstufen 1964 bzw. 1972 in unmittelbarer Nähe des 1965 in Betrieb genommenen neuen Pathologischen Institutes. Unter den in das DKFZ aufzunehmenden neuen Instituten befand sich auch ein Institut für Experimentelle Pathologie. Die an dieses Zentrum berufenen Institutsdirektoren wurden zugleich Lehrstuhlinhaber an der Universität Heidelberg.

Bei dieser Situation lag es nahe, zumindest für eine Experimentalphase und bei begrenzten öffentlichen Mitteln den im Pathologischen Institut ausgebrachten 4. Parallel-Lehrstuhl mit der Gründung des Institutes für Experimentelle Pathologie am DKFZ personell zu verbinden. So entstand der Lehrstuhl für Vergleichende und Experimentelle Pathologie der Universität. Als Leiter beider Institute wurde K. Goerttler als erster Vertreter dieses Faches in der Bundesrepublik Deutschland am 1. 12. 1967 in sein Amt eingeführt. Diese Personalunion besteht bis heute.

Ausrichtung des Institutes und Aufgabenstellung

Man muß die thematische Ausrichtung der als 4. Partialinstitut am Pathologischen Institut der Universität gegründeten Einheit sowohl in ihrer personellen Verklammerung mit dem Institut am DKFZ wie auch gegen den Hintergrund einer zunehmenden Belastung der öffentlichen Haushalte sehen. Der Vorteil der Konstruktion der 4 „unter einem Dach" angesiedelten, auf Komplementarität ausgerichteten Lehrstühle und Partialinstitute besteht im permanenten Anschauungsunterricht, den Sektionssaal und bioptische Diagnostik bieten. Es lag nahe, aus der Fülle möglicher Arbeitsthemen nach Kompetenz und sinnvoller Ergänzung zu suchen, und nach der Verfügbarkeit von Ressourcen die vergleichende und experimentelle Krebsforschung mit humanrelevanter Forschung zu verbinden. Bei der Indienststellung des Institutes wurde ein aufwendiger Meßplatz für spektrophotometrische Untersuchungen übernommen. Dies begünstigte eine Hinwendung zu zytologischen und zytometrischen Untersuchungen mit Aufbau einer zytodiagnostischen und einer zytometrischen Arbeitsgruppe. Aus der Personalunion mit dem am DKFZ etablierten Institut ergab sich die Chance einer langjährigen Kooperation mit verschiedenen Akzenten. Experimente zur vergleichenden Krebsforschung wurden am DKFZ durchgeführt, während die Bearbeitung cytologischer Teilaspekte vom 4. Partialinstitut übernommen wurde. Die wachsende Erfahrung mit den neuen zytometrischen Verfahren bot die zusätzliche Möglichkeit, diese Erkenntnisse für den Aufbau einer größeren Arbeitsgruppe Cytometrie am DKFZ nutzbar zu machen. Der daraus vorgenommene apparative Ausbau am DKFZ vergrößerte das für intensive Forschung verfügbare Arsenal bis hin zur automatisierten Erkennung und Sortierung von Chromosomen mittels Durchflußzytometrie.

Wissenschaftliche Themen folgen in ihrer Entwicklung eigenen Gesetzen. Bei der einzelzytophotometrischen Analyse experimentell erzeugter Tumoren und der Analyse der Wirkung des als Promoter bezeichneten Phorbolesters TPA auf die Mäusehaut ergaben sich charakteristische Veränderungen am Zellkern, die sich meßtechnisch objektivieren ließen. Aus diesen Versuchen entwickelte sich in direkter Weiterführung automatisierter Zellerkennung die Methode der automatisierten Krebszelldiagnostik, die am Krebsforschungszentrum in verschiedenen Richtungen weiter verfolgt wird. Eine direkte Nutzanwendung aus diesem Verfahren ergab sich in der „Rückverpflanzung" einer DNS-zytometrischen Analyse, die zu einer Routinemethode der assistierenden durchfluß-zytometrischen Untersuchung von menschlichen Tumoren ausgebaut wurde. Die histodiagnostische Befundung wird durch zusätzliche Aussagen zur Wachstumsaktivität von Tumoren komplementiert und dient verschiedenen Kliniken als zusätzlicher Maßstab für eine anzuwendende Therapie. So konnten in der bisher vergleichsweise kurzen Geschichte des Institutes für Vergleichende und Experimentelle Pathologie die Vorteile einer humanpathologischen Anschauung mit gezielten Experimenten zur Tumorentstehung verknüpft werden. Die Möglichkeit der experimentellen Überprüfung zellulärer Parameter für die objektive Befunderhebung konnte danach für eine humanrelevante Erfassung der Proliferationskinetik von Geschwülsten genutzt werden. Damit hat sich ein wichtiger Kreis zwischen experimenteller Forschung und anwendungsbezogener Diagnostik geschlossen.

Die weitere Entwicklung des Institutes wird geprägt durch verfügbare Ressourcen und durch Prioritäten für einzelne Vorhaben. Dabei ist auch nach Wegen zu suchen, das Tierexperiment zugunsten anderer Verfahren einzuschränken, wobei gerade die Zellkultur in die Prüfung möglicher Alternativverfahren einbezogen wird.

Institut für Neuropathologie

HORST P. SCHMITT

Historische Entwicklung

Die Neuropathologie als etablierte Institution und Lehrstuhl hat in Heidelberg eine kurze Geschichte, verglichen mit anderen Instituten des deutschsprachigen Raumes zur Erforschung der organischen Substrate psychiatrischer und neurologischer Krankheitszustände (z. B. Neurologisches Institut Wien 1882, Hirnanatomisches Institut Zürich 1886, Neuropathologische Abteilung der Psychiatrischen Universitäts-Nervenklinik Hamburg 1899, Neurologisches „Edinger" Institut Frankfurt 1904 u. a.). Sie beginnt mit der Einrichtung des Instituts für Neuropathologie als Teil des Funktionsverbundes „Pathologisches Institut" im Jahre 1964 auf Initiative von Wilhelm Doerr, der bis zu seiner Emeritierung der Gesamteinrichtung als geschäftsführender Direktor vorstand. Geleitet wurde das Institut für Neuropathologie bis zum Sommersemester 1984 von Günter Ule, einem Schüler von Julius Hallervorden (1882–1965). Ule war der erste Lehrstuhlinhaber für das Fach Neuropathologie an der Universität Heidelberg.

Die relativ kurze Zeitspanne von nur 20 Jahren des Bestehens der Institution darf jedoch nicht darüber hinwegtäuschen, daß die Wurzeln der Neuropathologie in Heidelberg wesentlich weiter zurückreichen, wenn man die Begründung ihrer Tradition mit einer Reihe von hervorragenden Persönlichkeiten der Heidelberger Medizingeschichte verbindet, die bereits im Rahmen ihrer klinischen Tätigkeiten auf internistisch-neurologischem und psychiatrischem Gebiete, zum Teil in eigenen Laboratorien, morphologische Forschung betrieben und somit zu Vorläufern der Neuropathologie als eigenständigem Fachgebiet wurden.

Man darf in diesem Zusammenhange wohl bei der Herausarbeitung der kombinierten Strangerkrankung durch Nikolaus Friedreich (1825–1882) als anatomisches Substrat des von ihm erstmals 1861 beschriebenen klinischen Bildes der hereditären Ataxie beginnen, da Friedreich offensichtlich die im Jahre 1863 in Virchows Archiv Bd. 26/27 mitgeteilten pathologisch-anatomischen Befunde selbst erhoben hat, während er sich später (1875/76) der Mithilfe Julius Arnolds, des ersten Lehrstuhlinhabers für pathologische Anatomie in Heidelberg, bzw. dessen Mitarbeiters Dr. Fr. Schultze, bediente.

Wie fruchtbar der Heidelberger Raum für korrelierte klinisch-neurologische und neuropathologische Forschung war, wird durch Friedreich in der Einleitung zu seinem Artikel des Jahres 1863 in Virchows Archiv Bd. 26 treffend

27

gekennzeichnet: „Meine klinische Tätigkeit an einem Orte zunächst dem Zusammenflusse zweier Ströme, an deren herrliche Ufer die Natur zwischen die üppigsten Reize und lieblichsten landschaftlichen Bilder in seltsamem Kontraste die scheußlichsten Formen des Kopfes und Kretinismus, der progressiven Muskelatrophie und der mannigfaltigsten zentralen Paralysen in auffälliger Zahl und Verbreitung zerstreute, bot mir so vielfache Gelegenheit für die Beobachtung chronischer spinaler Erkrankungsformen, wie sie wohl nur selten in gleicher Weise und unter gleich günstigen Verhältnissen an einem anderen Orte gegeben sein möchte."

Von den oben genannten Früchten dieses Bodens zehrten auch spätere große Persönlichkeiten wie Friedreichs Schüler Wilhelm Erb (1840—1921), Johann Hoffmann (1857—1919) und Franz Nissl (1860—1919).

Wilhelm Erbs bahnbrechende Erkenntnisse über die „Dystrophia muscularis progressiva" (1891) und andere von ihm untersuchte Muskelkrankheiten dürfen in die Vorgeschichte der Heidelberger Neuropathologie einbezogen werden, da sie unter anderem das Ergebnis umfangreicher eigener morphologischer Studien an Muskelbiopsaten waren. Übrigens gilt die Untersuchung von Muskelproben zu diagnostischen Zwecken heute als fester Bestandteil der Aufgaben eines Neuropathologischen Institutes im Rahmen der „mittelbaren Krankenversorgung".

Die von Erb begründete Tradition auf dem Gebiete der klinischen und morphologischen Erforschung der Muskelkrankheiten wurde von seinem bereits genannten Schüler Johann Hoffmann fortgesetzt, der im Pathologischen Institut unter Julius Arnold selbst Obduktionen verstorbener muskelkranker Kinder durchführte und durch feingewebliche Untersuchungen an Gehirn, Rückenmark und Skelettmuskulatur die anatomischen Grundlagen der hereditären, progressiven, spinalen Muskelatrophie im Kindesalter, heute geläufig unter der Bezeichnung Werdnig-Hoffmannsche Krankheit, erarbeitete (z.B. Publikationen von 1893, 1897, 1900).

Der bereits mehrfach erwähnte Julius Arnold (1835—1915), von 1866 bis 1907 Direktor des Pathologischen Institutes, hat seinerseits durch seine besonderen Interessen für bestimmte Nervenendigungen, die feinere Struktur der Ganglienzellen und für die Mißbildungen des zentralen Nervensystems („Arnold-Chiari-Syndrom") zur Entwicklung der neuropathologischen Tradition Heidelbergs von pathologisch-anatomischer Seite beigesteuert. Gleiches gilt für seinen Nachfolger im Amte, Paul Ernst (1859—1937), in bezug auf die zentralnervösen Mißbildungen.

Der Genius loci und eigentliche Begründer der Neuropathologie in Heidelberg ist jedoch Franz Nissl (1860—1919), der von 1904 bis 1918 als ordentlicher Professor für Psychiatrie der Psychiatrischen Klinik vorstand. Bereits unter seinem Lehrer und Vorgänger Kraepelin, unter dem er sich 1896 habilitiert hatte, betrieb Nissl seit 1895 in der Klinik ein kleines neuropathologisches Laboratorium, in dem er intensive Forschungen an den Gehirnen seiner verstorbenen Patienten durchführte mit dem Ziel, morphologische Korrelate für die klinischen Symptomenbilder der Geisteskrankheiten zu erarbeiten. Nissls große Entdeckung der elektiven Anfärbbarkeit der Nervenzellen mit basischen Anilinfarbstoffen und seine daraus gewonnenen Erkenntnisse über die pathologischen Veränderungen der Nervenzelle bestimmen bis heute zu einem wesentlichen Teil die tägliche Auswertung lichtmikroskopischer Präparate von Gehirn und Rückenmark Verstorbener mit zentralnervösen Krankheitsbildern verschiedener Ätiologie. Mit seiner betonten Forderung nach enger Beziehung zwischen Klinikern und pathologisch-anatomisch im Labor arbeitenden Ärzten in der Absicht, „ein möglichst vollständiges Gesamtbild des Einzelfalles zu gewinnen", hat Franz Nissl die Richtung der Heidelberger Neuropathologie traditionell vorgezeichnet.

Ausrichtung des heutigen Institutes und Aufgabenbereich

Nach mehr als 45jähriger Unterbrechung dieser Tradition wurde auch unter der Leitung von Günter Ule eine klinisch orientierte Neuropathologie zum Grundkonzept des im Jahre 1965 neu eröffneten Instituts mit Lehrstuhl. Allerdings hatte sich das Panorama der Aufgaben durch eine Verlagerung der Schwerpunkte vom klassischen Arbeitsgebiet der chronischen Geisteskrankheiten zur Akutneurologie und Neurochirurgie (Neuroonkologie) entscheidend gewandelt und ist weiter in rasantem Wandel begriffen.

Der Aufgabenbereich des Institutes gliedert sich heute in 1. Tätigkeiten im Dienste der „mittelbaren Krankenversorgung", 2. Lehre und Forschung. Die Aufgaben unter Punkt 1 erstrecken sich einmal auf den pathologisch-anatomischen Sektor, das heißt, den Sektionsbereich und zum anderen auf den bioptisch-diagnostischen Bereich. Insbesondere auf dem ersteren Sektor findet eine innige Zusammenarbeit mit dem Institut für Allgemeine Pathologie und pathologische Anatomie, wie auch mit den anderen Instituten und Abteilungen des Verbundes „Pathologisches Institut" statt.

Im Sinne einer klinisch orientierten Neuropathologie erwachsen die Problemstellungen für wissenschaftliche Arbeiten und Forschung im wesentlichen aus dem Beobachtungsgut der beiden genannten Funktionsbereiche, was natürlich nicht ausschließt, daß aus diesen abgeleitete Fragestellungen gelegentlich auch tierexperimentell angegangen und weiterverfolgt werden, in der Vergangenheit zum Beispiel in Form von Studien des Hirnoedems nach Triäthylzinn-Intoxikation oder über fetale Hirnschäden durch Alkoholismus der Mutter während der Schwangerschaft an der Ratte.

Derzeit arbeiten am Institut für Neuropathologie, das im gleichen Hause mit dem Institut für Allgemeine Pathologie und pathologische Anatomie, dem Institut für Pathochemie und Allgemeine Neurochemie und dem Institut für Experimentelle Pathologie in einem Verbundsystem „Arbeitsgruppe Pathologisches Institut" untergebracht ist, außer der Direktion ein Professor (C2), zwei akademische Mitarbeiter, fünf medizinisch-technische Assistentinnen und eine Sekretärin.

Der pathologisch-anatomische Bereich

Wie in vielen anderen Instituten und Abteilungen gleicher Art ist in Heidelberg, hier nicht zuletzt auch auf Grund besonderer örtlicher Gegebenheiten, die klassische Anstaltspathologie weitgehend aus dem Spektrum pathologisch-anatomischer Untersuchungen am zentralen und peripheren Nervensystem, einschließlich der Skelettmuskulatur verschwunden. Beherrscht wird das Panorama des neuropathologischen Obduktionsgutes von Krankheitsbildern der Akutneurologie und -neurochirurgie, in erster Linie von Kreislaufstörungen und Blutungen des Gehirns im Rahmen degenerativer Gefäßerkrankungen und kardialer Störungen (zum Beispiel bei Hypertonie) und von autochthonen, wie auch auf metastatischem Wege auf das zentrale Nervensystem übergreifenden Tumorleiden, einschließlich ihrer begleitenden Komplikationen im zentralnervösen Bereich (Hirnschwellung, Massenverschiebung, Blutungen, „paraneoplastische" Prozesse etc.). Einen geringeren Teil macht die Neurotraumatologie aus, und ein heute ebenfalls kleines Kontingent stellen primäre oder sekundär-übergreifende infektiöse Prozesse des zentralen Nervensystems. Schäden durch therapeutische Nebenwirkungen, insbesondere Chemotherapie und Bestrahlung, sind im Zuge der langjährigen klinischen Erfahrungen und methodischen Verbesserungen selten geworden und haben nur vorübergehend einen wissenschaftlichen Arbeitsschwerpunkt des Instituts in den 70er Jahren gebildet. Primäre Atrophien und metabolische Degenerationen des Nervensystems spielen quantitativ im neuropathologischen Untersuchungsgut nur noch eine vergleichsweise geringe Rolle.

Von den heute etwa noch jährlich 1000 Sektionen des Pathologischen Instituts werden in ca. der Hälfte der Fälle die Gehirne, vielfach unter Einschluß von Rückenmark, peripheren Nerven und Skelettmuskulatur, einer speziellen neuropathologischen Untersuchung, einschließlich histologischer Aufarbeitung und Einsatz weiterführender Spezialmethoden (Elektronenmikroskopie, Histo- und Immunhistochemie) je nach Fragestellung und Problematik, zugeführt. Die Ergebnisse der aus dem neurologischen und neurochirurgischen Bereiche zugeführten Untersuchungen werden in regelmäßigen klinischen Demonstrationen vorgestellt und diskutiert, in den übrigen Fällen den behandelnden Ärzten im Rahmen der pathologisch-anatomischen Gesamtdiagnose mitgeteilt.

Die morphologischen Untersuchungen am Nervensystem Verstorbener dienen im wesentlichen drei Zwecken: 1. der Validierung der klinischen Diagnose und der therapeutischen Indikationsstellung und Effizienz, 2. der Abklärung und/oder wissenschaftlichen Erarbeitung ätiologischer Faktoren und pathogenetischer Mechanismen, sowie 3. der Gewinnung von Anschauungsmaterial für die Lehre, das heißt für die Aus- und Weiterbildung.

Im Sinne des bereits von Wilhelm Erb erhobenen Postulats „die Befunde an den vom Lebenden entnommenen Muskelstückchen und diejenigen an Leichenmaterial streng auseinanderzuhalten und erst ... genau zu prüfen, ob sich hinreichende Übereinstimmungen zeigen, so daß auch die ersteren zu Schlußfolgerungen verwertet werden dürfen" (1891), wurden in den vergangenen Jahren am Leichenmaterial ausgedehnte Studien der krankhaften Veränderung an der Skelettmuskulatur bei primären Nerven- und Muskelleiden, wie auch als Begleitphänomene im Rahmen verschiedenster Allgemeinkrankheiten ohne primären Angriff am Nervensystem oder Skelettmuskelapparat, durchgeführt, um vor allem im Hinblick auf die Muskelbiopsiediagnostik Erfahrungen und Beurteilungsmaßstäbe zu gewinnen.

In Anknüpfung an die Tradition von Julius Arnold, seines Schülers Ernst Schwalbe und Nachfolgers Paul Ernst wird weiterhin den Mißbildungen des zentralen Nervensystems besondere wissenschaftliche Aufmerksamkeit gewidmet. Ihre Beurteilung gewinnt gerade zur Zeit wieder an Aktualität, da durch moderne diagnostische Methoden in der Geburtshilfe (Amniozentese, Ultraschallsonographie) Mißbildungen frühzeitig erkannt werden und in zunehmendem Maße Anlaß zum vorzeitigen Schwangerschaftsabbruch geben. Die genaue pathologisch-anatomische Analyse der bestehenden Normabweichungen ist nicht nur zum Nachweis der Berechtigung des Schwangerschaftsabbruches, sondern besonders im Hinblick auf die heute übliche genetische Beratung der Eltern mißgebildeter Kinder von großer Bedeutung. Gelegentliche Kontakte mit der genetischen Beratungsstelle in autoptisch untersuchten Mißbildungsfällen mögen dies bezeugen.

Der bioptisch-diagnostische Bereich

Der zweite wichtige Aufgabenbereich, dessen Bedeutung heute vielfach höher eingeschätzt wird als der traditionelle pathologisch-anatomische, ist der bioptische Sektor. Das heißt, die diagnostische, prognostische und die Therapiewahl mitbestimmende Auswertung diagnostischer Biopsien von Geweben und Organen, von Punktaten der Körperhöhlen und des Operationsmaterials der Neurochirurgen. Während die rasanten technischen und methodischen Entwicklungen der letzten Jahrzehnte und der damit verbundene, große Erkenntniszuwachs die wissenschaftliche Erforschung von Krankheitsursachen und pathogenetischen Mechanismen bereits weitgehend in den submikroskopischen, feinstrukturellen und molekularen Bereich verlegt haben, spielt die Lichtmikroskopie, ergänzt durch weiterführende Spezialmethoden (Histochemie, Enzym- und Immunhistochemie, Elektronenmikroskopie, biochemische Analysen etc.) in der Biopsie- und Operationsdiagnostik nach wie vor die beherrschende Rolle. Auch aus diesem Bereiche erwachsen vielfältige wissenschaftliche Problemstellungen, die als klinisch-korrelierte, „anwendungsorientierte" Wissenschafts- und Forschungsaufgaben eine wichtige Alternative zur experimentellen Grundlagenforschung darstellen.

Es geht hierbei einmal um den Ausbau diagnostischer Methoden zur Steigerung des Aussagewertes von bioptischem Material und zum anderen um die Korrelation der morphologischen Auswertungsergebnisse mit klinischen Parametern zur Effizienzkontrolle therapeutischer Strategien und deren Weiterentwicklung.

Auf diagnostischem Sektor hat die Immunhistochemie erst in den letzten Jahren durch die Möglichkeit, zellspezifische Strukturproteine, infektiöse Antigene oder Immunkomplexe am frischen, wie auch zum Teil am formolfixierten und in Paraffin eingebetteten Gewebe lichtmikroskopisch zu lokalisieren, zu erheblichen Verbesserungen der diagnostischen Aussagefähigkeit, insbesondere in der Tumorklassifikation, geführt. In einem speziell hierfür eingerichteten Labor werden in wissenschaftlichen Studien die Anwendbarkeit dieser Methoden an Hirntumoren und die Möglichkeiten der selektiven Markierung von Zelltypen mit einem breiten Spektrum verfügbarer Antiseren untersucht. Ein weiterer derzeitiger Arbeitsschwerpunkt gilt den Einsatzmöglichkeiten moderner bildanalytischer Verfahren zur Verbesserung der Klassifikation und prognostischen Abschätzung von Gliomen, in Zusammenarbeit mit dem Deutschen Krebsforschungszentrum.

Tumordiagnostik

Die erst seit wenigen Jahren an der Heidelberger Neurochirurgischen Klinik, ebenfalls in Zusammenarbeit mit dem Deutschen Krebsforschungszentrum, etablierte Forschungseinrichtung „stereotaktische Hirntumordiagnostik und -therapie" hat auch für das Neuropathologische Institut den Aufgabenbereich „Tumordiagnostik" um ein weiteres Spezialgebiet erweitert. Die diagnostische Beurteilung der winzigen, durch stereotaktische Sonden aus Herdbefunden in operativ unzugänglichen Regionen gewonnenen Biopsate stellt vor besondere Probleme und erfordert die Sammlung spezieller Erfahrungen in der Behandlung und Auswertung kleinster Gewebsproben. Die Ergebnisse der mikroskopischen Untersuchung stellen die Grundlage für weitere Entscheidungen zur Auswahl des jeweils geeignetsten Therapieverfahrens aus einem heute bereits recht umfangreichen Spektrum differenzierter therapeutischer Strategien dar. Zur Kontrolle der zielgerechten Probeentnahme und gegebenenfalls bereits intraoperativ zu treffender Therapieentscheidungen wird schon während des Eingriffes eine Schnelldiagnostik an vital gefärbten Quetsch- oder Ausstrichpräparaten betrieben.

Weitere wesentliche Bedeutung gewinnt die stereotaktische Biopsiediagnostik zentralnervöser Prozesse im Rahmen der klinischen Erprobung der nuklearmagnetischen Resonanztomographie (NMRT), da der stereotaktische Zugang es auf eine für den Patienten mit dem geringst möglichen Risiko verbundene Weise erlaubt, die histologische Natur eines Herdbefundes im NMR-Tomogramm zu ergründen und damit die Basis für therapeutische Entscheidungen zu gewinnen. Die Möglichkeit des stereotaktischen Zuganges wird ferner zu einer rascheren Lösung der zur Zeit noch erheblichen Probleme in der Interpretation von Befunden im NMRT beitragen. Entsprechende Bemühungen laufen zur Zeit in Heidelberg an.

Bereich Lehre und Weiterbildung

Im studentischen Unterricht der pathologischen Anatomie ist die Neuropathologie durch regelmäßige Vorlesungen und Übungen im Rahmen der Kurse „Allgemeine" und „Spezielle" Pathologie vertreten. Die große Zahl von Studierenden, derzeit um 250 bis 300 pro Semester, macht es erforderlich, die praktischen Übungen als Doppelveranstaltungen durchzuführen. Die während des

Semesters in 14tägigem Rhythmus abgehaltenen, klinisch-neuropathologischen Konferenzen mit Neurologen und Neurochirurgen sind für Studenten offen und werden im Vorlesungsverzeichnis angekündigt. Zusätzlich bietet das Institut drei kleinere Privatissime-Veranstaltungen zur Makroskopie und zur Histodiagnostik von Erkrankungen des zentralen und peripheren Nervensystems an.

Das Institut bietet schließlich alle Weiterbildungsmöglichkeiten zur Teilgebietsbezeichnung „Neuropathologie" entsprechend den Weiterbildungsrichtlinien der Landesärztekammer.

Institut für Pathochemie
und Allgemeine Neurochemie

Michael Cantz

Das Institut für Pathochemie und Allgemeine Neurochemie wurde im Jahre 1965 auf Anregung des Heidelberger Pathologen Wilhelm Doerr gegründet in der Erkenntnis, daß in der Erforschung der Ursachen und pathogenetischen Mechanismen von Krankheiten Ergebnisse und Methoden der Biochemie eine zunehmend bedeutendere Rolle spielen. Da biologischen Prozessen distinkte chemische Reaktionen zugrundeliegen, lassen sich auch Krankheiten als Störungen solcher biochemischer Abläufe verstehen. Die „pathobiochemische" Betrachtungsweise ermöglicht damit wesentliche funktionelle Einblicke in das Krankheitsgeschehen und ergänzt und erweitert die morphologische Beschreibung. So kann man bei einer Reihe von Krankheiten, beispielsweise erblichen Stoffwechselkrankheiken, eine nahezu lückenlose Kausalkette vom molekularen Defekt bis zum klinischen Symptomenbild herstellen. Bei vielen Erkrankungen sind solche geschlossenen molekularbiologischen Konzepte zwar noch nicht erreicht worden, aber der stetige Erkenntnisgewinn der Pathobiochemie hat auch hier entscheidende Fortschritte für ein Verständnis der Ursachen und die Entwicklung neuer diagnostischer und therapeutischer Möglichkeiten gebracht. Jüngstes Beispiel dafür sind die dramatischen Entdeckungen zur Molekularbiologie des Krebses (Stichwort Onkogene). Als Vermittler zwischen Biochemie und Medizin und mit engen Beziehungen zu den Nachbargebieten Pathologie, Humangenetik, Immunologie, Mikrobiologie, Pharmakologie und Klinische Chemie kommt der Pathobiochemie eine zentrale Stellung in der Erforschung molekularer Krankheitsursachen und der Pathogenese von Krankheitsbildern zu.

Aufgaben des Instituts: Ausgehend von klinischen Fragestellungen werden mit dem Arsenal biochemischer Methoden Krankheitsprozesse analysiert, um zu Aussagen über Störungen auf der molekularen Ebene und deren Signifikanz für das Krankheitsgeschehen zu gelangen. Es handelt sich dabei um Grundlagenforschung, die nicht auf den einzelnen Fall beschränkt ist. Ein Teil der in der Forschung angewandten Methoden kommt andererseits aber auch beim einzelnen Patienten im Rahmen einer hochspezialisierten Diagnostik zum Einsatz und dient damit direkt der Krankenversorgung. Die Lehrtätigkeit erstreckt sich auf die Bereiche „Pathophysiologie und Pathobiochemie" sowie „Allgemeine Pathologie".

Der erste Leiter des Instituts war G. Quadbeck. Nach seiner Emeritierung folgte ihm 1981 M. Cantz. Das Institut hat zur Zeit 7 akademische und 9 nicht-akademische Mitarbeiter. Die Arbeit des Instituts konzentriert sich gegenwärtig auf die Schwerpunkte „erbliche Stoffwechselkrankheiten", „Störungen des Hirnstoffwechsels", „Störungen des zellulären Proteinabbaus".

Biochemische Grundlagen und Diagnostik von Erbkrankheiten

Die Erforschung der biochemischen Grundlagen von Erbkrankheiten ist von paradigmatischer Bedeutung für ein molekulares Verständnis von Krankheitsprozessen, da hier die klinische Symptomatik auf die Mutation eines einzigen Gens und damit den Defekt eines ganz bestimmten Proteins zurückgeführt werden kann. Von den über 3000 bis heute bekannten Erbkrankheiten konnte erst bei etwa einem Zehntel der zugrundeliegende molekulare Defekt aufgeklärt werden. Bei einem beträchtlichen Prozentsatz ungeklärter kindlicher Hirnschädigungen muß man als Ursache solche Stoffwechseldefekte vermuten. Die präzise biochemische Definition der Störung ist bei diesen Krankheiten die Voraussetzung für Diagnostik und eine eventuelle Pränataldiagnostik, sowie für die Entwicklung kausaler therapeutischer Maßnahmen. In der Arbeitsgruppe (Leiter: M. Cantz) werden schwerpunktmäßig genetische Defekte des Stoffwechsels komplexer Kohlenhydrate untersucht, wobei unter anderem Stoffwechseluntersuchungen an Zellkulturen von Patienten durchgeführt werden. Es besteht eine enge Zusammenarbeit mit Kliniken (vor allem Kinderkliniken) und humangenetischen Instituten des In- und Auslands.

Hirnstoffwechsel und degenerative Hirnerkrankungen

Die Arbeitsgruppe Hirnstoffwechsel (Leiter: S. Hoyer) bearbeitet Fragestellungen des physiologisch und abnorm alternden Gehirns. Hierzu werden Untersuchungen der Hirndurchblutung, des oxydativen und energetischen Hirnstoffwechsels, von Neurotransmittern und Aminosäuren im Gehirn an Patienten mit degenerativen Hirnerkrankungen sowie an geeigneten Tiermodellen durchgeführt. Die Untersuchungen werden in enger Kooperation mit verschiedenen Kliniken und Instituten durchgeführt.

Störungen des zellulären Proteinabbaus

Die Untersuchungen zum zellulären Proteinkatabolismus (H. Berlet) konzentrieren sich auf den Abbau bestimmter Eiweißkörper der Markscheide des Zentralnervensystems, unter anderem durch membranständige Proteasen. Parallel dazu werden sekundäre, sogenannte postsynthetische, ebenfalls durch Enzyme katalysierte Modifikationen bestimmter Membranproteine und ihre Bedeutung für ihren proteolytischen Abbau untersucht. Die primäre Zielsetzung ist der Nachweis von Veränderungen dieser Prozesse bei der Multiplen Sklerose und der Versuch, spezifische Enzymhemmstoffe zu finden, die von therapeutischem Nutzen sind. Von allgemeiner Bedeutung ist die Tatsache, daß solche Prozesse auch für die Pathogenese zellulärer Schäden in anderen Organsystemen wie Leber und Muskulatur verantwortlich gemacht werden können.

35

Laboratoriumsdiagnostik

Die bei der Forschungsarbeit gewonnenen methodischen und theoretischen Erfahrungen finden ihre Anwendung auch in einer hochspezialisierten Laboratoriumsdiagnostik. Außer Metaboliten- und Enzymbestimmungen für die Stoffwechseldiagnostik werden Medikamentenspiegel in Körperflüssigkeiten, sowie hochempfindliche Spurenelement-Bestimmungen in Gewebsproben und Körperflüssigkeiten durchgeführt (Laborleiter: F. Weinhardt).

Institut für Rechtsmedizin

GEORG SCHMIDT

Gerichtliche oder Rechtsmedizin ist ein sehr altes Lehrfach. Es bezieht seinen wissenschaftlichen Auftrag aus den Rechtsbeziehungen in einer Gemeinschaft, die sachverständige Beurteilungen auch in medizinischen Dingen fordert. Seit Jahrtausenden sind Ärzte im Dienste der Rechtssicherheit empirisch tätig. Erst mit der Entwicklung der naturwissenschaftlichen Medizin konnten Sachbeweise neben die Zeugenbeweise treten und die Rechtssicherheit auf der einen Seite erhöhen, die Strafmaßnahmen auf der anderen Seite humanisieren. Im 17. Jahrhundert waren es vornehmlich Leibärzte von Fürsten und Päpsten, die im Nebenamt als Gerichtsärzte praktisch tätig waren und ein Lehrgebäude der Begutachtungsmedizin errichteten (Paolo Zacchia war Leibarzt des Papstes Innocenz X.).

Bereits im 18. Jahrhundert wurde nicht mehr nur vereinzelt über gerichtsmedizinische Themen an den Universitäten gelesen, sondern praktisch an jeder Hochschule. In Heidelberg sind die ersten dieser Vorlesungen für Mediziner im Jahr 1748 und für Juristen im Jahr 1843 verzeichnet. So heißt es z. B. bei Stübler (1926) „Ferner las Oberkamp gerichtliche Medizin". 1748 wurde Franz Josef von Oberkamp Nachfolger von Bernhard Wilhelm Nebel als Professor für Anatomie und Chirurgie.

Bereits 1651 läßt sich aus dem Universitätsarchiv die Erstattung rechtsmedizinischer Gutachten durch die Medizinische Fakultät sowohl auf strafrechtlichem als auch auf zivilrechtlichem Gebiet nachweisen. Die rasche Verbesserung der anatomischen, physiologischen, chemischen und physikalischen Grundkenntnisse im 18. Jahrhundert brachte auch der Rechtsmedizin einen großen Zuwachs an Wissen. Dieser stürmischen Entwicklung unseres Faches ist es zu verdanken, daß bereits 1766 ein planmäßiger Lehrstuhl für gerichtliche Medizin eingerichtet worden ist. Hubert von Harrer hat diesen Lehrstuhl bis zu seinem Tode 1793 innegehabt. Schon 1762 hatte er eine außerordentliche Professur erhalten mit dem Auftrag, über gerichtliche Medizin zu lesen. Hubert von Harrer war seit 1765 Leibarzt des Kurfürsten Karl Theodor. Stübler: „Während seiner Leibarzttätigkeit hat sich aber Harrer kaum am Unterricht beteiligt. Er war außerdem in Mannheim Direktor des Consilium Medicum, einer Behörde, mit der die medizinische Fakultät bekanntlich dauernd im Streit lag." 1774 gab es an der Medizinischen Fakultät 5 Lehrstühle (nach Weisert, 1983): „1. Medizinische Praxis mit Botanik, 2. Physiologie, Pathologie und Geburtshilfe, 3. forensische Medizin, 4. Anatomie und Chirurgie und 5. Chemie und Pharmazie."

Hubert von Harrer war zweimal, 1769 und 1785, Rektor der Universität Heidelberg. Als solcher hatte er das Universitätsjubiläum 1786 vorzubereiten. Nach seinem Tode blieb der Lehrstuhl bis 1927(!) unbesetzt. Im Jahre 1804 wurde Stefan Zipf, Oberamts- und Stadtphysikus in Heidelberg, ein Ordinariat für Tierarzneikunde und gerichtliche Medizin übertragen, das Oberamtsphysikat sei ihm entzogen, das Stadtphysikat belassen worden; er war bis zu seinem Tode 1813 im Amt.

Die gerichtliche Medizin wurde dann im Nebenamt von Chirurgen, Gynäkologen, Pathologen, Internisten oder Psychiatern mitvertreten. An anderen Universitäten war es ähnlich. Man hatte offenbar nicht die genügende Zahl von Lehrstühlen, um auch das relativ kleine Fach besetzen zu können. Auch hofften die Professoren, die für eine Neubesetzung bereitgestellten Mittel unter sich aufteilen zu können. Invidia professorum! Es mögen Sparmaßnahmen gewesen sein, die unter anderem aus der Medicina Legalis oder Medicina Forensis ein Fach Staatsarzneikunde werden ließen. In der ersten Hälfte des 19. Jahrhunderts wurde unter Staatsarzneikunde die Zusammenfassung der Politia Medicinalis (Sanitätspolizei) und der Medicina Forensis verstanden. Heute könnte man darin die Vorläufer der amtsärztlichen und gerichtsärztlichen Tätigkeit nebst ihren wissenschaftlichen Grundlagen sehen. Im Studienplan sind für die Zeit ab 1856 für das 7. Semester u. a. aufgeführt: „... Staatsarzneikunde, gerichtliche und polizeiliche Medizin ..."

Für 1 Jahr (1848) war Medizinalrat Dr. Ignaz Schürmayer Physikus des Amtes Heidelberg und Professor der Staatsarzneikunde an der Universität. Daß Schürmayer „fluchtartig" Heidelberg verlassen haben soll, um auf sein früheres Physikat (Amtsarztstelle) nach Emmendingen zurückzukehren, wird in den „Mittheilungen des badischen ärztlichen Vereins" vom 12. 10. 1849 mit den „anomalen" Verhältnissen der meisten deutschen Universitäten in bezug auf die Staatsarzneikunde begründet. Es wurde damals gefordert, die Professur der Staatsarzneikunde mit der Physikatsstelle der Universitätsstadt zu verbinden, weil, ebenso wie die anderen Zweige der Medizin, auch die gerichtliche Medizin der praktischen Übungen nicht entbehren könne. „Praktische Uebung in Aufnahme und Begutachtung von Gerichtsfällen, von den Erfunden einfacher Verwundungen bis zu Legalsektionen jeglicher Art, Beurtheilung zweifelhafter Seelenzustände, Ermittlung von Vergiftungen, kurz, die ganze gerichtliche Praxis, unter der Leitung eines erfahrenen und wissenschaftlichen Gerichtsarztes ist eine gebieterische Nothwendigkeit" (Mitth. d. bad. ärztl. Vereins v. 24. 2. 1848).

Ab 1857 las Privatdozent Dr. Adolf Kußmaul „außer der Heilmittellehre noch Toxikologie, Psychiatrie, gerichtliche Medizin für Mediziner und Juristen, sowie Anthropologie ...". 1860 bis 1867 folgte Med.-Rat Dr. Metzger, dann übernahm ab Wintersemester 1867/68 Prof. Franz Knauff gerichtliche Medizin und Hygiene, er vertrat beide Fächer bis 1910. Nach seinem Ausscheiden wurde das Fach zunächst von fähigen Bezirksärzten, dann vom Prosektor des Pathologischen Institutes Prof. Teutschländer im Sinne einer gerichtlichen Pathologie vertreten. Erst jetzt veranlaßte das badische Kultusministerium nach längeren Verhandlungen mit der Fakultät und Besprechung mit dem Justizministerium wieder einen planmäßigen Lehrstuhl für gerichtliche Medizin einzurichten, auf den 1927 Walther Schwarzacher aus Graz berufen wurde. Er bezog zwei Stockwerke in der Bergheimer Straße 54.

Interessanterweise wird schon 1876 darüber berichtet, daß der „grossartige Bau im Westen der Stadt" zustande kam, der „sämmtliche bisher bestandene Kliniken und die Institute für pathologische Anatomie und Staatsarzneikunde in sich aufzunehmen bestimmt ist". Weiter heißt es in dem Bericht des damaligen o. Professors der Augenheilkunde und Prorektors (Rector magnificus war damals der Großherzog von Baden) Dr. Otto Becker: „Das Institut für gerichtliche Medizin hatte sich bereits im Sommer in dem Neubau eingerichtet." Gemeint war damit Franz Knauff, er wurde im Jahre 1892 Ordinarius für Hygiene und gerichtliche Medizin. Beide Fächer wurden 1910 in Heidelberg getrennt. Die Professur für gerichtliche Medizin blieb vakant, bis 1927 W. Schwarzacher als planmäßiger außerordentlicher Professor berufen wurde, der 1935 nach Graz ging; er wurde durch Gerhard Buhtz und Gottfried Jungmichel vertreten. 1937 folgte Berthold Mueller als persönlicher Ordinarius, ging aber 1941 nach Königsberg. Von 1942 bis 1945 war Friedrich Pietrusky Inhaber des Lehrstuhls. Nach dem Krieg vertrat zunächst kommissarisch der Pathologe W. Doerr die gerichtliche Medizin. Ab Oktober 1946 übernahm der Pathologe Hans Klein eine Assistentenstelle und betreute die gerichtliche Medizin, bis 1948 Berthold Mueller erneut nach Heidelberg als Direktor des Institutes für gerichtliche Medizin berufen wurde; er blieb bis 1968 im Amt.

Unter Pietrusky wurden die Räume in der Bergheimer Straße verlassen und ein Gebäude im alten Klinikum bezogen, das früher die Privatstation der Chirurgischen Klinik beherbergte. Als 1966 verschiedene Institute der Medizinischen Fakultät ins Neuenheimer Feld umzogen, erhielt die gerichtliche Medizin das bisherige Pathologische Institut mit dem Sektionshaus (Gebäude Nr. 2 des Altklinikums in der Voßstr. 2) und dem Insitutsgebäude (Nr. 42).

1968 übernahm Georg Schmidt den o. Lehrstuhl für gerichtliche Medizin. Wie aus der geschilderten räumlichen Entwicklung des Institutes bereits abzuleiten ist, haben sich Art und Umfang der Aufgaben in den letzten Jahrzehnten beträchtlich vergrößert. Bereits 1965 wurde eine Abteilung für Verkehrsmedizin eingerichtet, die Hans Klein bis 1978 führte (gestorben 1984). Aus Raumgründen befindet sich diese Abteilung jetzt im Landfriedhaus, Bergheimer Str. 147. Einen Schwerpunkt dieser Abteilung stellt die Erforschung der körperlichen und psychischen Voraussetzungen für die Verkehrstauglichkeit von Fahrzeuglenkern dar, die sich in zunehmend komplexeren Verkehrsabläufen bewähren müssen.

Seit der Universitätsreform (1969) wird das Institut für Rechtsmedizin als Abteilungsgruppe geführt. Der Institutsdirektor leitet die Abteilung forensische Pathologie. Die beiden Abteilungen gehören zum Zentrum Pathologie. In der Leitung der Abteilung Verkehrsmedizin folgte 1978 Günther Reinhardt (jetzt Vorstand des neugegründeten Institutes für Rechtsmedizin an der Universität Ulm) und auf diesen 1981 Hans Joachim.

Seit W. Schwarzacher und B. Mueller ist das Fach Rechtsmedizin an der Universität Heidelberg konsolidiert. Es ist mit der Approbationsordnung von 1970 im Pflichtunterricht der klinischen Medizin (Ökologischer Kurs) verankert. Wie nach der alten Bestallungsordnung ist Rechtsmedizin auch heute Prüfungsfach innerhalb der zweiten ärztlichen Prüfung. Angesichts der Verzahnung von Rechtsmedizin und Medizinrecht läßt sich ein weiterer Aufgabenzuwachs in Lehre, Forschung und Praxis absehen. Die Beziehungen zwischen Patient, Arzt und Versicherung haben sich ebenso schnell verändert wie sich die Medizintechnik entwickeln konnte. Neue Erkenntnisse verlangen nach einer Neuformulierung und nach neuen gültigen Inhalten der Rechte und Pflichten des Arztes, besonders aber nach einer tragfähigen Arztethik.

Angrenzend zugleich und eingreifend in diese Probleme ist die in praxi wichtige Versicherungsmedizin, die den Studenten von G. Möllhoff im Rahmen eines Lehrauftrages seit 15 Jahren vermittelt wird.

Die Lehrveranstaltungen am Institut für Rechtsmedizin werden ergänzt durch Vorlesungen, Seminare und Kurse für Juristen, Ärzte und Polizeibeamte. Als Dienstaufgabe hat die Abteilung forensische Pathologie Blutalkoholuntersuchungen für die Polizei im Rhein-Neckar-Kreis und Neckar-Odenwald-Kreis durchzuführen, toxikologische Untersuchungen und Obduktionen für die Universitätskliniken Heidelberg und Mannheim vorzunehmen.

Wir haben mehrere Forschungsschwerpunkte, die durch Drittmittel ermöglicht und gefördert werden:

1. Forensisch-toxikologische Projekte mit dem Ziel, die Erkennung von Vergiftungen durch Einsatz modernster Analysenmethoden zu verbessern, um unklare Todesfälle aufzuklären, die spezifische Therapie zu fördern und durch Information präventiv zu wirken (Gg. Schmidt u. J. Bösche).

2. Forensisch-traumatologische Untersuchungen (Gg. Schmidt). Hier werden unter Auswertung von Versuchen und praktischen Erfahrungen (200 Unfallsektionen jährlich) die biomechanische Belastbarkeit des Menschen untersucht und Schutzmöglichkeiten vor Verletzungsgefahren erarbeitet. Als Beispiel sei die Entwicklung von neuartigen Rückhaltesystemen im Kraftfahrzeug erwähnt. Bestimmte Unfallarten erzeugen charakteristische Verletzungsmuster, deren möglichst genaue Kenntnis und sachverständige Beurteilung dem Juristen bei der Rechtsfindung hilft.

3. Die experimentelle Prüfung der Wechselwirkung von Alkohol, Drogen und Arzneimitteln im Zusammenhang mit Fragen der Fahrsicherheit oder mit einer Abstufung der Schuldfähigkeitsminderung.

Das zahlenmäßige Überangebot an ärztlichem Nachwuchs und die unaufschiebbare Kostendämpfung im diagnostischen und therapeutischen Bereich der Medizin werden in naher Zukunft auch den Rechtsmediziner mit neuen und schwierigen Aufgaben belasten.

Wir streben seit langem eine qualifizierte interdisziplinäre Auslegung unserer Forschungsvorhaben an. Dem kommt u. a. die Einführung eines Promotionsrechtes für nichtmedizinische Akademiker an der Medizinischen Gesamtfakultät der Universität Heidelberg sehr entgegen. Das Ministerium für Wissenschaft und Kunst, die Leitungsgremien der Universität, der Fakultät für Theoretische Medizin und des Klinikums haben dieser Situation durch Bereithaltung von Arbeitsplätzen für nichtmedizinisches wissenschaftliches Personal in dankenswerter Weise Rechnung getragen.

Hygiene-Institut

HANS-GÜNTHER SONNTAG

Wenn auch schon im Anfang des 19. Jh. die Hygiene und hier insbesondere der sozial-hygienische Bereich durch Franz Anton Mai (1742–1814) an der Universität Heidelberg vertreten wurde, so fand die Etablierung der Hygiene als Fachgebiet doch erst mit der Übertragung eines Lehrauftrages für Öffentliche Gesundheitspflege und Gerichtliche Medizin an den außerordentlichen Professor Franz Knauff (1835–1920) im November 1874 statt. 1876 erfolgte unter der Leitung von Knauff die Gründung eines eigenständigen Instituts für gerichtliche Medizin, und 1890 wurde im fertiggestellten Neubau in der Thibautstraße 2 das Hygienische Institut eröffnet, nachdem von 1887 an in einem von Knauff privat eingerichteten Institut die Aufgaben des Hygiene-Instituts im Rahmen des Öffentlichen Gesundheitswesens durchgeführt worden waren. Mittel für den Unterricht in Hygiene wurden bereits im April 1888 zur Verfügung gestellt, und im Sommersemester 1889 hielt der einstige Koch-Schüler Ernst erstmals eine Vorlesung über pathogene Mikroorganismen. Obwohl auch am Pathologischen Institut lange Zeit ein bakteriologischer Kurs abgehalten wurde, trat später die Bakteriologie immer mehr in engere Beziehung zur Hygiene.

Noch unter Knauffs Amtszeit (Pensionierung 1909) erfolgte 1903 die Angliederung des Untersuchungsamtes für ansteckende Krankheiten im Dienste der Staatlichen Seuchenbekämpfung Nordbaden an das Hygiene-Institut in der Thibautstraße, und 1910 erfolgte bereits die bauliche Vergrößerung des Hygiene-Instituts, d. h. das Gebäude in der Thibautstraße wurde aufgestockt und die Trennung vom Institut für Gerichtliche Medizin vollzogen. 1910 wurde Hermann Kossel (1864–1925) als Direktor an das Hygiene-Institut berufen. Er leitete das Institut bis zu seinem Tode am 29. 4. 1925. Nach einer Assistenzzeit bei Robert Koch 1891–1899 und nach Tätigkeiten im Reichsgesundheitsamt war er 1904 auf das Ordinariat für Hygiene in Gießen berufen worden, und von dort hatte er dann das Ordinariat in Heidelberg übernommen. Aufgrund der langjährigen Tätigkeit als Assistent von Robert Koch lagen seine wissenschaftlichen Schwerpunkte auf den Gebieten der Bakteriologie und der Infektionskrankheiten.

Von 1925 bis 1926 wurde das Hygiene-Institut kommissarisch durch Ernst Gerhard Dresel (1885–1964) geleitet, der sich besonders auf dem Gebiet der Sozialhygiene einen Namen gemacht hat. So hat er in Heidelberg u. a. die Mensa gegründet, den Universitätssportplatz anlegen lassen und war Begründer der Trinkerfürsorge im Raum Heidelberg–Mannheim. Dresel wurde 1926 als Ordinarius für Hygiene an die Universität Greifswald berufen, wo er bis 1945 verblieb.

1926 übernahm Emil Gotschlich (1870–1949) die Leitung des Hygiene-Instituts. Bereits 1896 nach einer Assistenzzeit bei Karl Flügge, Breslau, hatte Gotschlich einen Ruf als Direktor des Städt. Gesundheitswesens nach Alexandria in Ägypten angenommen und diese Tätigkeit bis zum Ausbruch des 1. Weltkrieges 1914 wahrgenommen. Er begann dann in Gießen seine Universitätslaufbahn, um von dort aus 1926 die Leitung des Hygiene-Instituts in Heidelberg zu übernehmen. Seine wissenschaftliche Tätigkeit umfaßte vor allem die Epidemiologie und die praktische Hygiene. Noch heute sind seine Auffassungen über das Kommen und Gehen der Epidemien, über das Werden und Vergehen der Infektionskrankheiten und die damit im engsten Zusammenhang stehende Variabilität der Mikroorganismen lesenswert. Nach seiner Emeritierung 1935 folgte Gotschlich dem Ruf der Türkischen Regierung als Direktor des Zentral-Hygiene-Institutes in Ankara und wurde dort auch Herausgeber der „Türkischen Zeitschrift für Hygiene und experimentelle Biologie".

Sein Nachfolger als Direktor des Hygiene-Instituts wurde 1935 Ernst Rodenwaldt (1878–1965). Nach einer tropenärztlichen Spezialausbildung am Institut für Schiffs- und Tropenmedizin in Hamburg ging Rodenwaldt 1909 als Regierungsarzt nach Togo, wo er in seiner dreijährigen Tätigkeit sehr große praktische Erfahrungen in der Tropenmedizin sammelte. Schwerpunktmäßig befaßte er sich hier, wie auch als beratender Hygieniker der Türkischen Armee in Kleinasien im 1. Weltkrieg, mit der Seuchenbekämpfung, der Cholera, dem Fleckfieber und der Ruhr. Seine hier geborene Idee der kartographischen Erfassung der großen Seuchen und Infektionskrankheiten des Menschen in ihrer Beziehung zu geographischen und klimatischen Faktoren konnte er 35 Jahre später durch die Aufstellung des Welt-Seuchenatlas verwirklichen. Nach seiner Habilitation am Hygiene-Institut in Heidelberg (bei Kossel) trat er 1920 in holländische Dienste und wurde Leiter der Malariabekämpfung im Indonesischen Archipel. 1934 kehrte er nach Deutschland zurück und folgte 1935 nach 1jähriger Leitung des Hygiene-Institutes der Universität Kiel dem Ruf zum Ordinarius für Hygiene in Heidelberg. Seine langjährigen Erfahrungen im Bereich der Epidemiologie, der tropischen Infektionskrankheiten und der praktischen Hygiene schlug sich in mehreren Lehrbüchern nieder, so zum Beispiel in „Einführung in die Hygiene und Seuchenlehre" und „Die Tropenhygiene". Im 2. Weltkrieg wurde er zum beratenden Hygieniker der Heeresführung bestellt und ihm die Leitung des Tropenmedizinischen Institutes der Militärärztlichen Akademie in Berlin übertragen, und dies zusätzlich zu seiner Unterrichts- und Institutstätigkeit in Heidelberg. Auch nach seiner Emeritierung 1950 blieb er Heidelberg treu. Er gab sein Standardwerk „Lehrbuch der Hygiene", und zusammen mit Jusatz 1952 den 3bändigen Weltseuchenatlas heraus. 1963 wurde ihm von der Universität Tübingen der Ehrendoktor der Philosophie verliehen. Kurz vor seinem Tode am 7. 4. 1965 hielt er in München seinen letzten Vortrag im Rahmen der Hundertjahrfeier der Errichtung des 1. Lehrstuhles der Hygiene an einer Deutschen Universität über Max von Pettenkofer, den großen, schöpferischen Genius der modernen Hygiene. 2 Monate später, am 4. Juni 1965, starb er in seinem Ruhesitz in Ruhpolding. Zu seinem Gedenken tragen noch heute das

Institut für Wehrmedizin und Hygiene der Bundeswehr in Koblenz und das Nationale Hygiene-Institut des Staates Togo in Lomé seinen Namen.

Als Nachfolger von Rodenwaldt wurde 1950 Horst Habs (1902) berufen. Nach einer Tätigkeit von 1928−1939 am Hygiene-Institut der Universität Heidelberg zunächst unter Gotschlich und dann unter Rodenwaldt, wo er sich besonders mit Themen über Ernährungs-, Luft- und Schwimmbad-Hygiene, wie auch mit epidemiologischen Problemen der Brucellose, Salmonellose und Problemen der Desinfektionslehre beschäftigte, erhielt er 1940 einen Ruf als außerordentlicher Professor und Abteilungsvorsteher am dortigen Hygienischen Institut an die Universität Berlin. Von dort aus wurde er auch beratender Hygieniker bei der Heeresgruppe Süd und widmete sich auf Kreta der Epidemiologie der Malaria und des Dengue-Fiebers. 1943 erfolgte ein Ruf als ordentlicher Professor für Hygiene und Direktor des dortigen Hygiene-Instituts an die Universität Hamburg. 1950 erhielt er dann nach Tätigkeiten in den verschiedensten Bereichen den Ruf als ordentlicher Professor und Direktor des Hygiene-Instituts an die Universität Heidelberg, wo er bis 1958 blieb, um dann einen Ruf nach Bonn auf den gleichen Lehrstuhl anzunehmen. Seine wissenschaftliche Schwerpunkttätigkeit lag in Heidelberg insbesondere auf dem Gebiet der Wasserhygiene und der Bakteriologie. Habs blieb bis zu seiner Emeritierung in Bonn, von wo er beratende Funktionen in zahlreichen Kommissionen wie im Bundesgesundheitsrat, im Wehrmedizinischen Beirat, in Kommissionen des Bundesgesundheitsamtes in Zusammenhang mit Wasserhygiene und in der Impfkommission wahrnahm. Habs hat seinen Ruhesitz in Bonn.

Von 1958 bis 1960 übernahm Kurt Bingel die kommissarische Leitung des Hygiene-Instituts, bis dann 1960 Friedrich Wilhelm Brauss zum Ordinarius und Direktor des Hygiene-Instituts berufen wurde. Nach Assistenztätigkeit und Habilitation bei Jötten, Direktor des Hygiene-Instituts der Universität Münster, wurde Brauss 1955 zum Direktor des Hygiene-Instituts der Stadt Dortmund berufen, von wo er dann 1960 die Leitung des Hygiene-Instituts der Universität Heidelberg übernahm. Inzwischen hatten sich die Aufgaben des Hygiene-Instituts so erweitert, daß bei der nunmehr räumlichen Enge im Institut in der Thibautstraße eine Auslagerung von Spezialabteilungen in die Sandgasse bzw. in das Landfriedhaus nicht mehr zu vermeiden war. 1975 erfolgte dann der Umzug des gesamten Instituts in das neu erbaute Theoretikum im Neuenheimer Feld 324, wo nunmehr die Abteilungsgruppe „Ökologie" mit den Abteilungen „Allgemeine Hygiene und Umwelthygiene", „Bakteriologie", „Parasitologie", „Tropenhygiene und Öffentl. Gesundheitswesen", „Virologie", in einem Institut gemeinsam untergebracht sind.

Schwerpunkte der Forschung unter Brauss waren umwelthygienische Fragestellungen, wie z. B. Untersuchungen zur Luftverschmutzung in Heidelberg sowie Fragen der bakteriologischen und chemischen Belastung von Trinkwasser und lebensmittelhygienische Fragestellungen.

Nach der Emeritierung von Brauss übernahm von 1979 bis 1980 Ulrich Berger die kommissarische Leitung des Hygiene-Instituts. Berger hat sich als Direktor der Abteilung Bakteriologie bis zu seiner Pensionierung (1985) wissenschaftlich schwerpunktmäßig mit Fragen der Differenzierung und der Bedeutung von Erregern im Nasen-, Mund-, und oberen Atemwegsbereich beschäftigt und über viele Jahre hinweg das Meningokokken-Referenz-Labor der DGHM für die Bundesrepublik geleitet. Hieraus sind wesentliche Arbeiten zur Epidemiologie der Meningokokken entstanden.

Im Februar 1980 wurde dann Hans-Günther Sonntag nach Assistenzarzttätigkeit und Habilitation für Immunologie und Mikrobiologie bei Gärtner am Hygiene-Institut der Universität Kiel zuerst kommissarisch und dann ab Dezember 1980 als Ordinarius und Direktor der *Abteilung Allgemeine Hygiene und Umwelthygiene* und zum Geschäftsführenden Direktor des Hygiene-Instituts bestellt. Neben der Routinetätigkeit aller obengenannten Abteilungen im Bereich der mittelbaren Patientenversorgung und der Erfüllung der Aufgaben als Medizinaluntersuchungsamt für Heidelberg und den Rhein-Neckarkreis im Bereich des Öffentl. Gesundheitsdienstes sowie der Lehrverpflichtung für Medizin-, Zahnmedizin- und Chemie-Studenten in den Fachgebieten der medizinischen Mikrobiologie und der Hygiene werden folgende wissenschaftliche Schwerpunkte in den Abteilungen Hygiene, Umwelthygiene und Bakteriologie bearbeitet:

Untersuchungen zum Vorkommen und zur Bedeutung von Pathogenitätsfaktoren auf Zellwänden von Mikroorganismen

Diesen Untersuchungen liegt im wesentlichen die serologische Differenzierung, die biochemische Analyse und die elektronenmikroskopische Darstellung von Zellwandstrukturen bei Mikroorganismen (Staphylokokken und Klebsiellen) sowie deren Bedeutung für die Interaktion zwischen Prokaryonten und Eukaryonten bei der Auslösung von Infektionskrankheiten zugrunde.

Darstellung und Mechanismus der Resistenzentwicklung von Mikroorganismen gegenüber Desinfektionsmitteln

Dieser Forschungsschwerpunkt beschäftigt sich mit der Erkennung und Anzüchtung von desinfektionsmittelresistenten Erregern, insbesondere im Krankenhausmilieu sowie dem Nachweis der adaptativen oder auch genetischen Faktoren, die zur Ausbildung einer solchen Resistenz führen. Als erste Untersuchungsergebnisse konnten hier bei desinfektionsmittelresistenten Keimen immunogen wirksame Zellwandstrukturen als Schutzfaktoren nachgewiesen und genetisch bedingte Resistenzfaktoren, z. B. durch Plasmidkodierung ausgeschlossen werden.

Untersuchungen zur Epidemiologie von Infektionskrankheiten, insbesondere des infektiösen Hospitalismus

In diesem Schwerpunkt werden insbesondere Fragestellungen zur statistischen Erfassung und Bekämpfung der Hepatitis und der Meningitis sowie anderer bakteriologisch bedingter Erkrankungen, wie insbesondere des infektiösen Hospitalismus bearbeitet. Die statistische Erfassung und Bekämpfung der Hepatitis und Meningitis wurde 1976 über ein entsprechendes Forschungsprogramm des Sozialministeriums Schleswig-Holstein inauguriert und nach dem Wechsel nach Heidelberg durch eine entsprechende Zusammenarbeit mit dem hiesigen Staatl. Gesundheitsamt in abgeänderter Form auch hier etabliert. Beim infektiösen Hospitalismus steht die Erfassung der Krankenhausinfektionen mit EDV-gestützten Methoden und die Untersuchung zur Bedeutung krankenhaushygienischer Maßnahmen zur Verhinderung von Krankenhausinfektionen im Vordergrund.

Untersuchungen zum Nachweis und zur Bedeutung von Umweltschadstoffen für den Menschen

Dieser Forschungsschwerpunkt beschäftigt sich mit Fragestellungen des Nachweises von Umweltschadstoffen, wie Schwermetallen (insbesondere Blei, Cadmium, Thallium), halogenen Kohlenwasserstoffen, polycyclischen aromatischen Kohlenwasserstoffen (insbesondere in Trink- und Brauchwasser) sowie Wohnschadstoffe (insbesondere Formaldehyd und monomeres Styrol) sowie deren Bedeutung als Schadstoffe für den menschlichen Organismus. Hier stehen vor allem Untersuchungen zur Schadstoffbelastung und Schadstoffeinwirkung bei exponierten Berufsgruppen sowie der Nachweis von Schadstoffkonzentrationen in menschlichem Leichengewebe (Schadstoff-Kataster) sowie der Schadstoffnachweis in Trink- und Brauchwasser und die Auswirkungen bei chronischer Aufnahme im Vordergrund.

Differenzierung und Resistenzverhalten von besonderen Bakteriengruppen

Bereits 1969 wurden Untersuchungen zum Resistenzverhalten saprophytischer Mykobakterien durchgeführt, die 1974 durch Untersuchungen zur serologischen Differenzierung dieser Erreger fortgesetzt wurden. Unter Ausnutzung insbesondere der Ergebnisse der Untersuchungen zur serologischen Differenzierung, erfolgten bereits im Heidelberger Hygiene-Institut Untersuchungen zur Wirksamkeit von Desinfektionsmitteln auf verschiedene Mykobakterien species, verbunden mit methodischen Untersuchungen zur Durchführung der Desinfektionsmitteltestung bei Mykobakterien. Diese letztgenannten Untersuchungen haben bei der Neufassung der Richtlinien zur Testung von Desinfektionsmittelverfahren der Deutschen Gesellschaft für Hygiene und Mikrobiologie und auch des Bundesgesundheitsamtes Berücksichtigung gefunden. Weiterhin wurden biochemische Methoden zur Differenzierung von saprophytischen Mykobakterien erarbeitet.

Ähnliche Projekte der Erreger-Differenzierung, des Resistenzverhaltens gegenüber Antibiotika, auch unter Ausnutzung von sogen. Schnellmethoden, werden z. Z. mit einer Reihe von neueren Mikroorganismen, wie z. B. der Gruppe der nichtfermentierenden gramnegativen Stäbchen durchgeführt.

In der Abteilung *Parasitologie* (E. Hinz) werden neben der oben bereits erwähnten Routinediagnostik im Rahmen der mittelbaren Patientenversorgung und der Aufgaben des Öffentl. Gesundheitsdienstes als Schwerpunkt der experimentellen Forschung Untersuchungen über Interaktionen von Helminthen-Befall, Ernährung und Trächtigkeit und ihre Bedeutung für die Nachkommen sowie über die Immunantwort bei Polyparasitismus durchgeführt. Die Thematik von Feldforschungen ist auf die geomedizinische Analyse der Verbreitung von Helminthiasen des Menschen in Süd- und Südostasien gerichtet.

In der Abteilung *Tropenhygiene und Öffentl. Gesundheitswesen* (H.-J. Diesfeld) werden als Routineaufgaben eine tropenmedizinische Ambulanz, Impfsprechstunden und medizinisch-parasitologische Diagnostik betrieben. Zusätzlich zu den Lehrverpflichtungen für Medizin- und Zahnmedizin-Studenten werden hier postgraduierte Kurse „Medizin in Entwicklungsländern" für Ärzte und Krankenpflegepersonal, die in die Dritte Welt gehen, bereits seit 1974 zweimal jährlich abgehalten. Zudem läuft z. Z. ein Modellversuch „Medizin in Entwicklungsländern", in dem ein ergänzendes Studienprogramm für deutsche und ausländische Medizinstudenten entwickelt wird, das diese auf die Besonderheiten der ärztlichen Berufspraxis in der Dritten Welt vorbereiten soll.

Wissenschaftlich wird als Schwerpunkt die Gesundheitsdienstforschung (Health Care Research) und Ethnomedizin betrieben. Bei diesem Forschungsschwerpunkt werden Untersuchungen über moderne und traditionelle Gesundheitsdienste in den Ländern der Dritten Welt (Indien, Indonesien, Kenia, Korea, Ecuador, Peru, Argentinien, Mexico, Burkina Faso, Benin) sowie die Akzeptanz durch die jeweilige Bevölkerung durchgeführt. In dieses Programm sind auch deutsche und türkische Arbeitnehmerfamilien im Rhein-Neckar-Kreis mit einbezogen.

Ein weiterer Schwerpunkt beschäftigt sich mit Untersuchungen immunologischer Aspekte von Filiarien-Infektionen im Versuchstiermodell und bei der Humanfilarie Onchoceca volvulus sowie Untersuchungen zur Immunologie von Schistosoma mansoni unter besonderer Berücksichtigung des Komplementsystems und spezifischer Parasitenantigene.

Von einigen Mitarbeitern dieser Abteilung wird gerade ein spanischsprachiges Lehrbuch zur primären Gesundheitsversorgung in Latein-Amerika herausgegeben.

Die geschichtliche Entwicklung der Abteilung für Medizinische Virologie (K. Munk) sowie die derzeit bearbeiteten wissenschaftlichen Schwerpunkte sind in einem gesonderten Kapitel dargestellt worden.

Institut für Medizinische Virologie

Im Jahr 1890 beklagte Robert Koch, daß sich eine Anzahl von Infektionskrankheiten, von denen man es wegen ihrer hohen Kontaktiosität eigentlich nicht erwarten sollte, der Aufklärung und Erforschung des ätiologischen Agens entziehen würden. Er nennt dabei unter anderem die exanthematischen Infektionskrankheiten, die Influenza, das Trachom und Gelbfieber sowie die Pocken und selbst auch die Pockenvakzine. Er findet für diese unbekannten Agentien schon eine sehr treffende Hypothese und meint: „Ich möchte mich der Meinung zuneigen, daß es sich bei den genannten Krankheiten gar nicht um Bakterien, sondern um organisierte Krankheitserreger handelt, welche ganz anderen Gruppen von Mikroorganismen angehören." Die Antwort, warum man diese noch nicht kennt, glaubt er darin zu finden, daß es „bei den meisten dieser Krankheiten nicht an Geschick und Ausdauer und Verwertung aller bis jetzt zu Gebote stehenden Hilfsmittel gefehlt hat. Wir können das negative Ergebnis dieser Bemühungen zahlreicher Forscher nur so deuten, daß die Untersuchungsmethoden, welche sich bisher in so vielen Fällen bewährt haben, für diese Aufgabe nicht mehr ausreichen". Er trifft hierbei in der Tat ein Kernproblem vieler Wissenschaftsgebiete, die wie die Virologie von der Entwicklung wirksamer Methoden und dem technologischen Fortschritt abhängig sind. Die erste Bestätigung, daß es sich um „ganz andere Gruppen von Mikroorganismen" handelt, fanden Ivanowski 1892 bei der Mosaikkrankheit der Tabakpflanze und Löffler und Frosch 1897 bei der Maul- und Klauenseuche. Sie zeigten, daß die Erreger dieser Krankheiten so klein sind, daß sie bakteriendichte Filter passieren können. Sie fanden und definierten damit als erste den Krankheitserreger „Virus". Zunächst wandten sie entsprechend der „zu Gebote stehenden Hilfsmittel" die Methoden der Infektionslehre an.

Als später 1935 Stanley die Arbeitsweise der Biochemie in die Virologie einführte, mit der ihm die Kristallisation des Tabakmosaikvirus gelang, leitete er die Epoche der „naturwissenschaftlichen Virusforschung" ein. Ihr folgte dann die der Molekularbiologie bis zur heutigen Gentechnologie.

Ende der 50er Jahre ermöglichte es die Entwicklung der modernen Zellkulturmethoden, fast alle klinisch wichtigen Virusarten in Zellkulturen anzuzüchten und Virusantigene herzustellen. Damit war wiederum mit den „zu Gebote stehenden Hilfsmitteln" ein neuer Schritt getan und die Grundlage für eine breit anwendbare Laboratoriumsdiagnostik der meisten Viruskrankheiten zur Ergänzung der klinischen Diagnose geschaffen. Als Folge davon entstanden jetzt die ersten medizinischen Viruslaboratorien in Hygieneinstituten und Kliniken. Sie boten den Klinikern mit dem virologischen Erregernachweis sowie mit anderen virologisch-serologischen Testen die ätiologische Aufklärung zur Sicherung der klinischen Diagnose der Virusinfektionen.

Im Zuge dieser Entwicklung wurde im Institut für Hygiene der Universität Heidelberg zunächst 1961 eine „Abteilung" und 1964 das „Institut für Medizinische Virologie" gegründet, zusammen — seit 1963 — mit dem ersten „Extraordinariat für Virologie" der Bundesrepublik (auch ein Ordinariat für Virologie in der Humanmedizin gab es zu dieser Zeit noch nicht). Leiter des Instituts und Inhaber des Extraordinariats wurde Kurt Ferdinand Bingel. Er hatte sich schon seit vielen Jahren mit ätiologischen Untersuchungen und Fragen der Virusinfektionen beschäftigt. Die Laboratorien des Instituts wurden in einem Seitengebäude des Hygiene-Instituts in der Thibautstraße untergebracht.

Bingels Arbeiten betrafen schon früh die drängenden hygienischen und epidemiologischen Fragen der damals sehr aktuellen Influenzavirus- und Poliomyelitisvirusinfektionen sowie auch der eingeschleppten Pockenvirusinfektionen. Er baute zugleich entsprechend den zu jener Zeit gegebenen Möglichkeiten eine moderne Viruslaboratoriumsdiagnostik auf, die sich insbesondere 1958 bei der Begrenzung der Verbreitung der nach Heidelberg eingeschleppten Pockeninfektionen bewährte. Bingel hielt die ersten Vorlesungen über Virologie an der Universität, die von Studenten der Medizin und Naturwissenschaften gleichermaßen sehr geschätzt wurden. Er starb 1966 aus vollem Arbeitsleben.

Das Extraordinariat wurde 1967 in ein Ordinariat umgewandelt und mit Klaus Munk besetzt.

In den folgenden Jahren entwickelte sich die medizinische Virologie mit dem auf allen Gebieten schnellen Fortschritt der molekularbiologischen Technologien, der Immunologie bis zu den gegenwärtig modernsten Methoden der Gentechnologie, dem Einsatz der enzymimmunologischen Teste und der monoklonalen Antikörper. 1973 zog das Institut aus der Thibautstraße in die für das Institut geplanten Räume im Neuenheimer Feld um.

Die Arbeiten des Instituts gelten heute den Aufgaben der mittelbaren Krankenversorgung, indem es die virologische Laboratoriumsdiagnostik für die Universitätskliniken in Heidelberg und Mannheim sowie für die Krankenhäuser und Ärzte der Region durchführt. Ferner gelten sie einer Reihe von Forschungsprojekten der virologischen Grundlagenforschung.

Im Rahmen der Diagnostik werden virologische, serologische Teste für eine breite Palette von Virusinfektionskrankheiten nach dem modernsten Stand der Technologie durchgeführt. Dazu gehören z. B. die molekularbiologischen Methoden der Virusidentifizierung durch Restriktionsenzymanalyse oder die Serodiagnostik unter Verwendung monoklonaler Antikörper sowie die selektive Bestimmung von IgG und IgM Subklassen. Besondere Aufmerksamkeit in der Diagnostik gilt den perinatalen Infektionen, wie Röteln, und den Virusinfektionen der Herpesvirusgruppe. Vor allem auf diesem Gebiet wurden neue Methoden der Schnelldiagnostik im Institut entwickelt. Ferner ist das Institut eines der ersten, das seine diagnostischen Daten zur epidemiologischen Auswertung routinemäßig in der EDV speichert und mit ihrer Hilfe verarbeitet.

In der virologischen Grundlagenforschung werden im Institut die molekularen Mechanismen der akuten und latenten Infektionen von Herpesviren bearbeitet, wobei der Schwerpunkt auf dem Herpes simplex Virus (HSV) liegt. Darüber hinaus konnten beim HSV auch die zelltransformierenden Funktionen experimentell gezeigt und näher untersucht werden. Hierfür wurde im Institut der primitive Subprimat Tupaia belangeri erstmals für die Bearbeitung derartiger Fragestellungen in die experimentelle Virusforschung eingeführt und mit der eigenen Zucht als Tiermodell entwickelt.

Mit molekularbiologischen und gentechnologischen Methoden werden neue Erkenntnisse über die Genregionen auf dem Genom des HSV gewonnen, die für die Tropismus- und Virulenzeigenschaften des HSV verantwortlich zu machen sind.

In Zusammenarbeit mit Instituten anderer Universitäten sowie in internationalen Kooperationen werden Probleme des Hepatitis B Virus, des Adenovirus sowie auch anderer pathogener Mikroorganismen wie Mykoplasmen untersucht.

Interessante Ergebnisse haben über das Gebiet der Virologie hinausgehende Arbeiten zusammen mit der Kinderklinik Heidelberg erbracht. Es gelang hierbei, Zellen von Patienten mit der autosomal rezessiv vererbbaren Zystinose durch die onkogenen Virusarten – SV40 oder Epstein Barr Virus – zu transformieren. Damit konnten sie für die Fortzüchtung in Zellkulturen „unsterblich" gemacht und so der weiteren experimentellen Untersuchung des metabolischen Defektes zugänglich gemacht werden.

In der Lehre vertreten die Wissenschaftler des Instituts das Fach Virologie in allen medizinischen und naturwissenschaftlichen Aspekten sowohl in gemeinsamen Vorlesungen mit dem Fach Hygiene und Mikrobiologie, als auch in einer Reihe von Spezialvorlesungen über die Molekularbiologie, Genetik und Immunologie der DNA- und RNA-haltigen Virusarten.

Institut für Anthropologie und Humangenetik

FRIEDRICH VOGEL

Vorgeschichte und Gründung des Institutes

Das humangenetische Institut besteht erst seit dem 1. November 1962. Schon früher wurde jedoch in Heidelberg an Vererbungsproblemen beim Menschen gearbeitet. Als Beispiel für viele sei der Neurologe W. Erb genannt – neben seinen anderen Verdiensten ein Pionier in der Erforschung der erblichen Muskelerkrankungen. Der Augenarzt Leber, Direktor der Universitäts-Augenklinik 1890–1910, beschrieb unter anderem den nach ihm benannten Typ der erblichen Opticus-Atrophie, deren Erbgang den Fachleuten lange Zeit Rätsel aufgab; neuerdings mehren sich die Hinweise darauf, daß hier der seltene Fall einer Mutation in der mitochondrialen DNA vorliegen könnte. – Eine enge Verbindung zwischen Vererbungsforschung und Sinnesphysiologie schufen E. Engelking, Direktor der Universitäts-Augenklinik von 1934–1958, und sein Schüler W. Jaeger (1958–1985). Engelking beschrieb als erster eine sehr seltene Störung des Farbensehens, die blau-gelb-Störung (Tritanomalie). Zu den zahlreichen Ergebnissen Jaegers gehören die Entdeckung einer dominant vererbten Form der Optikus-Atrophie mit blau-gelb-Störung und die sinnesphysiologische Analyse von Patientinnen, die für die beiden Typen der X-chromosomal erblichen rot-grün-Blindheit heterozygot und trotzdem farbsehgestört waren.

Das humangenetische Institut wurde gegründet, nachdem die Wissenschaftsrats-Empfehlungen von 1960 für jede Medizinische Fakultät einen humangenetischen Lehrstuhl vorgesehen hatten. Als Ordinarius wurde F. Vogel berufen, der bis dahin eine Arbeitsgruppe am Berliner Max-Planck-Institut für vergleichende Erbbiologie und Erbpathologie geleitet hatte.

Wir hatten also die Chance, völlig neu anzufangen. Das Land stattete das neue Institut mit relativ großzügigen Planstellen aus, Räume waren nicht vorhanden. Es gelang jedoch, ein geeignetes Gebäude in Neuenheim in der Mönchhofstraße 15a anzumieten, in dem das Institut alsbald in kleinem Umfange zu arbeiten beginnen konnte. Es blieb dort bis zur Übersiedlung ins Neuenheimer Feld (Frühjahr 1974). Zusätzlich wurden im Untergeschoß des Poliklinik-Anbaues der Augenklinik Laborräume ausgebaut und durch die cytogenetische Arbeitsgruppe Anfang 1966 bezogen. Später (1969) kam noch eine Tierversuchsanlage im Keller des Hauses Landfried (Bergheimer Straße) hinzu, die schon damals mit Hilfe der VW-Stiftung allen Anforderungen der modernen Tierhaltung und des Tierschutzes entsprechend ausgerüstet wurde. Schließlich bekamen wir noch Räume in einer Baracke in der Thibaut-Straße, so daß das Institut vorübergehend an vier verschiedenen Stellen untergebracht war. Der Umzug in die schönen neuen Räume im Neuenheimer Feld (Bau 328) führte uns dann wieder alle zusammen; die Tierversuchsanlage im Haus Landfried wird noch heute durch das Institut genutzt.

Der Auftrag des Institutes war von Anfang an ein Vierfacher: Vor allem mußte die Lehre in Humangenetik für Medizinstudenten organisiert werden. Daneben sollte gleichwertig die humangenetische Forschung stehen. Auch sollte sich das Institut an der mittelbaren Krankenversorgung beteiligen, hatte doch die Entdeckung der ersten Chromosomen-Aberrationen beim Menschen (1959 – 1960) neue Möglichkeiten der Diagnostik eröffnet. – Schließlich erwarteten die Justizbehörden des Landes einen Ausbau der forensischen Vaterschaftsbegutachtung.

Angesichts der begrenzten Ressourcen mußte ein Arbeitsplan entwickelt werden, in dem sich diese Bereiche sinnvoll ergänzten und unterstützten.

Beteiligung an der Lehre

In der Lehre stellte sich das Fach der Gesamt-Universität öffentlich vor im Rahmen des Studium Generale im Sommer-Semester 1963 mit dem Generalthema „Biologische Vergangenheit, Gegenwart und Zukunft des Menschen". Eine Vorlesungsreihe des Institutsleiters für Hörer aller Fakultäten wurde wöchentlich und jeweils am Abend des gleichen Tages ergänzt durch den Vortrag eines auswärtigen Gastes. Innerhalb dieser Vorlesungsreihe sprach z.B. H. Baitsch über die Rassenlehre des Nationalsozialismus. Es trifft also auch in Heidelberg nicht zu, daß sich die Universität damals vor der Auseinandersetzung mit der Nazi-Vergangenheit gedrückt hätte. – Im übrigen wurden Vorlesungen für vorklinische Medizinstudenten angeboten. Prüfungsfach wurde die Humangenetik erst mit Einführung der neuen ärztlichen Approbationsordnung Anfang der siebziger Jahre; sie gehört jetzt in den 1. Abschnitt des Klinischen Studiums. Schon seit Ende der sechziger Jahre bieten wir auch Lehrveranstaltungen für Biologiestudenten an in Fächern, die in der Fakultät für Biologie nicht oder nur unvollständig vertreten sind, wie Genetik höherer Organismen und Humanbiologie.

Forschungsprogramme

Bei der Planung des Forschungsprogrammes mußte berücksichtigt werden, daß die aufzubauenden Kapazitäten wenigstens teilweise auch für die mittelbare Krankenversorgung nutzbar sein mußten. Außerdem sollten sich die geringen vorhandenen Kräfte nach Möglichkeit auf einen Schwerpunkt konzentrieren, ohne deshalb aber andere Themen völlig zu vernachlässigen. Nach Prüfung verschiedener Möglichkeiten entschied sich der Institutsleiter für das Thema der Auslösung von Mutationen (Erbänderungen) durch chemische Stoffe bei Säugetier und Mensch. Anfangs der sechziger Jahre war über Mutationsauslösung durch ionisierende Strahlen bei höheren Organismen schon viel gearbeitet worden. Man wußte, daß einige chemische Verbindungen bei Pflanzen, Insekten wie Drosophila, und vor allem bei Mikroorganismen Mutationen auslösen können. Daß jedoch daraus Gefahren für die menschlichen Bevölkerungen erwachsen könnten, wurde damals noch fast nicht beachtet, und es gab auch keine Untersuchungen an höheren Organismen und am Menschen, die geeignet gewesen wären, diese Frage zu beantworten. Nun hatte sich der Institutsleiter schon in Berlin mit Problemen der (spontanen) Mutationen beim Menschen beschäftigt. Außerdem gelang es, in G. Röhrborn einen Assistenten zu gewinnen, der Erfahrungen in der Mutationsforschung an Drosophila mitbrachte. Traute M. Schroeder, die als junge Ärztin in das Institut eintrat, bildete sich in Cytogenetik aus und baute das Chromosomen-Labor auf; sie wurde bald durch E. Schleiermacher unterstützt. J. Krüger leistete und leistet als Mathematiker und Computer-Fachmann unentbehrliche Dienste.

Gegen Ende der sechziger Jahre erwachte international ein intensives Interesse an Problemen der chemischen Mutagenese. Nicht nur zahlreiche Forschungsinstitute, sondern auch pharmazeutische Firmen begannen sich für diese Probleme zu interessieren; Grund genug für einen so kleinen Arbeitskreis wie den unseren, dieses Gebiet im Laufe der nächsten Jahre wieder zu verlassen. Letzter äußerer Anlaß wurde die Berufung von G. Röhrborn, der sich 1965 mit einer wegweisenden Arbeit über chemische Mutagenese habilitiert hatte, auf den humangenetischen Lehrstuhl in Düsseldorf. Er nahm das Thema mit.

Schon 1964, als das cytogenetische Labor eben seine Arbeit aufgenommen hatte, machte sich die Beschäftigung mit Mutagenese-Problemen bezahlt, indem Traute M. Schroeder bei zwei zur Diagnostik überwiesenen Brüdern mit Fanconi-Anaemie die spontane Chromosomen-Instabilität entdeckte und richtig − nämlich als eine genetisch bedingte erhöhte Neigung zu Chromosomenbrüchen − erklären konnte. Chromosomen-Instabilitätssyndrome haben seitdem nicht nur für die klinische Humangenetik, sondern als Modellsysteme für die Analyse von DNA-Reparatursystemen und für die Genetik der Entstehung bösartiger Tumoren eine große Bedeutung erhalten und werden in der ganzen Welt viel bearbeitet. Die Fanconi-Anaemie ist auch heute noch das Haupt-Arbeitsgebiet von Frau Schroeder.

Als die Kapazität des Tierlabors durch Auszug von G. Röhrborn frei wurde, konnte der Institutsleiter einen langgehegten Plan verwirklichen: Den Aufbau eines tierexperimentellen Systems zur Erforschung genetischer Mechanismen im Befinden und Verhalten, also im psychologischen Bereich. Einer der ersten biologischen Doktoranden des Institutes, W. Buselmaier, nahm sich dieses Problems an; er errichtete zusammen mit mehreren Mitarbeitern in mehrjähriger Arbeit ein Labor für die quantitative Untersuchung zahlreicher Verhaltensweisen bei der Maus (u. a. Lernfähigkeit, Aktivität, Ängstlichkeit etc.), das u. a. wesentliche Ergebnisse über Genetik und neurobiologische Grundlage des sogenannten Vermeidungs-Lernens erarbeiten konnte.

Mit dem gleichen allgemeinen Ziel − Erforschung biologischer Grundlagen und neurophysiologischer Mechanismen genetischer Unterschiede im Befinden und Verhalten des Menschen − hatte sich der Institutsleiter schon früh, in seiner Berliner Zeit, mit den genetischen Grundlagen des normalen Hirnstrom-

Musters (Elektroencephalogramm; EEG) beim Menschen befaßt und u. a. einige EEG-Varianten mit einfachem, Mendelschen Erbgang entdeckt. Diese Analysen wurden in den ersten Heidelberger Jahren neben den Mutagenese-Studien fortgesetzt. Als um 1969/70 die formale Genetik dieses Merkmalsbereiches im wesentlichen abgeschlossen war, begannen wir ein neues Arbeitsprogramm mit dem Ziel, die Bedeutung der verschiedenen Varianten des „normalen" EEG für das Bestehen und Verhalten des Menschen festzustellen; es sollte also ein Modellsystem entwickelt werden für die Erforschung neurobiologischer genetisch determinierter Mechanismen, die zu Unterschieden im Befinden und Verhalten von Menschen beitragen können. Bekanntlich gehört ja die „psychologische Genetik" zu den kontroversesten Gebieten der Humangenetik überhaupt; das liegt einmal an dem großen gesellschaftspolitischen Interesse, zum anderen aber daran, daß die meisten Studien sich auf eine quantitative Analyse der Phänomene beschränkten, ohne bis zu den zugrunde liegenden Mechanismen vorzudringen.

In viele Jahre dauernden psychologischen und neurophysiologischen Untersuchungen an großen Serien gesunder Probanden mit relativ seltenen erblichen EEG-Varianten konnten bis 1985 charakteristische psychologische Gruppenunterschiede herausgearbeitet und vor allem mit Hilfe evozierter EEG-Potentiale durch Unterschiede in den zentralnervösen Verarbeitungs-Mechanismen von Informationen erklärt werden.

Seit Anfang der siebziger Jahre wurden diese Arbeiten ergänzt durch biochemische und EEG-Studien von P. Propping, in deren Mittelpunkt die genetisch bedingte unterschiedliche Reaktion des Gehirnes auf Alkohol in ihrer Bedeutung für die Gefahr der Alkohol-Sucht stand. Ergänzt wurden diese Arbeiten durch Untersuchungen über die Genetik von Neurotransmitter-Enzymen und Rezeptoren. Herr Propping wurde Anfang 1984 auf den Lehrstuhl für Humangenetik in Bonn berufen. Das gab wieder Anlaß zu einer gewissen Umstellung der Arbeitsrichtung; wir haben jetzt seit einigen Jahren die Erforschung von genetischen Besonderheiten des Glutamat-Stoffwechsels besonders für den leichten Schwachsinn „unbekannter Genese" in unser Programm aufgenommen.

Mittelbare Krankenversorgung und genetische Beratung

Wie zu Anfang erwähnt, haben wir — neben den Aufgaben in Lehre und Forschung — einen wesentlichen Anteil an der mittelbaren Krankenversorgung. Für die klinisch-diagnostische Arbeit gewannen wir schon früh in W. Fuhrmann einen erfahrenen Kinderarzt, der von 1964—1967 Oberassistent am Institut war. Er hatte einen wesentlichen Anteil daran, daß das neue Institut sich bei den Kliniken bekannt machen und ihr Vertrauen gewinnen konnte. Als er 1967 auf den neu gegründeten Gießener Lehrstuhl berufen wurde, war die Zusammenarbeit mit den Kliniken fest etabliert. Sie führte in den Jahren 1969—1976 dazu, daß Arbeitsgruppen u. a. in Augenklinik, Hautklinik, Kinderklinik, psychosomatischer Medizin und Orthopädie innerhalb eines Sonderforschungsbereiches „Klinische Genetik" mit dem Institut zusammenarbeiteten.

Inzwischen hatte bereits seit 1964 die diagnostische Arbeit des Chromosomenlaboratoriums begonnen. Unter Leitung von Traute M. Schroeder, die jahrelang durch E. Schleiermacher unterstützt wurde, weitete sich diese Arbeit immer mehr aus. Seit das Institut bestand, kamen außerdem immer wieder einmal Anfragen über genetische Risiken in Familien; die erforderliche genetische Beratung wurde durch den Institutsleiter durchgeführt. Seit Anfang der siebziger Jahre stieg die Zahl der Anforderung für genetische Beratungen von Jahr zu Jahr erheblich an – von 1973–1980 auf etwa das Zwanzigfache. Außerdem wurden seit Ende der sechziger Jahre Methoden bekannt, mit deren Hilfe man bestimmte genetische Defekte, vor allem Chromosomenaberrationen, schon vor der Geburt durch Furchtwasser-Punktion (Amniozentese) diagnostizieren kann. Von 1973–1978 unterhielt die Deutsche Forschungsgemeinschaft ein Schwerpunkt-Programm „Pränatale Diagnostik", an dem wir beteiligt waren. Ziel war es, die wissenschaftlichen Grundlagen der pränatalen Diagnostik zu erforschen und die Methoden in dem notwendigen Umfang einzuführen. In Heidelberg werden pränatale Diagnosen vor allem von Chromosomen-Anomalien (wie Down-Syndrom/Mongolismus) und von Störungen wie „offenem Rücken" (Spina bifida) seit 1975 in steigendem Umfange durchgeführt.

Die zunehmenden Aufgaben des Instituts in humangenetischer prä- und postnataler Diagnostik und Familienberatung machten eine Strukturveränderung und Erweiterung nötig. Seit 1974 besteht das Institut aus zwei Abteilungen, einer *Abteilung für allgemeine Humangenetik und Anthropologie* (F. Vogel) und einer *Abteilung für Cytogenetik* (Traute M. Schroeder). Sie wurden auf Grund der neuen Klinikums-Verordnung dem Klinikum angeschlossen und mit der Universitäts-Kinderklinik zu einem Zentrum vereinigt. Eine Stellenvermehrung machte es möglich, am 1. 7. 1977 eine genetische Beratungsstelle zu gründen, die als besondere Einheit innerhalb der Abteilung für Cytogenetik geführt wird. Wir versorgen z. Z. die Bevölkerung von Nordbaden (ca. 2½ Millionen) mit den notwendigen humangenetischen Diensten. Besonders hervorzuheben ist in diesem Zusammenhang die Zusammenarbeit mit der Universitäts-Frauenklinik Heidelberg. Seit Frühjahr 1985 sind wir außerdem – neben anderen deutschen Arbeitskreisen – an einer kooperativen Studie beteiligt, in der geprüft wird, ob und in welchem Umfange die Fruchtwasser-Punktion (Amniozentese) durch eine andere, in einem früheren Stadium der Schwangerschaft durchführbare Methode – die „Chorionzotten-Biopsie" – ersetzt werden kann.

Forensische Vaterschaftsbegutachtung

Ein weiterer Aufgabenbereich des Institutes war und ist die forensische Vaterschaftsbegutachtung. Für diesen Bereich war bis 1978 Christine Steffens, von da an bis 1984 J. Greiner verantwortlich. Da die Gutachten an Zahl abnehmen, wurde dieser Bereich in den letzten Jahren zum Teil mit anderen Aufgaben beauftragt.

Einführung molekularbiologischer Methoden

Diese Aufgaben liegen in der Anwendung molekularbiologischer Methoden in der genetischen Beratung und pränatalen Diagnostik. Seit Anfang der siebziger Jahre hat sich in der molekularbiologischen Forschung eine Art wissenschaftliche Revolution abgespielt. Durch Entdeckung der Restriktions-Endonukleasen, – Enzyme, die das genetische Material, die DNA, an charakteristischen Stellen schneiden können, – haben sich vorher ungeahnte Bereiche der genetischen Analyse erschlossen. Daraus ergaben sich auch Möglichkeiten für die bessere Voraussage von genetischen Krankheiten und die Beratung genetisch gefährdeter Personen. Im Institut werden diese neuen Methoden im Rahmen der genetischen Beratung bei einer noch kleinen, aber zunehmenden Zahl von Fällen angewandt. Darüber hinaus ergeben sich aber auch Anwendungen in der Forschung – einmal im Rahmen des Programmes „Verhaltensgenetik der Maus" und speziell bei der Erforschung von Chromosomen-Anomalien, die als Modelle für entsprechende Anomalien beim Menschen dienen können. Dann aber bei einem Forschungs-Projekt, bei dem es um die Anwendung der Chromosomen im Interphasekern geht. Die erste Analysemöglichkeit hatte sich schon 1974 aus den Arbeiten über die Fanconi-Anaemie ergeben; seit 1978 steht eine Laser-Bestrahlungseinrichtung zur Verfügung; und in den letzten Jahren werden nun molekularbiologische Methoden für das gleiche Ziel eingesetzt.

Institut für Immunologie und Serologie

Klaus Rother

Das Institut ist aus der 1906 gegründeten serologischen Forschungsabteilung der Czernystiftung für Krebskranke entstanden. Die serologische Abteilung unter Leitung von Professor v. Dungern war mit der Suche nach Testmethoden betraut, die es ermöglichen sollten, Krebsdiagnosen aus dem Blutserum zu stellen. Diese inzwischen weltweite Suche hat bis auf den heutigen Tag nur − wenn auch ermutigende − Teilerfolge gebracht. Das Interesse der Heidelberger Serologen wandte sich bald über den Einzelaspekt der Krebsdiagnostik hinaus auch anderen Aufgaben zu. Hier ist insbesondere die Blutgruppenforschung zu nennen, die aus Heidelberg wesentliche Impulse erhielt. Die Aufdeckung der Erblichkeit der Blutgruppen durch Hirszfeld 1910 ist eine unter mehreren bedeutenden Leistungen.

Eine weitere Periode besonderer Fruchtbarkeit ist mit den Namen Hans Sachs verknüpft, der 1919 aus dem Frankfurter Paul-Ehrlich-Institut kam und als Direktor der Forschung und persönlicher Ordinarius wichtige, auch heute noch unentbehrliche serodiagnostische Methoden, u. a. zur Syphilis-Erkennung (Sachs-Georgi-Reaktion) erarbeitete. Nicht minder bedeutend waren die Ergebnisse von E. Witebsky, der das neue Gebiet der immunologischen Spezifität menschlicher Organe begründete. 1933 verließ Witebsky Deutschland. Sachs mußte das Land 1935 verlassen. Die nunmehr verwaiste Wissenschaftliche Abteilung des Institutes für experimentelle Krebsforschung wurde dem Institut für Hygiene unter der Leitung von Prof. Rodenwaldt assoziiert. Hauptforschungsgebiet war inzwischen die schon erwähnte Blutgruppenserologie geworden, vertreten u. a. durch den Mitarbeiter E. Krah. Er wurde 1939 Direktor der Abteilung.

Da die Serologie inzwischen alle Verbindungen zur Krebsforschung verloren hatte, wurde sie 1948 aus der Czerny-Stiftung ausgegliedert und zunächst als Abteilung des Hygiene-Institutes (1948), später als selbständiges Institut für Serologie der Universität etabliert und E. Krah unter Ernennung zum Extraordinarius (1958) und später (1966) zum Ordinarius mit dessen Leitung beauftragt. Während in wissenschaftlicher Hinsicht die traditionelle Blutgruppenserologie besonders gefördert und weiterentwickelt wurde, übernahm das Institut nunmehr auch in erheblichem Umfang serologisch-diagnostische Aufgaben für das Heidelberger Klinikum. Die 1965 eingerichtete Blutbank des Klinikums stützte sich mit der Blutgruppendiagnostik auf das wissenschaftlich angesehene blutgruppenserologische Labor des Institutes und wurde diesem angegliedert.

Nach Übernahme des Institutes durch K. Rother (1971) wurde es sowohl organisatorisch als auch thematisch neuorientiert. Immunologie, mit den Teilaspekten Immunchemie, Immunbiologie, Immunpathologie, Zelluläre Immunologie und vor allem Transplantationsimmunologie wurde zusätzlich zu der bereits vorhandenen Serodiagnostik und der Blutbank eingeführt. Damit wurde erstmals an einer deutschen Universität ein Institut für Immunologie eingerichtet. Nicht nur in wissenschaftlicher Hinsicht stellte es ein Novum dar, sondern auch in der mittelbaren Krankenversorgung.

Die Verbindung von Forschung und Lehre mit der Krankenversorgung hat sich bewährt. Die Tätigkeit der Mitarbeiter in der immunologischen Diagnostik bewahrt sie vor allzu enger Spezialisierung und schärft zugleich die Sicht für die dringenden immunologischen Probleme, denen sich der Kliniker gegenübersieht. Nach gründlicher Ausbildung in den verschiedenen Laboratorien übernehmen die älteren Mitarbeiter die verantwortliche Leitung jeweils einer diagnostischen Sparte. Je nach wechselndem Arbeitsanfall verbleibt ihnen mehr oder weniger Zeit für die Forschung. Das Niveau der wissenschaftlichen Arbeit führte in vielen Fällen zu erfolgreicher Einwerbung von Drittmitteln, die die Forschungsarbeit im wesentlichen tragen.

Wissenschaftliche Leistung

Das wissenschaftliche General-Thema des Institutes ist seit 1970 die „Immun-Pathogenese entzündlicher Gewebsreaktionen", das in verschiedenen Labors bearbeitet wurde.

Labor für Immunchemie/Molekulare/Zelluläre Immunologie: Wenn auch die Annahme von auswärtigen Berufungen mit dem Eintritt jüngerer Laborleiter den methodischen Zugang ändern mag, so blieb und bleibt die Grundausrichtung doch erhalten. Gentechnische Verfahren und monoklonale Antikörper haben und werden weiterhin die Arbeiten über spezifische biologische Funktionen von Komplement-Proteinen erleichtern. Zwei Forschungsgebiete werden besonders bearbeitet: die Beziehung zwischen der Struktur und der biologischen Funktion der Serum-Komplement-Proteine und die Aufklärung von Struktur und Funktion von Zelloberflächen-Antigenen bei der Interaktion zwischen T-Lymphozyten.

Das *Labor für Immunbiologie* befaßt sich mit der Analyse der Reaktivität des Komplement-Systems (C) sowie mit Untersuchungen über die biologischen Funktionen bestimmter Spaltprodukte der C-Proteine, wie sie beim Aktivierungsvorgang entstehen. Hierzu zählen: die intrazelluläre Baktericidie, der Mechanismus der Aktivierung der Effektor-Phase, die Abtötung kernhaltiger Zellen durch den C5−9 Komplex sowie dessen stimulierende Wirkung auf den Arachidonsäuremetabolismus, die Regulation des C-Angriffs durch Membranproteine („homologe Restriktion der Komplement-Wirkung") und die allgemeine Leukozyten-Mobilisation (Leukozytose-Mechanismus).

Die klinisch orientierte Grundlagenforschung befaßt sich mit den Ursachen der sogenannten Pseudoallergischen Reaktion nach Arznei- und Röntgenkontrastmitteln sowie innerhalb eines Schwerpunktprogrammes der DFG mit der

Aufklärung des Pathomechanismus des akuten Lungenversagens nach schweren Verletzungen.

Eine besondere Gruppe erforscht in Zusammenarbeit mit dem Institut für Tropenmedizin Probleme der Schistosomiasis.

Auch in der *Immunpathologie* steht neben der Grundlagen- die klinisch-immunologische Forschung. Zur Grundlagenforschung gehören Untersuchungen über Funktion der 5. Komplement-Komponente (C5), die zellzerstörenden Funktionen des Komplement-Systems (Hämolyse; Baktericidie), die Antikörper-abhängige zellvermittelte Zytotoxizität und neuerdings die physiologische und pathophysiologische Rolle der v. Kupfferschen Sternzellen der Leber. Verfahrenstechnische Entwicklungen nehmen einen wesentlichen Teil der Arbeit in Anspruch.

Die klinisch orientierte Forschung liefert Beiträge zur Entstehung von Nierenentzündungen und insbesondere zur Pathogenese der IgA-Nephritis. Sie untersucht ferner die Pathogenese bullöser Dermatosen und befaßt sich in Zusammenarbeit mit der Urologischen Abteilung der chirurgischen Klinik mit der Entstehung von Harnwegsinfekten. Methodisch-diagnostische Verbesserungen wurden für die Diagnostik der C-Aktivierung und von Auto-Antikörpern gegen verschiedene Organe erarbeitet.

Immunhämatologie und Blutbank: Die traditionelle Heidelberger Immunhämatologie entwickelte neue Methoden zur Erkennung von Autoantikörpern. Sie konnte mit ihrer Hilfe eine Vielzahl bisher unbekannter Spezifitäten erkennen. Solche spontanen menschlichen monoklonalen Antikörper werden zu Strukturanalysen derjenigen ihrer Bezirke verwandt, die die serologische Spezifität tragen. Die Erkenntnisse werden jetzt zur Suche nach Markern für Tumorzellen genutzt. Mit ihren EDV-Programmen hat sich die Blutbank an die Spitze der labordiagnostisch-leistungsstatistischen Datenverarbeitung in Westdeutschland setzen können.

Mittelbare Krankenversorgung

Sie umfaßt die Dienste der Blutbank und der Labors für Immunhämatologie, Immunbiologie, Immunpathologie, Infektdiagnostik und Transplantation.

Lehre und Ausbildung

Vorlesungen, Übungen, Seminare. Die in den letzten Dezennien schnelle Entwicklung der Immunologie hat sich in fachspezifischen Lehr- und Ausbildungsplänen („Lernzielkatalog", Prüfungsordnungen) bisher noch nicht niedergeschlagen. Soweit sie dem Lehrkörper angehören, unterrichten die Mitglieder des Institutes innerhalb der Pflichtvorlesungen der Hygiene/Mikrobiologie und in den mit diesen Vorlesungen verknüpften Praktika. Daneben wird Immunologie in eigenen Vorlesungen angeboten. Sie werden etwa hälftig von Studenten der Medizin und der Biologie besucht.

Ausbildungsstipendiaten. Neben den neu eintretenden jungen Ärzten oder Biologen mit der Laufbahnabsicht immunologisch-theoretischer Forschung fördert das Institut junge Kollegen, die mit einer immunologischen Grundausbildung ihre Zukunft in der Klinik suchen. Jeder Labor-Leiter hat es übernommen, jeweils eine(n) junge(n) Kollegen(in) in das Fach einzuführen. Ausbildungsstipendiaten kommen auch aus dem Ausland, mit dem Unterschied zu den deutschen, daß die ausländischen Gäste meist schon immunologisch vorgebildet sind und mit verabredeten Plänen zu wissenschaftlicher Arbeit über ein definiertes Thema zum Institut stoßen.

Med.-techn. Assistenten/innen; Lehrlinge: Das Institut beteiligt sich am Unterricht der Schulen für medizinisches Assistenzpersonal. In jedem Semester werden in einem halbjährigen Praktikum 22 künftige med.-techn. Assistenten in den Techniken und Grundlagen der Immunhämatologie, Transfusionsmedizin und allgemeinen Immunologie ausgebildet. Schülerinnen und Schüler des sozialen Jahres, der Krankenpflegeschule sowie Teilnehmer an Fortbildungskursen für Pflegepersonal erhalten durch Demonstrationen und Kolloquien Einblick in die immunologische Diagnostik, vornehmlich der Blutbank. Obgleich dies nicht Aufgabe einer Universität sein kann, hat sich das Institut 1980 angesichts der kritischen Knappheit an Ausbildungsplätzen für Schulabgänger doch bereit erklärt, jeweils vier Lehrlinge für den Beruf einer(s) Laborantin(en) auszubilden.

Abteilung für Transplantations-Immunologie

Georg Opelz

Sie ist in Deutschland die einzige diesem Thema gewidmete Abteilung. Sie erhielt 1981 mit Übernahme der Leitung durch G. Opelz entscheidende neue wissenschaftliche Impulse.

Der günstige Einfluß von Bluttransfusionen auf die Überlebenserwartung von Nierentransplantaten ist ein Gegenstand der Untersuchungen. Hier werden sowohl Suppressorzellen als auch die Induktion antiidiotypischer Antikörper als Ursache vermutet. Ferner wird nach Möglichkeiten gesucht, eine drohende Abstoßungsreaktion rechtzeitig zu erkennen. Der Einfluß des Lewis-Blutgruppensystems auf die Transplantatprognose wird geprüft sowie die der I/i- und Pr-Antigene und -Antikörper.

Heidelberg wurde zum Mittelpunkt einer weltweiten kollaborativen Transplantationsstudie, an der sich gegenwärtig über 200 Transplantationszentren aus 31 Ländern mit zur Zeit mehr als 15 000 Transplantationen beteiligen. Nur aus einer sehr großen Zahl detailliert beschriebener und verlaufskontrollierter Transplantationen können statistische Analysen die Wirkung von Einzelmaßnahmen auf das Schicksal von Transplantaten herausfiltern. Die Expertise der Abteilung in der HLA-Diagnostik wurde zu Untersuchungen über die Assoziation von HLA-Antigenen mit Krankheiten sowie Krankheitsdispositionen genutzt. Im Rahmen des Sonderforschungsbereiches 136 beteiligt sich die Abteilung an tumorimmunologischer Forschung.

Institut für Medizinische Dokumentation, Statistik und Datenverarbeitung

Norbert Victor und Herbert Immich

Geschichte

Gleich nach Ende des 2. Weltkrieges beginnen knapp 30 Ärzte in der Bundesrepublik Deutschland, – ohne Kontakt miteinander – eigene Krankenblattdokumentationen aufzubauen und diese mit statistischen Methoden auszuwerten. Ziel ist, die Empirie in der klinischen Forschung durch Verfahren zu ersetzen, die zu reproduzierbaren Ergebnissen führen. Bis 1956 haben sich diese Ärzte im Arbeitsausschuß Medizin der Deutschen Gesellschaft für Dokumentation zusammengefunden. Der Arbeitsausschuß tritt 1961 mit der Empfehlung zur Einführung eines dokumentationsgerechten allgemeinen Krankenblattkopfes zum ersten Male an die Öffentlichkeit.

Der Wissenschaftsrat stellt in seiner Empfehlung 1960 fest: „Die Medizinische Statistik einschließlich zugehöriger Dokumentation ist für die medizinische Forschung unentbehrlich, bisher jedoch in den medizinischen Fakultäten fast nicht vertreten. Jede Fakultät sollte daher einen Lehrstuhl erhalten, dessen Hauptaufgabe in der Unterstützung der Kliniken liegt."

Die Approbationsordnung für Ärzte vom 28. 10. 1970 sieht die Biomathematik nach einer Übergangszeit ab 1973 als Unterrichts- und Prüfungsfach vor.

Die Medizinische Fakultät der Universität Heidelberg gründet am 1. 9. 1971 eine fakultätseigene Abteilung für Medizinische Dokumentation und Statistik und ernennt H. Immich zum Leiter. 1972 erhält die Abteilung die ersten eigenen Räume in der Voßstraße 3 und 1973 die ersten beiden Mitarbeiter.

Unter maßgeblicher Beteiligung der Abteilung läuft 1972 der Studiengang Medizinische Informatik der Universität Heidelberg/Fachhochschule Heilbronn in Heilbronn an.

Mit der Klinikumsverordnung von 1974 wird die Abteilung zum Institut für Medizinische Dokumentation, Statistik und Datenverarbeitung. Im Sommer 1974 zieht das Institut in das Theoretikum im Neuenheimer Feld ein. 1977 läuft mit der Dietz-Remote-Entry-Station die erste eigene EDV-Anlage des Instituts.

Mit der 4. Novelle zur Approbationsordnung für Ärzte vom 11. 4. 1974 werden Medizinische Statistik und Medizinische Informatik zusätzliche Unterrichts- und Prüfungsfächer im Rahmen des Ökologischen Stoffgebietes.

1982 wird N. Victor als Nachfolger von H. Immich auf den Lehrstuhl für Medizinische Statistik und Datenverarbeitung berufen, leitet nach der Emeritierung von H. Immich am 30. 9. 1982 zuerst kommissarisch das Institut und übernimmt nach seiner Ernennung am 14. 4. 1983 die Position des geschäftsführenden Institutsdirektors.

Struktur

Nach der Klinikumsverordnung von 1974 besteht das Institut aus den Abteilungen:
- Medizinische Dokumentation und Statistik
- Krankenhausdokumentation und Datenverarbeitung.

Bis 1978 erhält das Institut außer der C4-Professur nur noch 4 Planstellen für wissenschaftliche und 3 Planstellen für nichtwissenschaftliche Mitarbeiter sowie eine C3-Professur für Medizinische Informatik, deren Hauptaufgabe die Lehre für den Studiengang „Medizinische Informatik" ist und auf die J. Möhr berufen wird. Weitere Planstellen kommen bis zum Wechsel in der Institutsleitung nicht mehr hinzu. Daher bleibt diese Struktur bis 1983 bedeutungslos.

Erst mit der Berufung von N. Victor wird die Abteilung für Krankenhausdokumentation und Datenverarbeitung (neue Bezeichnung „Abteilung für Medizinische Informatik") offiziell eingerichtet und erhält die ersten Stellen (derzeit 1 Planstelle für wissenschaftliche und 1 Planstelle für nichtwissenschaftliche Mitarbeiter). Am 22. 4. 83 wird J. Möhr zum Direktor dieser Abteilung ernannt.

Die Leitung der Abteilung Medizinische Dokumentation und Statistik hat N. Victor zusammen mit der Institutsleitung bei seiner Ernennung übernommen. Gleichzeitig wird eine der Wissenschaftlerstellen dieser Abteilung in eine C2-Professur für Medizinische Biometrie umgewandelt, auf die Herr P. Roebruck berufen wird, dessen Ernennung am 19. 3. 84 erfolgt. Ferner wird der Personalbestand um eine Stelle im nichtwissenschaftlichen Bereich vergrößert.

Dienstaufgaben im Bereich der Medizinischen Statistik und Medizinischen Informatik

Entsprechend der Empfehlung des Wissenschaftsrates besteht die Hauptaufgabe in der statistischen und EDV-mäßigen Beratung klinischer Forschungsvorhaben. In den ersten Jahren sind jährlich rund 350 Projekte (Dissertationen, Habilitationen, klinische Auskünfte) zu beraten, ab 1977 kommen noch rund 150 Projekte jährlich hinzu, deren Beratung die anzuwendenden Methoden der Informatik bzw. den Einsatz der EDV betreffen. Besonders enge Beratungsbeziehungen bilden sich zur Kinder-, Augen- und Frauenklinik, zur Psychiatrie und Psychosomatik, zur Pharmakologie, Kardiologie und zur Rechtsmedizin.

Bis 1973 bietet die Abteilung in jedem Semester, nach Ärzten und Medizinstudenten getrennt, Seminare über Medizinische Statistik an; diese Seminare sind gut besucht. Ab Wintersemester 1973/1974 tritt die Approbationsordnung für Ärzte in Kraft. Damit kommen Lehrverpflichtungen auf die Mitarbeiter des Instituts zu, die sich schnell steigern, da das Institut am Grundsatz des Unterrichts in kleinen Gruppen festhält. Mit der Novelle von 1979 steigern sich diese Lehrverpflichtungen weiter; ab 1979 sind in jedem Semester 2 × 330 Studenten in Gruppen zu 30 zu unterrichten.

1974 sind die ersten Vordiplomprüfungen im Studiengang Medizinische Informatik bestanden. Damit hat das Institut weitere Lehraufgaben in Heilbronn zu erfüllen. Hinzu kommt der Unterricht über Medizinische Dokumentation, Statistik und Datenverarbeitung an der MTA-Schule Heidelberg.

Nachdem der Direktanschluß an das Universitätsrechenzentrum betriebsbereit ist und ausgebaut werden kann, übernimmt das Institut, wie schon erwähnt, zusätzliche EDV-Beratungsprojekte für die klinische Forschung. Da die Studentenzahlen auch in Heilbronn immer weiter steigen, werden die EDV-Anlagen zusätzlich für Seminar-, Diplom- und Doktorarbeiten genutzt.

Mit der Einrichtung der Abteilung „Medizinische Informatik" beginnt deren Verantwortlichkeit für die Entwicklung eines computergestützten Krankenhausinformationssystems. Erste Aktivitäten in dieser Hinsicht sind die Auswahl und Beschaffung von Labor-EDV-Systemen für die Labors der Medizinischen Klinik und Poliklinik, der Pädiatrischen Klinik, des Instituts für Immunologie und Serologie sowie des Hygieneinstituts in einer interdisziplinären Arbeitsgruppe. Weitere Aktivitäten betreffen die Auswahl und Beschaffung allgemein verwendbarer Software und die Entwicklung eines EDV-Gesamtkonzepts.

Forschung im Bereich der Medizinischen Statistik

Das Institut ist maßgeblich an der Planung und Betreuung der Deutschen Thorotrast-Studie beteiligt, eine der wenigen prospektiven Studien, in denen von Anfang an eine Kontrollkohorte mitläuft.

Seit 1972 plant und betreut das Institut die DFG-Studien „Akute Virushepatitis" und „Gesunde HBsAG-Träger". Ab 1978 wertet das Institut die Daten dieser Studien aus; die Auswertungen werden 1984 abgeschlossen.

Ab 1979 entwickelt das Institut zusammen mit dem Institut für Immunologie und Serologie ein EDV-gestütztes Blutbanksystem zur Betreuung, Kontrolle und Verwaltung der Blutspender und Blutprodukte. Das System wird im Verlauf des Jahres 1984 schrittweise in die Praxis überführt und ist jetzt in vollem Einsatz.

Nach jahrelangen Vorbereitungen errichtet das Bundesministerium für Forschung und Technologie 1982 am Institut das Zentrum für methodische Betreuung von Brustkrebsstudien. Gleichzeitig gründet die DFG den Sonderforschungsbereich 123 „Mathematische Modelle", an dem sich das Institut beteiligt. Das Zentrum leistet die Vorarbeiten für kontrollierte klinische Studien bei Brustkrebspatientinnen. Der Sonderforschungsbereich setzt sich mit den mathematisch-statistischen Grundlagen der Analyse von Überlebenszeiten auseinander. Für diese Aufgaben kann das Institut ab 1978 aus Drittmitteln weitere 3 wissenschaftliche Mitarbeiter und 2 wissenschaftliche Hilfskräfte einstellen.

Nach der Übernahme der Institutsleitung überführt N. Victor zum 1. 1. 1984 das vorher von ihm in Gießen geleitete „Zentrum zur methodischen Betreuung von Therapiestudien" an das Institut und integriert das oben erwähnte Brustkrebszentrum, wodurch die Einrichtung zur größten und bedeutendsten Forschungsstätte dieser Art in der Bundesrepublik wird. Das Zentrum verfügt derzeit über 7 Stellen für wissenschaftliche und 6 Stellen für nichtwissenschaftliche Mitarbeiter und betreut 16 multizentrische Therapiestudien. Einige der wichtigsten Projekte seien genannt:

- Behandlung des kleinen Mammakarzinoms
- Adjuvante Therapie beim operierten Mammakarzinom
- Einheitliche versus alternierende Chemotherapie beim kleinzelligen Bronchialkarzinom
- Transluminäre Angioplastie von Herzkranzgefäßen
- Prüfung der medikamentösen Zusatzbehandlung nach erfolgreicher perkutaner transluminaler Angioplastie bei femoro-poplitealen Obliterationen und Iliaca-Stenosen
- Wirksamkeitsvergleich einer operativen mit einer medikamentösen Therapie bei asymptomatischen Erkrankungen der Arteria Carotis interna
- Evaluierung der prognostischen Bedeutung von Spätpotentialen im hochverstärkten EKG für den plötzlichen Herztod bei Patienten mit überstandenem Myokardinfarkt
- Zur Effizienz alternativer Behandlungsmaßnahmen im teilstationären und komplementären Bereich in der Jugendpsychiatrie.

Forschung im Bereich der Medizinischen Informatik

Bis zur Ausstattung der Abteilung „*Medizinische Informatik*" mit Stellen werden von J. Möhr Fragen des Designs von Informationssystemen vorwiegend für die Anwendung bei niedergelassenen Ärzten und in betriebsärztlichen Zentren bearbeitet, wobei er sich arbeitsmäßig nur auf Diplomanden des Studiengangs „Medizinische Informatik" stützen kann. Andere Projekte betreffen systemanalytische Techniken und die Simulation der Abläufe in Gesundheitsversorgungssystemen. Ferner werden — entsprechend der Funktion als Modellstudiengang — die Konzepte der Ausbildung im Fach Medizinische Informatik aufgrund der Erfahrungen mit den Absolventen der ersten Jahrgänge modifiziert und ausgebaut.

Mit Einrichtung der Abteilung „Medizinische Informatik" verlagert sich die Forschungsaktivität schwerpunktmäßig auf die Komponenten von Krankenhausinformationssystemen (Software zur Erleichterung der Entwicklung von Anwendungssystemen, Rechnernetze).

Mehrmals haben sich ausländische Gastwissenschaftler zu Besuchen im Institut aufgehalten. Die erwähnten Drittmittel erlauben ferner die Einladung ausländischer Wissenschaftler für längere Forschungsaufenthalte am Institut, wovon der längste ein Jahr dauerte. In Hinblick auf die Ausbildung in Medizinischer Informatik hat das Institut auf nationaler und internationaler Ebene beachtete Beiträge geliefert. Insbesondere hat sich eine Zusammenarbeit auch mit ähnlichen Studiengängen in Österreich, Holland, Kanada und den USA entwickelt.

Prinzip des Institutes ist es, Projekte niemals allein, sondern stets in Zusammenarbeit mit einer Klinik bzw. einem Institut der theoretischen Medizin durchzuführen und Projektteams aus Mitarbeitern des Instituts und Ärzten der beteiligten Kliniken zu bilden. Die Mitarbeiter des Instituts setzen sich zusammen aus Ärzten, Mathematikern, Statistikern und Medizinischen Informatikern. Daraus ergibt sich eine fruchtbare Zusammenarbeit, die ihren Niederschlag in zahlreichen, gemeinsam veröffentlichten wissenschaftlichen Arbeiten findet.

Medizinische Klinik

GOTTHARD SCHETTLER

Hospitäler für den ausschließlichen Zweck der Aufnahme von Kranken, ihrer Pflege und ihrer Behandlung durch den Arzt wurden im 16. Jahrhundert eingerichtet – etwa einhundert Jahre später folgte aus der Verbindung von Krankenhaus und Universität auch die klinische Ausbildung der Medizinstudenten am Krankenbett. Krankenversorgung und Lehre sind auch heute noch wesentliche Aufgaben der Universitätskliniken. Auch die Innere Klinik hat die sachgerechte Betreuung von Kranken, die Ausbildung und Weiterbildung von Fachärzten und die Ausbildung von Studenten wahrzunehmen. Hinzu kommt die Forschung. Sie sollte dem Patienten direkt zugute kommen. Die angewandte klinische Forschung ist daher die dritte Hauptaufgabe der Universitätskliniken. Darüber hinaus beteiligen sich die verschiedenen Arbeitsgruppen an der Medizinischen Grundlagenforschung. Die Innere Medizin hat alle diese Aufgaben am längsten wahrgenommen. Aus ihr haben sich seit der Jahrhundertwende spezielle organbezogene Fachrichtungen herausgebildet. Das gilt für nahezu alle nichtoperativen Fächer, z. B. für die Neurologie, die Psychiatrie, die Kinderheilkunde und die Psychosomatik. Alle diese Fächer haben immer enge Verbindungen zur Inneren Medizin gehalten, die sich auch heute noch in der täglichen Arbeit bewähren.

Im 19. Jahrhundert hatten die Lehrstuhlinhaber für Innere Medizin auch Aufgaben der Allgemeinen Pathologie, der Allgemeinen Krankheitslehre und der Hygiene wahrzunehmen. Zu ihnen zählen J. Conradi, F. Puchelt, K. v. Pfeufer, K. Hasse und A. Duchek.

Die Entwicklung der modernen Medizin wurde von Nikolaus Friedreich eingeleitet, welcher auf dem Boden der Naturwissenschaften stehend, die Grundlagen für seine Nachfolger schuf. Wilhelm Erb ist ein großes Beispiel für die Universität der damaligen Internisten. Es ist kein Zufall, daß er auch als Vater der modernen Neurologie zu gelten hat. Ludolf Krehl beeinflußte die gesamte Medizin seiner Epoche. Seine Bedeutung für Krankenbetreuung und medizinische Wissenschaft habe ich im Jubiläumsband der Universität, herausgegeben von Wilhelm Doerr, dargelegt. Dort findet sich auch eine Würdigung der Persönlichkeit Richard Siebecks. Nach einem Intervall von acht Jahren, in dem Johannes Stein Direktor der Medizinischen Klinik war, kehrte Richard Siebeck 1942 aus Berlin wieder an die Klinik zurück, die er 1952 an Karl Matthes übergab. Die Persönlichkeit des 1962 allzufrüh Verstorbenen wurde im Band „In Memoriam Karl Matthes" gewürdigt.

1963 übernahm ich die Leitung der Ludolf-Krehl-Klinik. Diese war am 22. Juli 1922 nach etwa dreijähriger Bauzeit durch Ludolf Krehl eingeweiht worden. Die Klinik trägt seither den Namen ihres Erbauers.

Die Medizinische Klinik hatte mehrere Vorgänger. In einer 1820 erschienenen Schrift „Einrichtung der Medizinischen Klinik im Akademischen Hospital zu Heidelberg", vorgelegt von „Dr. Johann Wilhelm Heinrich Conradi, Großherzoglich Badischem Geheimen Hofrathe, Professor der Medizin zu Heidelberg und mehrerer Gelehrtengesellschaften Mitgliede", wird das Inventar wie folgt beschrieben: „Das medizinisch-klinische Institut hat 28 Betten, welche größtenteils, 6 für Krätzige bestimmte ausgenommen, außer einem Strohsack Matratzen und Kopfpfühle, die bloß Pferdehaare enthalten, eine zum Wechseln hinlängliche Zahl von Bettüchern und wollene Decken enthalten, und ist auch mit Hemden, Strümpfen und Schlafröcken für die Kranken, mit besonderen Krankenstühlen, mit Schirmen und überhaupt den nötigsten Utensilien, wie auch mit einer Elektrisiermaschine, einem Apparat zum Dampfbade etc. versehen."

W.J.H. Conradi, der auch Vorlesungen über die „Littärergeschichte der Medicin" hielt, darf der erste internistische Ordinarius Heidelbergs genannt werden. Ihm gelang endlich die Einrichtung einer allgemeinmedizinischen stationären Klinik im ehemaligen Dominikanerkloster, übrigens gegen den erbitterten Widerstand von F.C. Naegele, der eine Beeinträchtigung seiner Entbindungsanstalt befürchtete. Im Jahre 1818 zog die Medizinische Klinik in den Marstall um und 1843/44 unter F.A.B. Puchelt und K. v. Pfeuffer – zu dieser Zeit bestanden zwei Lehrstühle und zwei Medizinische Kliniken – in das frühere Jesuitenkolleg. In der Direktorialzeit von N. Friedrich wurde 1876 ein Neubau an der östlichen Bergheimer Straße errichtet. Etwa zur gleichen Zeit und in gleicher Lage wurde das Pathologische Institut, die Chirurgie und die Augenklinik gebaut. Gesamtbaukosten (3 Kliniken, ein Institut; Verwaltungsgebäude, Maschinenhaus etc.) inklusive aller Nebenkosten 1 840 040 Mark.

Das war damals schon eine stattliche Summe. Man erinnere sich daran, daß allein die Kosten für die jetzt im Bau befindliche sog. Kopfklinik, einschließlich Versorgungszentrum, auf 430 Millionen DM veranschlagt werden.

Viel stärker ins Gewicht fallen die laufenden Betriebskosten, welche der Universität und der Landesregierung noch beträchtliche Sorgen bereiten werden. Hierfür gibt es bereits zahlreiche Beispiele von Großkliniken, z.B. in München, Wien, Göttingen und Aachen.

Wer die Ludolf-Krehl-Klinik heute besucht, wird ohne Zweifel wahrnehmen, daß sie seit Anfang der 60er Jahre einen enormen Wandel durchmachte. Ausgangs der 50er Jahre wurden Pläne zur Übersiedlung der Medizinischen Klinik ins Neuenheimer Feld erstellt. Man konnte sich aber über die Struktur dieser Klinik nicht einigen und ließ der Kinderklinik den Vortritt. Zahlreiche Pläne von Karl Matthes und seinen Schülern, die später von Hubert Niederländer und Fritz Linder bearbeitet und verändert wurden, mündeten schließlich in einer großzügigen Baukonzeption, welche die Verlagerung aller im Alt-Klinikum angesiedelten Kliniken ins Neuenheimer Feld vorsah. Die Landesregierung beendete nach über zehnjähriger intensiver Planungstätigkeit dieses Vorhaben und stimmte in Vollzug eines landesweiten Planes nur der Verlagerung der sogenannten Kopffächer zu. Mit der Frauenklinik, der Psychiatrischen-, der Psychosomatischen-, der Dermatologischen Klinik verbleiben die Medizinische Klinik und die Medizinische Poliklinik für die nächsten Jahrzehnte im Gelände des Altklinikums. Die Landesregierung hat die wiederholten Appelle des Klinikumsvorstandes, eine Neugliederung und eine Modernisierung dieses Klinikkomplexes alsbald zu realisieren und insbesondere die sehr problematischen Verkehrsverhältnisse zu verbessern, aufgenommen, und man darf hoffen, daß in den nächsten Jahren hier Entscheidendes geschieht. Auch die Stadt Heidelberg wird ihren Beitrag hierzu leisten müssen, denn schließlich sind die Universitätskliniken als Krankenanstalten der Maximalversorgung für die Bürger der Stadt und ihrer näheren Umgebung von außerordentlicher Bedeutung.

Die Menschen und ihre Krankheiten haben sich im Verlaufe der letzten Jahrhunderte sicher nur wenig geändert. Zwar haben umweltabhängige Krankheitsursachen, die mit dem Ablauf des täglichen Lebens zusammenhängen, zunehmend an Bedeutung gewonnen. Aber wir sollten nicht vergessen, daß trotz der vielzitierten Umweltschäden die Menschen in den letzten Jahrzehnten immer älter geworden sind, daß sich ihr Befinden selbst in höheren Altersklassen wesentlich verbesserte, daß also lebenswerte Jahre gewonnen wurden. Trotz der Zunahme der krankmachenden und krankheitsbegünstigenden Faktoren, für die der Mensch fast ausschließlich selbst verantwortlich ist, hat also die Heilkunde in all ihren Bereichen das Schicksal des einzelnen wesentlich verbessert. Das Krankheitsspektrum ist im allgemeinen das gleiche geblieben. Wir haben es nur gelernt, mit den früher dominierenden Infektionskrankheiten besser fertig zu werden. Aber das Diagnoseverzeichnis enthält auch heute noch Krankheiten, wie sie im letzten Jahrhundert vorkamen. Blättert man im Conradischen Bericht über die Medizinische Klinik zwischen 1814 und 1823, so finden sich folgende Diagnosen:

Das einfache hitzige Fieber, die rheumatischen und katarrhlichen Fieber, die Lungenentzündung, die geschwürige Lungenschwindsucht, Gehirnentzündung, Augenentzündung, Ohrenentzündung, Herzentzündung und Darmentzündung, Nervenfieber, Wechselfieber, fieberhafte Ausschläge, Blutflüsse, Blutbrechen, Mutterblutfluß, Kongestionen, Erkrankungen des Herzbeutels, Verhärtung des Magens, Brust-, Bauch- und Hautwassersucht, Indigestion, Magenkrämpfe, Epilepsie, Veitstanz, Hysterie, mehrere Gemütskrankheiten, Verhärtung des Netzes und der Leber, Kropf, Beinfraß, Verbrennungen und schließlich 23 Fälle von Lustseuche, welche letztere samt und sonders geheilt wurden − das ist das Diagnoseverzeichnis der Medizinischen Klinik zu Heidelberg aus dem Jahre 1820. Derartige Krankheiten kommen prinzipiell auch heute vor und stellen − mit Ausnahme der Lustseuche − ein großes Kontingent der Kranken der Ludolf-Krehl-Klinik.

Mit der Verbesserung der Diagnose und der Therapie schälten sich nun große Krankheitsblöcke heraus, welche die Arbeit der Ludolf-Krehl-Klinik heute bestimmen. Es sind die Herz- und Gefäßkrankheiten, welche auch heute noch in unserer Gesellschaft am häufigsten sind und den größten Todeszoll fordern. Es folgen dann die Krebskrankheiten, die Lungenkrankheiten, die Krankheiten der Verdauungs- und Stoffwechselorgane, des Blutes, Krankheiten des Bewegungsapparates, der Nieren- und Harnwege und schließlich die Infektionskrankheiten. Wer sich ein Bild vom Spektrum der Inneren Krankheiten machen will, der nehme das von mir begründete und herausgegebene „Taschenbuch der Inneren Medizin" zur Hand, welches von den Mitarbeitern unserer Klinik geschrieben wurde und inzwischen in 6 Auflagen erschienen ist. Dieses ins Japanische, Chinesische und Spanische übersetzte Werk hat in der Bundesrepublik die Auflage von 500 000 überschritten. Es ist ein Spiegel der Entwicklung unseres Faches mit all seinen Möglichkeiten, aber auch mit seinen Grenzen. Es stellt eine Synthese der Schule meines Vorgängers Karl Matthes und der jetzt in der Ludolf-Krehl-Klinik arbeitenden Ärzte und Wissenschaftler dar. Karl Matthes, dessen Werk und Persönlichkeit anläßlich der Feier seines 60. Geburtstages umfassend dargestellt wurden, entstammte ebenso wie Ludolf Krehl der Leipziger Schule. Die Vollendung des 6. Lebensjahrzehnts, das für einen Arzt, für den akademischen Lehrer und den Wissenschaftler den eigentlichen Höhepunkt seiner Tätigkeit darstellt, hat er nicht mehr erleben dürfen. Am 8. 11. 1962 erlag er einem unaufhaltsamen Leiden. Hans von Kress hat auf der Akademischen Gedenkfeier der Medizinischen Fakultät am 24. November 1963 die Persönlichkeit und Leistung von Karl Matthes gewürdigt. Er ging dabei auf dessen Arbeiten an der Leipziger, Erlanger und Heidelberger Klinik ein. Auf dem Gebiete der Herz-Kreislauf-Krankheiten hat Matthes, fußend auf glänzenden physiologischen Studien, bahnbrechende Arbeiten erbracht. Zu seinen Schülern gehören Kurt Mechelke, Gernot Friese, Helmuth Hartert, Hanns Gotthard Lasch, Hans Dengler, Dietrich Wittekind, Adolf Linke, Albert Laur, welche in dem zitierten Gedächtnisband zu Worte kommen, ebenso wie Franz Gross, der als späterer Heidelberger Pharmakologe seine klinische Ausbildung bei Karl Matthes erhielt. Elf habilitierte Angehörige der Matthes'schen Klinik hatten zu diesem Zeitpunkt selbständige Positionen von Rang und Namen erreicht und u. a. 5 Ordinariate besetzt. Weitere selbständige Positionen erlangten die zunächst unter meiner Leitung arbeitenden Ärzte und Wissenschaftler, unter denen Benno Hess, Werner Meesmann, Rudolf Hild, Dieter Herberg, Georg Schütterle, Klaus Schimpf, Hans-Jürgen Sielaff, H. J. Krecke stellvertretend für die vielen Ärzte, die in Klinik und Praxis arbeiten, genannt seien. Inzwischen ist bereits die F 2-Generation tätig. Ich habe in einem Beitrag anläßlich des 80. Geburtstages meines Lehrers Hans Erhard Bock auf die engen Verbindungen unserer Ärzte- und Gelehrtenschule hingewiesen.

Die Arbeitsgruppen und Abteilungen der Ludolf-Krehl-Klinik

Als ich 1963 als Ordinarius die Leitung der Klinik übernahm, umfaßte sie 14 Stationen und 360 Krankenbetten. Einem Konzept der Fakultät folgend, wurde 1966 ein zweites Ordinariat für Allgemeine Medizin mit dem Schwerpunkt „Anthropologische und psychosomatische Medizin" eingerichtet und mit Paul Christian besetzt.

Als erste Baumaßnahme wurden eine kardiologische Intensivstation und ein Laborgebäude erstellt. Bei voll laufendem Betrieb wurde die Klinik in den folgenden Jahren modernisiert. Darüber wird a. a. o. berichtet.

1964 holte ich aus der Berliner Arbeitsgruppe von Otto Bayer den in Düsseldorf bei Erich Boden ausgebildeten Privat-Dozenten Hans-Helmut Wolter als kardiologischen Oberarzt an die Klinik. Für ihn beantragte ich die Einrichtung eines Ordinariates, das Wolter nicht mehr übernehmen konnte, da er einem plötzlichen Herztod erlag. Auf das Ordinariat wurde 1974 Wolfgang Kübler berufen. Ein viertes Ordinariat wurde für die Fachrichtung Gastroenterologie eingerichtet und 1972 mit Burkard Kommerell besetzt. Eine weitere Abteilung vertritt das wichtige Fach der Klinischen Pharmakologie, der seit 1968 Frau Ellen Weber vorsteht. Die 1974 verabschiedete Klinikumsverordnung ordnete diese 5 Abteilungen der Abteilungsgruppe Ludolf-Krehl-Klinik des Zentrums für Innere Medizin zu, dem die Abteilungsgruppe Medizinische Poliklinik mit 3 Ordinariaten angehört. Über Struktur und Arbeiten der Abteilungen II – VII berichten die jeweiligen Direktoren.

Die *Abteilung Innere Medizin I* umfaßt derzeit 107 Betten, die in 6 Stationen untergebracht sind. Ihr gehört zusätzlich die Sektion Nephrologie an, über die Eberhard Ritz berichten wird.

Natürlich erfolgt keine strenge fachliche Abschottung der Abteilungen bzw. Stationen, sondern der von allen Abteilungen wahrgenommene Aufnahmedienst gewährleistet die gemischte Belegung mit allen Krankheiten, die eine Klinik vom Typ der Maximalversorgung einschließen. Es besteht Beratungspflicht für alle an der Klinik arbeitenden Ärzte. Klinische Teams der Abteilung I, welche natürlich wissenschaftlich ausgerichtet sind, betreuen Patienten mit Gefäßkrankheiten, Kranke mit Störungen der Atemwege und der Lunge, mit Blutkrankheiten und Blutgerinnungsstörungen und mit Störungen der allgemeinen Abwehrlagen (Immunologie), Kranke des rheumatischen Formenkreises, der Endokrinologie und des Bluthochdrucks.

Ein klinischer und wissenschaftlicher Schwerpunkt sind die Krankheiten des Stoffwechsels, insbesondere Diabetes, Gicht, Fettstoffwechselstörungen. Für die Abklärung derartiger Störungen stehen Spezialeinrichtungen zur Verfügung, die nach internationalem Standard arbeiten und ein überregionäres Einzugsgebiet haben. Ausgeprägte Stoffwechselstörungen, insbesondere auch mit Fettsucht einhergehende, werden auf der Spezialstation des Infarkt-Institutes aufgenommen und mit bestimmten Kostformen ernährt.

Krebskranke sind auf einer Spezialstation untergebracht, was für den einzelnen Patienten problematisch sein kann. Die pflegerischen Aufgaben sind auf solchen Stationen natürlich ungewöhnlich vielfältig und schwierig. Nachsorgeambulanzen betreuen zusammen mit den niedergelassenen Ärzten diese Kranken, und es bestehen natürlich enge Verbindungen zu den anderen Kliniken und Sachbereichen.

Ein weiterer Schwerpunkt sind Störungen der Blutgerinnung sowie der Lymphzirkulation. Eine überregionäre Schwerpunktstation dient der Versorgung von Vergiftungen, von verschiedenen Formen von Atemstörungen bis zum Atemstillstand sowie von Schockzuständen. Über die Aufgaben dieser Stationen wird gesondert berichtet. Infektionskrankheiten werden im sog. I-Bau versorgt, wobei jene des Verdauungstraktes und der Leber von der Abteilung Gastroenterologie betreut werden, während allgemeine Infektionen einschließlich der Hirnhautentzündung, der Viruskrankheiten und der verschiedenen Formen von Blutvergiftungen auf der Station Griesinger versorgt werden. Dort werden auch Patienten nach Selbstmordversuchen aufgenommen und durch ein Spezialteam versorgt. Es nimmt sich insbesondere auch der Nachsorge dieser unglücklichen Menschen an. Auch darüber wird gesondert berichtet.

Die Abteilung I hat unter meiner Leitung den Status und die Funktion einer Kernklinik für Allgemeine Innere Medizin im Sinne der Empfehlungen der Deutschen Gesellschaft für Innere Medizin und des Bundesverbandes Deutscher Internisten (1971). Als Universitätsklinik hat natürlich die *Forschung* einen besonderen Stellenwert. Mit der Errichtung eines Laborgebäudes wurden die ersten Voraussetzungen für eine moderne, klinisch ausgerichtete Forschung, aber ebenso für die Grundlagenforschung, geschaffen. Auch im Zentrallaboratorium, das in den letzten Jahren erheblich ausgebaut und modernisiert wurde, wird lebhaft geforscht. Der Krankenversorgung dienen die modern ausgestattete Röntgenabteilung, die Abteilung für physikalisch-balneologische Therapie sowie die krankengymnastische Abteilung.

Das Klinische Institut für Herzinfarktforschung an der Medizinischen Universitätsklinik Heidelberg wurde im Oktober 1973 nach vierjähriger Planungs- bzw. Bauzeit seiner Bestimmung übergeben. Es wurde mit Mitteln der Stiftung Volkswagenwerk und des Landes Baden-Württemberg errichtet und ist der Abteilung Innere Medizin I zugeordnet.

Neben der Zentralküche der Medizinischen Klinik, die in diesem Zusammenhang neu entstand, sind im Institut die Bereiche Stoffwechsel und Ernährung, Epidemiologie und Psychosomatik als selbständige Forschungseinrichtungen vertreten. Eine Stoffwechselstation mit acht Betten ermöglicht eingehende Untersuchungen zu Entstehung und Beeinflussung kardiovaskulärer Risikofaktoren. Damit sind bereits die Aufgaben und Ziele dieser Einrichtung der Klinischen Forschung angesprochen. Erkrankungen der Gefäße und des Herzens stehen wie in anderen industrialisierten Ländern an vorderer Stelle der Morbiditäts- und Mortalitätsstatistik in der Bundesrepublik Deutschland. Als „kleine Schwester" des Deutschen Krebsforschungszentrums – so Professor Schettler bei der Eröffnung des Institutes – befaßt sich das Institut mit klinischer Grundlagenforschung sowie Maßnahmen zur Erkennung und Beeinflussung der Risikofaktoren für die koronare Herzkrankheit. Der überwiegende Teil der Forschung wird mit Mitteln der Deutschen Forschungsgemeinschaft im Sonderforschungsbereich Kardiovaskuläres System und der Bundesministerien für Jugend, Familie und Gesundheit und Forschung und Technologie durchgeführt. Ein gemeinnütziger Verein, der laufend von einer Treuhandgesellschaft geprüft wird, trägt zur Finanzierung der laufenden Forschungen bei.

Neben den in der Medizinischen Universitätsklinik klinisch arbeitenden und im Herzinfarktzentrum wissenschaftlich tätigen Mitarbeitern arbeiten Gastwissenschaftler und Stipendiaten aus Ost und West im Institut.

Wesentlichen Anteil am Aufbau des Institutes hatte H. Greten mit seiner Gruppe. Wichtige Ergebnisse der Grundlagen- und klinischen Forschung auf dem Gebiet des Fettstoffwechsels trugen zu seiner Berufung auf den Lehrstuhl für Innere Medizin (Kernklinik) an der Universität Hamburg bei. Die Gruppe hat in Hamburg einen Sonderforschungsbereich der DFG über Rezeptoren eingerichtet.

Die Arbeitsgruppe von D. Seidel, jetzt Ordinarius für Klinische Chemie an der Universität Göttingen, hat die Arbeit im Institut wesentlich gefördert.

Beispiele aus der aktuellen Arbeit der verschiedenen Bereiche sind am besten geeignet, die derzeit verfolgten Forschungsziele zu verdeutlichen. Eine Bilanz der insgesamt geleisteten Arbeit ziehen die Publikationsverzeichnisse und Rechenschaftsberichte der beteiligten Wissenschaftler.

Über die Arbeit im *Bereich Psychosomatik* wird gesondert berichtet (P. Hahn).

Der Bereich *Epidemiologie* (E. Nüssel) vertritt die Bemühungen zur kommunalen Prävention mit dem Modellprojekt Eberbach/Wiesloch. Die seit 1978 eingeleiteten Maßnahmen haben bis 1981 zur Reduktion zahlreicher koronarer Risikofaktoren um 4−28% geführt. Das im Auftrag der Weltgesundheitsorganisation seit 1970 geführte Herzinfarktregister, eine fortlaufende Morbiditätsstatistik, wurde im Jahre 1984 um die cerebrovaskulären Erkrankungen erweitert und konnte im Jahr 1982 eine Reduktion der Infarktraten bei unter 50jährigen Männern dokumentieren. Die Evaluation der Arbeit der 860 Koronargruppen in der Bundesrepublik belegt die Effektivität dieser Form der sekundären Prävention. Im Projekt ERICA (European Risk Factors and Incidence, a Coordinated Analysis) des Regionalbüros der WHO werden die Daten von 21 Zentren 13 europäischer Länder über Prävalenz von Risikofaktoren sowie der Infarkthäufigkeit gesammelt und ausgewertet. Ziel ist die Erstellung einer „europäischen Landkarte der Risikofaktoren" und die Erarbeitung von Vorhersageformen für kardiovaskuläre Erkrankungen in verschiedenen Teilen Europas. Seit Anfang 1985 läuft das auf 15 Jahre ausgelegte „countrywide integrated programme for the prevention of noncommunicable diseases". Es geht dabei um den Abbau der Risikofaktoren für Herz und Kreislauf im ganzen Lande Baden-Württemberg.

Im *Bereich Stoffwechsel und Ernährung* (G. Schlierf) befaßt sich die Arbeitsgruppe von J. Augustin mit der Bestimmung und Funktion der Apolipoproteine, also der Eiweißanteile der Makromoleküle, die Blutfette transportieren. Sie bestimmen u. a. den Abbau der Lipoproteine und damit die Menge von Lipoproteinen im Blut, die wiederum durch Interaktionen mit der Gefäßwand den Risikocharakter der Hyperlipoproteinämien bedingen. In Zusammenarbeit mit italienischen Wissenschaftlern konnte insbesondere der Apo CII-Mangel, eine erbliche Störung des Fettabbaus eingehend erforscht werden. Ein weiterer Schwerpunkt dieser Arbeitsgruppe ist das Studium der Effekte von Zigarettenrauchen und Nikotin auf die Blutfettmuster im akuten Experiment sowie aus epidemiologischer Sicht in Zusammenarbeit mit dem Bereich Epidemiologie sowie Untersuchungen zur Medikamentenwirkung auf Blutfettspiegel.

H. Kather untersucht mit seinen Mitarbeitern die Regulation des Fettgewebsstoffwechsels. Definierte Diätformen führen zu drastischen Änderungen in der Ansprechbarkeit auf Hormone. Unterschiede in der Reaktion des Fettgewebes auf exogene Faktoren dürften auch bestimmten Formen der menschlichen Fettsucht zugrunde liegen.

L. Arab hat mit Untersuchungen zum Ernährungs- und Gesundheitszustand in Bevölkerungsstichproben verschiedener Altersgruppen die Grundlage für eine Ernährungsepidemiologie geschaffen, die in Zusammenarbeit mit mehreren Instituten für Ernährungswissenschaften in Deutschland Faktoren der Lebensweise und insbesondere der Ernährung mit biochemischen und klinischen Befunden in Beziehung setzt. Die Feststellung des ‚Ist-Zustandes' im Bereich der Ernährung und seiner Auswirkungen bildet die Grundlage für Empfehlungen und Strategien zur Änderung gesundheitsgefährdender Lebensweisen. Dazu wurde u. a. ein *K*odierungs- und *A*uswertungsprogramm für *L*ebensmittel*i*nhaltsstoffe (KALI) erarbeitet, das die direkte Eingabe und Auswertung von Ernährungsprotokollen mit einem Tischcomputer ermöglicht. Das Programm wurde mittlerweile von einer Reihe anderer Forschergruppen übernommen.

Ein Forschungsprojekt im Auftrag des Bundesministeriums für Jugend, Familie und Gesundheit (L. Arab, G. Schlierf), das in Zusammenarbeit mit Henke und C. Behrens, Fachbereich Wirtschaftswissenschaften der Universität Hannover, fertiggestellt wurde, ermittelte die Kosten im Gesundheitswesen durch „ernährungsabhängige" Erkrankungen. Diese betragen beispielsweise im Jahr 1980 über 40 Milliarden DM und damit ca. ⅕ aller Ausgaben im Gesundheitswesen.

Der Schwerpunkt der Arbeit der Stoffwechselstation liegt im Studium der Wirkungen von Ernährungsumstellung und Training auf Stoffwechselrisikofaktoren. In Zusammenarbeit mit der Abteilung für Innere Medizin III/Kardiologie wird bei Patienten mit koronarer Herzkrankheit untersucht, inwieweit derartige Maßnahmen Gefäßweite, Durchblutung und Herzfunktion günstig beeinflussen können (Schuler et al.).

Ein weiteres Arbeitsgebiet der Medizinischen Klinik sind die *Blutgerinnungsstörungen, Thrombosen und Haemorrhagischen Diathesen* (R. Zimmermann). Auf dem Gebiet thromboembolischer Erkrankungen werden Patienten mit Thrombosen des venösen und arteriellen Systems diagnostiziert und behandelt. Neben der alleinigen gerinnungshemmenden Therapie, die ja nur das weitere Fortschreiten des Thrombuswachstums verhindert, verdienen insbesondere die aktiven, thrombusauflösenden Verfahren (sog. Thrombolyse-Therapie), besonders hervorgehoben zu werden.

— In etwa 70% der Fälle gelingt es, frische venöse und arterielle Thrombosen aufzulösen.
— Bei Patienten mit fulminanter Lungenembolie führt die Anwendung dieses Verfahrens auch langfristig zum Erhalt der Lungenfunktion.
— In neuerer Zeit steht auch die Wiedereröffnungstherapie der im Rahmen eines Myokardinfarktes verschlossenen Gefäßgebiete in Diskussion und klinischer Erprobung.

In Zukunft steht zu erwarten, daß durch Einführung eines fibrinolytisch aktiven Gewebsaktivators weitere Fortschritte bezüglich Effektivität und Nebenwirkungsfreiheit zu erreichen sind.

Bei den Patienten mit Bluterkrankheiten stehen heute hochgereinigte Gerinnungsfaktoren-Konzentrate zur Verfügung, die den bei diesen Patienten bestehenden Gerinnungsdefekt normalisieren und einen weitgehend ungehinderten Lebensablauf mit körperlicher Aktivität ermöglichen. Auch können operative Eingriffe nahezu risikolos ohne Befürchtung von Blutungskomplikationen durchgeführt werden. In Zukunft ist damit zu rechnen, daß durch Einführung sog. virusinaktiver Gerinnungsfaktoren-Konzentrate auch die transfusionsbedingten infektiösen Nebenwirkungen (Hepatitis, AIDS etc.) vernachlässigt werden dürfen. Damit wäre eine weitgehende Normalisierung der Lebensweise eines Bluters gewährleistet.

Ein weiteres Arbeitsgebiet ist die *Diabetologie* (P. Wahl und Ch. Hasslacher). Die rasante Zunahme des Diabetes mellitus in den 50er und Anfang der 60er Jahre machte es 1967 erforderlich, die bis dahin in der Allgemein-Ambulanz mitbehandelten Diabetiker in einer den Bedürfnissen der Patienten entsprechenden Spezialambulanz zu behandeln und zu kontrollieren. Zentrales Anliegen dieser Diabetikerambulanz ist die intensive Schulung und Information der Diabetiker, da nur so eine optimale Stoffwechseleinstellung zu erzielen ist und die bei Diabetikern so gefürchteten gefäßbedingten Spätschäden, wie Nierenversagen, Erblinden oder Herzinfarkt, vermieden werden können.

In dieser Spezialambulanz werden die Diabetiker von einer besonders geschulten Krankenschwester, einer Diätberaterin, die mit den besonderen Problemen der Diabetiker vertraut ist und von zwei habilitierten Ärzten betreut. Die Kontinuität der ärztlichen Betreuung – die Patienten werden seit Jahren, oft Jahrzehnten nur von den gleichen Ärzten behandelt – wirkt sich sehr positiv auf das Arzt-Patientenverhältnis aus.

Wissenschaftliches Kernstück der klinischen Forschung ist das Archiv der Diabetikerambulanz, in dem sich ca. 4000 Krankenakten befinden. Die Krankenverläufe sind über viele Jahre, oft Jahrzehnte lückenlos dokumentiert und ermöglichen die wissenschaftliche Auswertung hinsichtlich des Einflusses der Stoffwechseleinstellung auf die sog. Spätkomplikationen des Diabetes mellitus. Weitere Schwerpunkte sind die Beziehungen des Diabetes zu anderen Stoffwechselstörungen wie Hyperlipoproteinämien und Gicht, die Einflußfaktoren der Makroangiopathie bei Diabetikern, die Entwicklung der diabetischen Nephropathie und ihre Beeinflussung durch die Hypertonie.

Experimentelle biochemische Untersuchungen auf dem Gebiet der Diabetologie gelten der Chemie und Biochemie der diabetischen Mikroangiopathie, insbes. der sog. Basalmembran, die sich bei Diabetikern quantitativ und qualitativ verändert und wesentlich an den Gefäßkomplikationen der Diabetiker mitbeteiligt ist. Als Modell solcher Untersuchungen dienen isolierte Glomerula (Nierenkörperchen) aus Rattennieren. Dabei zeigt sich der überragende Einfluß von schlechter Stoffwechsellage und Hochdruck auf die Entwicklung der diabetischen Spätkomplikationen.

Die *Behandlung und Betreuung von Patienten mit Intoxikationen bzw. mit Suicidversuchen* beschränkte sich früher in aller Regel auf die Entgiftung des Patienten und die kurzfristige konsiliarische Mitbetreuung durch einen Psychiater, der im wesentlichen lediglich zu der Frage der noch bestehenden Suicidgefahr Stellung nehmen sollte. Diese unbefriedigende Situation, die der Problematik von Patienten mit Suicidversuchen in keiner Weise gerecht wurde, führte 1972 in Zusammenarbeit mit der Psychiatrischen Klinik und den Klinikseelsorgern zu der Bildung eines sog. Kriseninterventionsteams auf der Intensivstation Griesinger, wo alle Intoxikationen behandelt werden. Dieses Team setzt sich aus Internisten, Psychiatern, Psychologen, Sozialarbeitern, Krankenschwestern und Seelsorgern zusammen, die gemeinsam die Behandlung der Patienten übernehmen. Auch nach der stat. Phase der Behandlung werden die Patienten, wenn erforderlich, von diesem Team noch nach- und weiterbetreut.

Dieses Kriseninterventionsteam ist heute fest etabliert und aus dem Behandlungskonzept der Patienten mit Suicidversuchen nicht mehr wegzudenken. Viele Kliniken in Deutschland haben entsprechend diesem Konzept ähnliche Teams zur Behandlung von Suicidpatienten geschaffen. Zweifellos ist die Behandlung äußerst personalintensiv. Der Behandlungserfolg und die große Zahl von Patienten mit Vergiftungen (ca. jeder 10. Patient, der stationär in der Ludolf-Krehl-Klinik behandelt wird, hat eine Vergiftung) rechtfertigt aber diesen Aufwand.

Patienten mit *Tumorerkrankungen und hämatologischen Erkrankungen* werden schwerpunktmäßig auf einer Spezialstation (Station Naunyn) betreut (R. Herrmann). Die schwerpunktmäßige Betreuung, insbesondere der Tumorpatienten auf einer Station, hat sich durch die gezielte Zusammenarbeit von Schwestern, Sozialarbeitern, Psychologen und Ärzten bewährt. Auf dieser Station werden sämtliche komplizierten, mit hohem Risiko behafteten Behandlungen von soliden Tumoren und akuten Leukämien durchgeführt.

Der zweite Schwerpunkt der hämatologisch-onkologischen Arbeitsgruppe der Medizinischen Universitätsklinik Heidelberg ist die Ambulanz. Hier wird hämatologisch-onkologische Diagnostik, Nachsorge und Therapie betrieben. Durch die räumliche Ausstattung ist es möglich, Chemotherapien zu verabreichen, welche früher stationäre Aufnahmen der Patienten erforderlich gemacht hatten. Die Patienten werden von niedergelassenen Ärzten der Umgebung zugewiesen. Es besteht eine Konsiliartätigkeit der hämatologisch-onkologischen Arbeitsgruppe sowohl für andere Kliniken der Universität Heidelberg als auch für Akademische Lehrkrankenhäuser der Universität Heidelberg. Mit einigen dieser Kliniken werden regelmäßige Kolloquien veranstaltet. Innerhalb der Universität Heidelberg erfolgt eine Beteiligung an Interdisziplinären Tumorarbeitskreisen (Onkologischer Arbeitskreis, Tumorboard der Univ.-Frauenklinik, Knochentumorarbeitskreis).

Wissenschaftliche Schwerpunkte sind Untersuchungen zu Knochen- und Knochenmarkveränderungen bei Tumorpatienten und pharmakologische Untersuchungen zur Wirkung von Zytostatika. Bei letzterem Projekt besteht eine enge Kooperation mit verschiedenen Abteilungen des Deutschen Krebsforschungszentrums.

Lungenfunktionsdiagnostik, d.h. Erfassung physiologischer und pathologischer Vorgänge während des Gasaustausches zwischen Individuum und Umwelt ist seit langem Bestandteil des diagnostischen Repertoires der Medizinischen Universitätsklinik Heidelberg. Obwohl Versuche der Messung atemphysiologischer Vorgänge in Deutschland bis an den Beginn des 20. Jahrhunderts zurückzuverfolgen sind, dauerte es doch bis 1952, bis auf Anregung des damaligen ärztlichen Direktors K. Matthes ein eigenständiges „Lungenfunktionslabor" als diagnostische- und Forschungseinrichtung entstand.

Seit dieser Zeit steht das Labor als diagnostische Einrichtung allen Kliniken der Universität Heidelberg zur Verfügung. In den Anfängen, unter der Leitung von W. T. Ulmer, wurden Zusammenhänge von Blutgasveränderungen und klinischen Krankheitsbildern untersucht sowie Methoden zur Analyse des Alveolargases getestet. In der Folgezeit wurden, unter der Leitung von D. Herberg, Fragen der Verteilungsstörungen, des Totraumes und der Atemregulation bei obstruktiven Patienten untersucht sowie arbeitsmedizinische Untersuchungen begonnen, die unter der Leitung von G. Utz abgeschlossen wurden. Im Rahmen intensiver, an der Medizinischen Universitätsklinik durchgeführte Studien über die Effekte des Rauchens wurden unter der Leitung von F. W. Rieben atemmechanische Phänomene des Zigarettenrauchens untersucht. Seit der Erneuerung der Funktionsgeräte (1983) werden unter der Leitung von M. Grunze Untersuchungen zur Bedeutung forcierter Atemmanöver in der Lungenfunktionsdiagnostik durchgeführt.

In den Anfängen wurden hauptsächlich Patienten mit Lungenerkrankungen obstruktiver, restriktiver oder traumatischer Genese (Unfall- und Kriegsversehrte) untersucht. Das Spektrum reicht heute von diagnostischer Abklärung von Atemnot über präoperative Lungenfunktionsdiagnostik für kardiochirurgische und allgemeinchirurgische Eingriffe, Ausgangs- und Kontrolluntersuchungen bei Knochenmarkstransplantation bis zu Nachuntersuchungen nach Unfällen und Langzeitbeatmung.

Entsprechend einer allgemeinen Tendenz der Medizin zu intensiven invasiven Maßnahmen wird sich auch die Lungenfunktionsprüfung in Zukunft mehr und mehr mit diesen Fragestellungen, Eignungstests und Verlaufskontrollen befassen müssen.

Beispielhaft seien Chemotherapien, Bestrahlungen für Knochenmarktransplantation, immunsuppressive Therapien nach Transplantationen, Herz-Lungen-Transplantationen und angeborene und erworbene Immuninkompetenzen genannt. Eine zunehmende Zahl dieser Patienten entwickelt während ihres Krankheitsverlaufes respiratorische Komplikationen.

In den Anfängen beherrschte die einfache Spirometrie mit dem Glockenspirometer die Lungenfunktionsdiagnostik. Mit zunehmenden Kenntnissen und verbesserten Methoden wurden auch Alveolargasanalysen, Blutgasanalysen, bodyplethysmographische Messungen und Belastungsuntersuchungen in das Programm aufgenommen.

Mit der Eindämmung der großen Weltseuchen durch verbesserte Hygienemaßnahmen und durch die moderne Antibiotikatherapie haben sich die Aufgaben des *Bakteriologischen Labors* (A. Iwand) in den letzten Jahrzehnten verändert. Es ist ein Wandel im Infektionsgeschehen eingetreten, der unspezifische und opportunistische Infektionen begünstigt. Im Rahmen dieser historischen Entwicklung wurde vor ca. 40 Jahren das bakteriologische Labor der Medizinischen Universitätsklinik eingerichtet.

Die Aufteilung der Medizinischen Klinik in Schwerpunktabteilungen spiegelt sich auch im Spektrum der Untersuchungsmaterialien wider. Für die Intensivpflegeeinheiten hat die Diagnose und Therapie von Septikämien eine übergeordnete Bedeutung. Durch selbst hergestellte Blutkultursets, die aus festen Blut-Agar-Nährböden und aus flüssigen Selektivnährböden bestehen, lassen sich sehr schnell und sicher die ätiologisch verantwortlichen Erregerarten identifizieren, isolieren und auf ihre Empfindlichkeit gegenüber geeigneten Chemotherapeutika testen. Kardiologisch spielt die floride bakterielle Endokarditis in bakteriologischer Hinsicht eine wichtige Rolle.

Für das nephrologische Zentrum wird die bakteriologische Diagnostik bei massiven Harnwegsinfektionen und Urosepsen, die vor allem durch gramnegative Erreger ausgelöst sind, durchgeführt. Die Überwachung von Kathetern der verschiedenen Dialysetechniken hinsichtlich bakterieller Kontaminationen ist zusätzlich notwendig.

Die bakteriologische Stuhldiagnostik ist zur Behandlung gastroenteritischer Erkrankungen unentbehrlich. Durch kulturelle Verfahren in Anreicherungsmedien und aus Selektivnährböden werden Infektionen mit Salmonellen, Shigellen, Campylobacter, Yersinien oder Staphylokokken bei fieberhaften Durchfallerkrankungen gesichert oder ausgeschlossen. Durch den zunehmenden Reiseverkehr in tropische und subtropische Länder hat in den letzten Jahren die Malaria- und Amöbendiagnostik stetig zugenommen. Auch hat sich das Bild bei den parasitären Erkrankungen zu seltenen Typen hin verschoben.

Für pulmonologische Fragestellungen ist auch heute noch die mikroskopische Tuberkulosediagnostik sowie die kulturelle Verarbeitung von Sputa, Tracheal- und Bronchialaspiraten nicht zu ersetzen.

In Zusammenarbeit mit dem Institut für medizinische Informatik der Medizinischen Hochschule in Hannover wird seit Jahren eine klinikspezifische Erregerepidemiologie erstellt. Gleichzeitig werden Erreger-Sensibilitäten durch EDV erfaßt und in längeren oder auch kurzen Zeiträumen erstellt. Dabei wird der prozentuale Anteil einzelner Keimarten am Infektionsgeschehen in den verschiedenen Untersuchungsmaterialien aufgelistet und die Empfindlichkeit der Keime gegenüber den Antibiotika, nach grampositiven und gramnegativen Erregern getrennt, angegeben.

Die durch EDV erfaßten Erreger-Sensibilitäten werden für 1984 nach Untersuchungsmaterialien gesondert aufgelistet. Hierdurch wird ein noch gezielterer Einsatz von Antibiotika in der Therapie vor Erstellung des Einzelantibiogramms ermöglicht.

Durch laufende Resistenzbestimmung der Keime und Überwachung der geeigneten Desinfektionsmaßnahmen kommt dem bakteriologischen Labor bei der Bekämpfung des Hospitalismus eine zentrale Rolle zu.

Im *Klinisch-Chemischen Labor der Medizinischen Universitäts-Klinik* (W. Fiehn) werden die üblichen klinisch-chemischen Untersuchungen zur Versorgung der stationären und ambulanten Patienten der Medizinischen Universitätsklinik, der Frauenklinik, der Neurologischen und Psychiatrischen Kliniken sowie der Heimdialyse durchgeführt. Darüber hinaus steht das Notfall-Labor mit einem weitgefächerten Spektrum von klinisch-chemischen, hämatologischen, toxikologischen und Gerinnungsuntersuchungen für das gesamte Altklinikum mit knapp 1400 Betten rund um die Uhr zur Verfügung. Die Lehre stellt ebenfalls einen wichtigen Aufgabenbereich dar.

Das Klinisch-Chemische Labor ist in verschiedene Funktionsbereiche gegliedert, das Klinisch-Chemische Routinelabor, das Notfall-Labor, das Lipidlabor, das Stoffwechsellabor und das Proteinlabor.

Klinisch-Chemisches Routinelabor: Pro Jahr werden in diesem Bereich ca. 1,2 Millionen Analysen durchgeführt; dies wird vor allem durch den Einsatz weitgehend mechanisierter Analysengeräte ermöglicht, die mit kleinsten Probenmengen arbeiten. Neben den mengenmäßig weit überwiegenden üblichen klinisch-chemischen Routineparametern (Elektrolyte, Enzyme, Substrate) können auch verschiedene Spezialuntersuchungen durchgeführt werden. Hier gewann in den letzten Jahren vor allem die Bestimmung von Medikamentenspiegeln zunehmende Bedeutung. Durch den Einsatz moderner Methoden ist es möglich, den Kliniken die Befunde innerhalb weniger Stunden zur Verfügung zu stellen, so daß evtl. notwendige Änderungen der Therapieschemata noch am gleichen Tag möglich sind.

Notfall-Labor: In diesen Bereich steht den Klinikern sowohl für die intensivmedizinische als auch die akut-medizinische Versorgung von Patienten ein weites Spektrum von Untersuchungsmethoden zur Verfügung. Durch eine starke Ausweitung des Programms konnte sichergestellt werden, daß notwendige Laboruntersuchungen auch außerhalb der Öffnungszeiten der Routinelabors verfügbar sind. So werden insbesondere nachts und an Wochenenden neben den üblichen klinisch-chemischen Parametern Blutgasanalysen genauso wie hämatologische Untersuchungen oder ein orientierender Gerinnungsstatus angeboten. Auch Spezialuntersuchungen wie Alkohol- oder Medikamentspiegel-Bestimmung sind jederzeit möglich.

Stoffwechsellabor: In diesem Bereich werden unter anderem Untersuchungen zum Porphyrinstoffwechsel durchgeführt. Hierzu wurden verschiedene Methoden selbst entwickelt und können jetzt routinemäßig eingesetzt werden. Zur Abklärung von Porphyrien können die einzelnen Hämvorstufen differenziert werden. Dadurch lassen sich ätiologisch unterschiedliche Formen voneinander abgrenzen. Bei akuten Formen mit zum Teil sehr dramatischen Krankheitsbildern kann die umfassend und schnell verfügbare Laboruntersuchung entscheidende Hinweise für das weitere therapeutische Vorgehen geben.

Im Stoffwechsellabor werden weiterhin Untersuchungen zur Diabeteseinstellung (HbA$_{1c}$-Bestimmung) durchgeführt. Mängel in der Vitaminversorgung oder an Spurenelementen können ebenfalls erkannt werden.

Lipidlabor: Im Lipidlabor werden schwerpunktmäßig Untersuchungen zur Diagnostik von Fettstoffwechselstörungen durchgeführt. Zur genauen Differenzierung der verschiedenen Formen, der zugrunde liegenden Defekte, und zur Abschätzung des individuellen Risikos sind sehr aufwendige Analysen erforderlich. Durch die Entwicklung von effizienteren und vereinfachten Mikromethoden für diese Untersuchungen war es möglich, die bis dahin sehr kostspieligen, zeit- und materialaufwendigen Analysen in der notwendigen großen Zahl durchzuführen. Konzentration und Zusammensetzung der Lipoproteine werden nun bei allen Patienten mit Hyper- oder Dyslipoproteinämien exakt bestimmt.

Die Zusammensetzung der Apolipoproteine wird mittels isoelektrischer Fokussierung (IEF) untersucht. Auf diese Weise kommen klinisch relevante Varianten von Apolipoproteinen, vor allem des Apolipoproteins A−I, zur Darstellung. Veränderungen in der Zusammensetzung der Blut- bzw. Gewebssterole werden gaschromatographisch festgestellt. Hier ist vor allem die Anhäufung pflanzlicher Sterole im Gewebe, und da vor allem in der Gefäßwand, zu erwähnen, die bei Patienten mit Phytosterolämie zur Entwicklung atherosklerotischer Gefäßwandveränderungen schon im jungen Erwachsenenalter führt. Pathologische Fettsäuremuster, wie sie für verschiedene seltene Stoffwechselstörungen typisch sind (Refsum-Krankheit, Leukoadrenodystrophie, essentieller Fettsäuremangel), werden ebenfalls in der gaschromatographischen Analyse erkannt. Durch Kombination dieser, und in besonderen Fällen auch anderer Techniken (Hochdruckflüssigkeitschromatographie, Dünnschichtchromatographie etc.) ist es möglich, Hinweise auf die Ätiologie der überwiegenden Zahl schwerer Hyperlipidämien oder anderer Fettstoffwechselstörungen zu gewinnen. Ganz besonders wichtig wird das beschriebene Instrumentarium bei der Kontrolle des weiteren Verlaufs, und eines möglichen Therapieerfolgs.

Proteinlabor: Im Proteinlabor werden zentral für das Altklinikum die meisten speziellen Proteinuntersuchungen durchgeführt. Neben der üblichen Eiweißelektrophorese werden die Immunglobuline genauso wie andere Proteine (Transferrin etc.) nephelometrisch oder mit immunologischen Methoden gemessen. Weiter kommen leistungsfähige moderne Methoden, wie etwa die isoelektrische Fokussierung zur Beantwortung spezieller Fragestellungen zum Einsatz.

Alle Bereiche des Klinisch-Chemischen Laboratoriums unterliegen einer strengen und ständigen, sowohl internen als auch externen Qualitätskontrolle, die erforderlich ist, um die Präzision der Analysenergebnisse zu gewährleisten. Neben dieser Überwachung der Leistungen für die Krankenversorgung hat das akademische Personal die Aufgabe, die Medizinstudenten im ersten klinischen Semester in dem Fach Klinische Chemie und Hämatologie zu unterrichten und in einem Praktikum technisches Können zu vermitteln. Die Laborausbildung für Medizinstudenten im Praktischen Jahr und die theoretische und praktische Ausbildung von MTA-Schülerinnen und -Schülern gehören ebenso zu den Aufgaben des akademischen Personals wie die Betreuung wissenschaftlicher Projekte und Doktorarbeiten, was die Laboratoriumsmedizin betrifft.

Die *Ärztliche Fortbildung* ist eine wichtige Aufgabe der Universitätskliniken. Die Mitarbeiter der Ludolf-Krehl-Klinik haben sie in aktiver und in passiv-rezeptiver Weise immer ernst genommen.

Auf lokaler Ebene finden alljährlich mit den Ärztekammern des Landes, des Bezirkes und der Stadt Heidelberg Fortbildungsveranstaltungen und Seminare statt. Die Großkongresse der Bundesärztekammer, z.B. in Davos, Gastein, Grado, Meran, wie jene in Nürnberg, Regensburg, Düsseldorf bedienen sich nahezu regelmäßig unserer Dozenten. Der Berlin-Kongreß wird seit 23 Jahren unter meiner Leitung abgehalten und vereinigt Ärzte, Schwestern, Krankenpfleger und klinisches Hilfspersonal alljährlich unter dem Funkturm und im Internationalen Kongreßzentrum. Als Spezifikum wird er auch von zahlreichen

Studenten und Jungärzten besucht. Berliner und Heidelberger Ärzte stellen die meisten der Referenten. Bemerkenswert ist die große Ausstellung der Pharmazeutischen Industrie und der medizinischen Technik. Begleitende Fortbildung für Krankenschwestern und -pfleger sowie medizinisch-technischem Hilfspersonal und ein Internationaler Kongreß für Zahnmediziner runden diesen Großkongreß ab, der seit 1984 gemeinsam mit der Bundesärztekammer durchgeführt wird.

Heidelberg erfreut sich als Zentrum *für Wissenschaftliche Kongresse* eines besonderen Rufes. Die Anwesenheit international angesehener Forschungszentren wie die Max-Planck-Institute, EMBL, Deutsches Krebsforschungszentrum führen bedeutende Forscher in die Stadt, von denen die Kliniken und die medizinischen Institute profitieren. Seit 1964 fanden alljährlich zahlreiche internationale Konferenzen in der Ludolf-Krehl-Klinik und am Herzinfarktinstitut statt, welche dem Austausch von Forschergruppen zugute kommen.

Sektion Nephrologie

EBERHARD RITZ

Am 1. Mai 1977 wurde auf dem Gelände des Altklinikums ein Neubau errichtet, in dem die Aufgaben der *Nephrologie* in Krankenversorgung, Forschung und Lehre vertreten werden. Die Betriebsform stellt insofern eine Besonderheit dar, als verwaltungsmäßig die Einrichtung durch einen Gemeinnützigen Verein (Rehabilitationszentrum für Chronisch Nierenkranke e.V.), betrieben wird, die Nephrologie jedoch in Forschung und Lehre Teil der Universität ist.

Im Krankenversorgungsbereich wird in dem Neubau (der inzwischen eine Aufstockung erfuhr, welche im November 1984 eingeweiht wurde) eine Zentrumsdialyse mit 18 Zentrumsdialyseplätzen (separat nicht-Hepatitis und Hepatitis-Dialyse) betrieben. Außerdem besteht in dem Haus eine 18 Betten-Krankenstation (inkl. 3 Intensivbetten), in welcher schwerpunktmäßig diagnostische und therapeutische Problemfälle aus dem Bereich der Nephrologie und des renalen Hochdrucks behandelt werden. Ein weiterer Schwerpunkt der stationären Tätigkeit stellt die Betreuung von Patienten mit akutem Nierenversagen sowie die Nachsorge von Transplantat-Empfängern dar. In dem Haus wird ferner ein CAPD-Programm (kontinuierliche ambulante Peritonealdialyse) angeboten. Schließlich bietet das Nierenzentrum eine Nierenambulanz, welche überregional für Problemfälle aus dem nephrologischen Krankengut zur Verfügung steht.

In dem Haus sind 9 Ärzte und 43 Schwestern tätig. Das Personal wird direkt vom Verein eingestellt. Die ärztliche Leitung obliegt dem Leiter des Zentrums für Innere Medizin I. Im Jahre 1983 wurden insgesamt 775 Patienten stationär betreut mit einer mittleren Verweildauer von 9,05 Tagen.

Die Lehrtätigkeit umfaßt die Teilnahme am Kurs für Innere Medizin und Kurs für klinische Untersuchungsmethoden. Außerdem nehmen Mitarbeiter

78

des Nierenzentrums regelmäßig an der Hauptvorlesung Innere Medizin teil. Im Nierenzentrum werden außerdem je ein Spezialkurs für klinisch-nephrologische Diagnostik und Elektrolyt- und Säurebaseprobleme angeboten, die regen Zuspruch finden.

Wissenschaftliche Interessengebiete umfassen folgende Probleme: Calcium- und Phosphatstoffwechsel bei terminaler Niereninsuffizienz (renale Osteopathie) (E. Ritz); Nachweis von Rezeptoren und Wirkungen von 1,25 $(OH)_2$ Vitamin D_3 an nicht-klassischen Zielorganen (Hoden, Haut, Gefäßmuskelzellen) (J. Merke); Angiotensin II Rezeptoren an Blutzellen und deren Regulation bei Erhöhung des Blutdrucks und Natrium-Haushaltes; Einfluß von Calcium und Parathormon auf chronische Blutdruckregulation; Pathophysiologie der Nierenarterienstenose und deren akuter Beseitigung durch perkutane Nierenarteriendilatation (J. Mann); Herzhypertrophie bei chronischer Niereninsuffizienz; Immunmechanismen bei IgA-Glomerulonephritis; Gonaden-Dysfunktion bei terminaler Niereninsuffizienz (M. Rambausek); Probleme der Biokompatibilität, d. h. der Störung von Körperfunktionen durch Kontakt mit Fremdmaterial wie es bei Dialyse verwendet werden muß, z. B. Embolisierung von Partikeln, die aus Kunststoffschläuchen bei Hämodialyse freigesetzt werden, Überempfindlichkeitsreaktionen gegen Gassterilisierungsprodukte in Dialysatoren; Übertritt von Weichmachern (Phthalate) aus Dialyseschlauchmaterial in das Blut von Dialysepatienten (J. Bommer); Gerinnungsstörungen bei Nierenkranken: Beteiligung des Gerinnungssystems bei Glomerulonephritis und nephrotischem Syndrom; Auslösung einer Gerinnungsstörung durch Kumulation neuerer Antibiotika der Cephalosporin-Klasse. Hierbei konnte gezeigt werden, daß es sich um einen Marcumar-ähnlichen Defekt im hepatischen Vitamin K-Stoffwechsel handelt (K. Andrassy); elektrophysiologische Messungen an Sammelzellkulturen in vitro in monolayer-Konfiguration; diese Untersuchungen sind deswegen wichtig, weil bislang das Sammelrohr als Austrittsort der Niere, an welchem die Feinregulation stattfindet, wegen der technischen Schwierigkeit der Mikropunktion nicht hinreichend bearbeitet werden konnte (P. Gross); epidemiologische Untersuchungen und Verlauf der diabetischen Nephropathie und der cardiovaskulären Zwischenfälle hämodialysierter diabetischer Patienten an Hämodialyse (Ch. Hasslacher und E. Ritz); Nierenveränderungen bei Bleibelastung (E. Ritz).

Abteilung Klinische Pharmakologie

ELLEN WEBER

Die Abteilung für Klinische Pharmakologie an der Medizinischen Univ.-Klinik Heidelberg ist eine der wenigen selbständigen institutionalisierten Einheiten des Fachgebietes an einer deutschen Universität: An 23 Hochschulen mit der Möglichkeit zum Studium der Klinischen Medizin sind es ganze 5.

Man wird sich fragen, welche Aufgaben ein Fachgebiet zu erfüllen hat, auf dessen Mitarbeit an der praktischen klinischen Arbeit sowie in der Forschung und der Lehre man so weithin glaubt verzichten zu können.

Die gesetzliche Krankenversicherung (GKV) übernimmt im Jahr die Kosten für die Belieferung von rund 500 Mio. von ärztlich verordneten Rezepten. In der weit überwiegenden Zahl der Fälle handelt es sich um die Verschreibung von Arzneimitteln. Für sie allein wurden z. B. 1983 14,4 Mrd. DM aufgebracht, das sind 15,1% der Gesamtausgaben der GKV. Aus diesen Daten geht die volkswirtschaftliche Bedeutung der Pharmakotherapie hervor. Jedoch nur, wenn eine funktionierende Forschung und Lehre auf dem Gebiet der Pharmakotherapie hinter diesen Zahlen steht, können die verordneten Medikamente ihren Zweck voll erfüllen. Wer ist für die Entwicklung und Aktualisierung der Pharmakotherapie verantwortlich? Zunächst ist hier jedes einzelne klinische Fachgebiet zu nennen. Für die von ihnen in klinischen Prüfungen als geeignet erkannten Wirkstoffe sind Therapiepläne zu erarbeiten. Die Wirkstoffe werden von Pharmakologen, überwiegend der pharmazeutischen Industrie, entwickelt. Die Rolle des Hochschulpharmakologen hat sich dabei von der Suche nach Wirkstoffen und der Erarbeitung ihrer Wirkprofile weitgehend wegentwickelt zur Grundlagenforschung. Gerade die wissenschaftlichen Fortschritte sind es, die den experimentell in vitro und am Tier arbeitenden klassischen Pharmakologen heute oft von der patientenorientierten Pharmakotherapie wegführen müssen, wenn er seinen Platz in der Forschung behaupten will.

Es hat sich nun in den beiden letzten Jahrzehnten eine Fülle von Kenntnissen angehäuft, die für die Pharmakotherapie allgemein Bedeutung haben, d. h. nicht auf ein bestimmtes klinisches Fachgebiet beschränkt bleiben. Wer immer sich mit pharmakotherapeutischen Fragen befaßt, muß diese Kenntnisse besitzen oder auf sie zurückgreifen können in der Kooperation mit denjenigen, denen sie zur Verfügung stehen. Dieses Wissen bezieht sich z. B. auf die Bedeutung einer eingeschränkten Organleistung, vorzugsweise der Leber und Niere, auf die Pharmakodynamik und insbesondere -kinetik der Arzneimittel; zu nennen sind z. B. auch Interaktionen, die Verteilung von Arzneimitteln im Organismus, ein hoher präsystemischer Arzneimittelabbau, der Darm-Leber-Kreislauf von Wirkstoffen, die Verstoffwechslung von Arzneimitteln, die Induktion und die Hemmung der Fremdstoff-metabolisierenden Enzyme in der Leber, die Bioverfügbarkeit, der Einfluß galenischer Zubereitungen, die Anlage sachgerechter klinischer Prüfung unter Benutzung minutiös ausgearbeiteter Prüfprotokolle, die Weiterentwicklung geeigneter Verfahren zur speziellen Prüfung von Wirkstoffen, der Umgang des Patienten mit Arzneimitteln, die Erweiterung der Kenntnisse über das Wirkprofil von Substanzen u. a. m.

An dieser Stelle sollte das Anliegen der Klinischen Pharmakologie — dem Fachgebiet also, das sich der Erarbeitung eben dieser Daten widmet, die hier beispielhaft aufgezählt wurden — verständlich geworden sein. In einem Memorandum zur Errichtung von Lehrstühlen für Klinische Pharmakologie wird das Fach wie folgt definiert:

„Klinische Pharmakologie verbessert durch Wissen und Theorie den rationalen Einsatz der Arzneimittel beim Menschen. Sie fördert durch Experimente und Erfahrung die wissenschaftlichen Grundlagen zur Voraussage des Heilerfolges und der Risiken. Sie befaßt sich konkret mit der Anwendungsweise, der Kinetik und den Wirkungen der Arzneimittel, die zur Vorsorge, Therapie und Diagnostik beim Menschen angewendet werden. Sie ordnet Tatsachen und Theorien nach wissenschaftlichen Prinzipien, erweitert das Wissen durch Forschung und macht es durch praktische Anwendung direkt sowie durch die Lehre indirekt für die Krankenversorgung nutzbar."

Als die Heidelberger Abteilung 1968 gegründet wurde, waren in der Bundesrepublik Deutschland Aufgabengebiete, Methoden und Möglichkeiten des Faches so wenig Allgemeingut, nicht nur in der klinischen Forschung, sondern auch im Alltag der Arzneimitteltherapie, daß es im Interesse der Verbreitung der fachspezifischen Kenntnisse angezeigt erschien, möglichst rasch die wichtigsten methodischen Instrumente bereitzustellen und einige der Hauptgebiete des Faches anzugehen, nicht zuletzt um prägend auf junge Ärzte im Sinne des Gebietes einzuwirken.

So wurden seit Bestehen der Abteilung zahlreiche Untersuchungen an gesunden Probanden und an Patienten durchgeführt mit Schwerpunkt im Bereich der Erst- und der Frühanwendung von Arzneimitteln sowie der Bioverfügbarkeit. Letztere bildet die Voraussetzung dafür, daß ein Wirkstoff überhaupt in das Blut gelangt und damit zur Verteilung an die Wirkorte zur Verfügung steht. Es wurde z. B. auf dem Gebiet der Bioverfügbarkeit mit Pharmazeuten zusammengearbeitet, um mehr über die Korrelation zwischen der in vitro- und in vivo-Freisetzung der Wirkstoffe aus galenischen Zubereitungen, wie sie der Patient als Tabletten, Kapseln oder Zäpfchen kennt, zu lernen.

Gerade für die Erst- und Frühanwendung am Menschen stehen inzwischen spezielle Techniken zur Verfügung, die vorzugsweise der Ermittlung der akuten Verträglichkeit eines Wirkstoffes gelten. Sie gehören in die Hand besonders ausgebildeter Ärzte, die von der Beurteilung der vorgelegten vorklinischen Ergebnisse der Tierexperimente über die Zusammenstellung eines adäquaten Protokolls bis hin zum Umgang mit Probanden bzw. Patienten die modernen Anforderungen von Phase I-Prüfungen beherrschen.

Über die Ausscheidung von Arzneimitteln über die Gallenwege, vor allem beim Menschen, ist nicht allzu viel bekannt. Nach Entwicklung einer neuen Methode, die es erlaubt, nicht nur die Menge der über die Galle in den Darm abgegebenen Arzneistoffe, sondern auch über deren Abbauprodukte Auskunft zu geben, wurden vor allem einige Antibiotika, wie z. B. die neuentwickelten Acylureidopenicilline, deren Erstanwendung am Menschen ebenfalls in der Abteilung erfolgte, untersucht.

Die Bearbeitung der Interaktionen von Arzneimitteln gehörte von Anfang an zu den wiederholt bearbeiteten Problemen. So wurde im Laufe der Jahre eine Reihe von Arzneimitteln bei Probanden und bei Patienten daraufhin getestet, ob sie gefahrlos gleichzeitig mit den in Deutschland üblichen oralen Antikoagulantien verabreicht werden dürfen, wie überhaupt das Problem der Aktivierung oder der Hemmung des Arzneistoffwechsels unter dem Einfluß bestimmter Wirkstoffe mehrfach geprüft wurde.

Seit Bestehen der Abteilung werden die unerwünschten Arzneiwirkungen bei stationär aufgenommenen Patienten erfaßt. Unter anderem wurde mit Unterstützung des BMFT ein komplettes, mit Hilfe der EDV funktionierendes Erfassungs- und Auswertungssystem ausgearbeitet. Inzwischen, gefördert durch das Bundesgesundheitsamt Berlin, wurden die Untersuchungen auch auf den Bereich der niedergelassenen Ärzte ausgedehnt.

Im Zusammenhang mit der Bewertung von Ergebnissen, die aus klinischen Studien in Kliniken und den Praxen niedergelassener Ärzte stammen, ist es von essentieller Bedeutung, Angaben darüber zu haben, in welchem Maß die verordneten Arzneimittel tatsächlich von den Patienten eingenommen werden. Um die seinerzeit in Deutschland praktisch fehlenden Angaben über die entsprechenden Verhältnisse in Klinik und Praxis zu gewinnen, wurde eine Reihe von Untersuchungen in beiden Bereichen unternommen, die zu dem Resultat führten, daß sich hier eine Kluft zwischen Erwartung und Realität auftut, die jede Bemühung um rationale Pharmakotherapie zunichte machen, aber auch zu fatalen Fehleinschätzungen von erwünschten und unerwünschten Wirkungen von Arzneimitteln führen kann.

Andere Arbeitsgebiete wie die Frage der sekundären Prävention von Myocardinfarkten durch Plättchenaggregationshemmer, weiterhin pharmakodynamische Wirkungen und Fragen zum Aufbau neu entwickelter Heparine, die Verstoffwechslung von oralen Antikoagulantien u. a. m. seien hier nur kurz erwähnt. Im Rahmen dieser Untersuchungen ergab sich oft die Gelegenheit, neue chemisch-analytische Nachweisverfahren für die Arzneimittel und ihre Metabolite zu entwickeln.

Die Bedeutung der Arzneimittel für das Gesundheitswesen wird vielerorts in steigendem Maße erkannt. Dieses bringt es mit sich, daß die Zuziehung klinisch-pharmakologischer Spezialisten an Beratungsfunktionen im Bereich der Kliniken, aber auch in ärztlichen Organisationen sowie bei Landes- und Bundesbehörden zunimmt. Genannt seien insbesondere die Mitarbeit in Ethik-Kommissionen, in Arzneimittelkomitees, in der Deutschen Arzneibuchkommission, oder der auf Beschluß des Bundeskabinetts gegründeten Transparenzkommission.

Als die Abteilung 1968 ihre Arbeit aufnahm, standen je eine Stelle für den Leiter und eine MTA zur Verfügung. Ein klinisch tätiger Kollege war der Abteilung assoziiert. Inzwischen verfügt sie über eine weitere Arztstelle und über einen Chemiker. Wertvolle Unterstützung in den Aufbaujahren leisteten die Paul Martini-Stiftung und ein Schwerpunktprogramm „Klinische Pharmakologie" der Deutschen Forschungsgemeinschaft. Mehrere in der Klinik in der Krankenroutineversorgung eingesetzte Kollegen arbeiten an wissenschaftlichen Fragestellungen in der Abteilung mit und gewährleisten so den engen Kontakt zur Klinik. Über Drittmittel sind je nach Vorhaben weitere 10−15 Kollegen und technische Mitarbeiter an den Projekten neben einer Gruppe von Doktoranden beteiligt. Parallel zu der personellen Ausweitung wurde die Geräteausstattung vervollständigt.

Eingangs wurde auf die desolate Lage der Klinischen Pharmakologie in Deutschland hingewiesen. Die zögernde, in den letzten Jahren natürlich auch durch die durchschlagenden restriktiven Maßnahmen im Hochschulbereich bestimmte Entwicklung des Faches ist angesichts der bemerkenswerten Tradition, auf die es gerade in Deutschland aufbauen könnte, erstaunlich: Schon 1910 sprach Otto Loewi in seiner Antrittsvorlesung von dem zu pflegenden Arbeitsgebiet der Klinischen Pharmakologie. 1925 übernahm der Pharmakologe Seel die Leitung eines Forschungsinstitutes für Klinische Pharmakologie in Hamburg-Eppendorf. 1932, dem Jahr, in dem sich der Internist H. H. Bennhold für Klinische Pharmakologie und Therapie in Hamburg habilitierte, erschien im Springer Verlag die erste Auflage der „Methodenlehre der therapeutischen Untersuchung" von Paul Martini, dem großen Wegbereiter der kontrollierten klinischen Prüfung. Die Pharmakokinetik wurde maßgeblich durch die grundlegenden Arbeiten des Pädiaters F. H. Dost geprägt, auch die Untersuchungen von E. Krüger-Thiemer waren damals Neuland auf diesem Gebiet. Schließlich erhielt der Pharmakologe Oskar Eichler 1955 ein persönliches Ordinariat für Klinische Pharmakologie in Heidelberg.

Während in den USA die Klinische Pharmakologie als spezielles Arbeitsgebiet 1963 gesetzlich eingeführt wurde, hat der Gesetzgeber in Deutschland den Namen des Faches noch an keiner Stelle in einschlägigen Gesetzestexten fixiert. Obwohl die Verordnung von Arzneimitteln die mit Abstand am häufigsten geübte therapeutische Handlung der Ärzte ist, sieht die für sie maßgebliche Ausbildungsvorschrift (Approbationsordnung) nicht vor, diese wichtigste ärztliche therapeutische Maßnahme im Abschlußexamen besonders zu prüfen.

Letztlich werden vorantreibende Schritte immer nur durch die Initiative einzelner realisiert. Hätte der Internist Gotthard Schettler 1968 nicht die Gründung der Abteilung betrieben und deren Festschreibung in der Klinikumsverordnung durchgesetzt, gäbe es in Baden-Württemberg heute an keiner seiner Landesuniversitäten eine Abteilung für Klinische Pharmakologie!

Abteilung Klinische Sozialmedizin

EGBERT NÜSSEL

Ein besonderes Charakteristikum des ärztlichen Handelns an der Medizinischen Universitätsklinik in Heidelberg ist die zur Tradition gewordene ganzheitliche Betrachtungsweise. Sie war und ist den Voraussetzungen des Lebens sowie seiner Bestimmung zugewandt. Eine Klinik mit dieser Tradition ist prädestiniert für die Entwicklung von sozialmedizinischen Methoden und Modellen, die sich in die unmittelbare Versorgung von Patienten mit inneren Krankheiten einfügen. Paul Christian, aus dessen Feder jene Schriftsätze der Universität stammen, die zur Gründung des Instituts für Sozial- und Arbeitsmedizin führten, hat 1961 hierzu die Weichen gestellt. Ihm ist es zu danken, daß 1963 an diesem Institut die Abteilung Klinische Sozialmedizin gegründet wurde und für die zu leistende Methoden- und Modellentwicklung den Zugang zur Krehl-Klinik erhielt.

Vertiefte Einzelfallhilfe

Um Modelle der sozialmedizinischen Patientenversorgung aus der praktischen Erfahrung heraus entwickeln zu können, wurde in der Abteilung Klinische Sozialmedizin ein Team von Internisten, Psychologen und Sozialarbeitern an die Medizinische Klinik delegiert, um dort im stationären Bereich und innerhalb einer neugegründeten sozialmedizinisch-klinischen Ambulanz tätig zu werden. Vorwiegend handelte es sich um Patienten mit chronischen Leiden. Fast immer bestanden gravierende soziale Konfliktsituationen, die eine langfristige und oft sehr personalintensive Betreuung erforderten. Auf dem Boden dieser stationären und ambulanten praktischen Erfahrung wurden mehrere Modelle der vertieften Einzelfallhilfe entwickelt bzw. erprobt:

Case Teamwork: Den Patienten behandeln ein Internist, ein psychosomatisch geschulter Arzt und ein Sozialarbeiter jeweils getrennt in Einzelsitzungen. In Abwesenheit des Patienten trifft sich das Therapeutenteam und stimmt das weitere Vorgehen ab. Dieses Modell wurde aus den USA übernommen und auf deutsche Verhältnisse adaptiert.

Ambulante Rehabilitation: Patienten, die nach Entlassung aus der Akutklinik ohne die sonst übliche Anschlußheilbehandlung in ihre alte soziale Umgebung zurückgehen, erhalten die Möglichkeit zur intensiven, regelmäßigen Aussprache mit einem Sozialarbeiter und mit einem auf Rehabilitationsfragen spezialisierten Arzt.

Mit dieser begleitenden Betreuung soll ein eine möglichst komplikationslose und zügige Rückführung an den alten Arbeitsplatz und eine dauerhafte Ausschaltung von risikoreichen Lebensweisen erreicht werden.

Berufliche Anamnese im Gespräch: Mit Blick auf die bestehende Krankheit diskutieren ein bis maximal drei Patienten im Beisein ihrer behandelnden Ärzte mit einem von außerhalb hinzugezogenen Berufskollegen, der zwar nicht im gleichen, wohl aber in einem ähnlichen Betrieb tätig ist, über ihre berufliche Situation. Die in Abstimmung auf die jeweiligen Berufe der Patienten hinzugezogenen Berufstätigen sind mit den Gesprächstechniken des Modells vertraut. Weitere Gesprächsteilnehmer sind Sozialmediziner, Psychologen und Sozialarbeiter.

Das Wesentliche dieses Vorgehens ist: In der räumlichen Atmosphäre einer Klinik oder einer Arztpraxis und unter den Bedingungen der Schweigepflicht entwickelt sich zwischen den Patienten und ihren Berufs- (nicht Betriebs-) Kollegen eine Offenheit, die medizinisch wichtige Aspekte zutage fördert, an deren Erfragung der behandelnde Arzt erfahrungsgemäß nicht denkt.

Ökonomisierung der Sozialarbeit: Der in Baden-Württemberg nach § 14 des Landeskrankenhausgesetzes vorgeschriebenen „sozialen Beratung und Betreuung des Patienten" steht der Mangel an Planstellen für entsprechende „fachkundige Kräfte" an den Krankenhäusern entgegen. Um dennoch bei möglichst vielen Patienten im Sinne dieses Gesetzes handeln zu können, wird eine Methode entwickelt, die einige sozialarbeiterische Aufgaben an den in Klinik oder freier Praxis behandelnden Arzt delegiert. Hierdurch gewinnen die Sozialarbeiter Zeit, um sich verstärkt dort einsetzen zu können, wo „fachkundige Kräfte" zur Beratung und Betreuung unverzichtbar sind.

Diese Modelle konkretisieren die von P. Christian in den Gründungspapieren vertretene Auffassung, daß klinische Sozialmedizin nicht als Fach zu isolieren, sondern als eine Komponente der klinischen Behandlung in die konventionellen klinischen Fächer zu integrieren sei.

Multivariate Analyse und Epidemiologie

In Parallele zu den kurz geschilderten Modellentwicklungen hat Paul Christian − seiner Zeit weit voraus − mit eigenen Studien die Grundsteine zweier weiterer Arbeitsrichtungen der Abteilung gelegt. Zum einen war es die Nutzung der multivariaten Statistiken zur Analyse solch klinischer Probleme wie der subjektiven Symptomatik vegetativer Herz-Kreislauf-Störungen. Im vergangenen Jahr wurde die vor 20 Jahren publizierte Analyse in der Wissenschaftlichen Buchgesellschaft Darmstadt nachgedruckt! Zum anderen war es die Begründung der epidemiologischen Forschung mit einer jetzt 20 Jahre zurückliegenden epidemiologischen Studie zur Erforschung sozialer Faktoren der Entstehung des Herzinfarktes bei Arbeitern Baden-Württembergs. Beide Arbeitsrichtungen wurden in der Folgezeit konsequent weitergeführt. Unter der Leitung von W. Morgenstern speichert und analysiert die Arbeitsgruppe für elektronische Datenverarbeitung nach den modernsten Verfahren der Dokumentation und Statistik die Daten der meist international angelegten epidemiologischen Projekte. Von diesen seien die wichtigsten kurz genannt:

- das 1970 im Heidelberger Raum eingerichtete WHO Herzinfarktregister. Es wurde inzwischen durch ein Schlaganfallregister ergänzt. Die WHO koordiniert die Arbeit von 40 Forschungszentren dieses weltweiten Projektes, dessen Laufzeit auf weitere 10 Jahre ausgelegt ist. Es geht dabei um die Erforschung klinischer und gesundheitspolitischer Fragestellungen zur Bekämpfung des Herzinfarktes und Schlaganfalls.
- Innerhalb des Comprehensive Cardiovascular Community Control Programmes der WHO wird nach dreijähriger Vorbereitung seit 1976 die sogenannte Eberbach/Wiesloch-Studie durchgeführt. Hier geht es um die Entwicklung von Methoden und Modellen zur breitenwirksamen Vermeidung und Ausschaltung von Risikofaktoren für Herz und Kreislauf. Das in Eberbach entwickelte Modell „Kommunale Prävention" wird zur Zeit in 20 Städten der Bundesrepublik Deutschland etabliert.
- An die Entwicklung von Methoden und Modellen zur Prävention auf Gemeindeebene schließt sich logisch ein weiteres WHO-Projekt an, welches sich mit Problemen der Prävention auf Landesebene befaßt. Die Abteilung Klinische Sozialmedizin hat mit der Vorbereitung dieses Projektes in Baden-Württemberg bereits begonnen. Die Laufzeit wird 15 Jahre betragen. Insgesamt beteiligen sich an diesem WHO-Projekt 12 europäische Länder.
- Von der Abteilung wurde im Frühjahr 1982 das WHO-Projekt ERICA (European Risk Factors and Incidence, a Coordinated Analysis) ins Leben gerufen. Inzwischen beteiligen sich daran 34 europäische Forschungszentren. Von weit über 100 000 Europäern werden in Heidelberg die Herz-Kreislauf-Daten vergleichend ausgewertet. Mittelfristig ist ein „Europäischer Atlas mit Herz-Kreislauf-Daten" angestrebt. Mit seiner Hilfe soll insbesondere ein internationaler Vergleich konkurrierender Maßnahmen zur Bekämpfung der Herz-Kreislauf-Krankheiten vorgenommen werden.

Schließlich sind noch zwei nationale Projekte hervorzuheben:
- die im Auftrage der Deutschen Arbeitsgemeinschaft für kardiologische Prävention und Rehabilitation und des Deutschen Sportärztebundes seit 1980 durchgeführte „Multicentrische Herzgruppenstudie". Sie zielt auf eine Verbesserung der Nachsorge bei Herzinfarktpatienten.
- die Deutsche Herz-Kreislauf-Präventionsstudie, deren Hauptphase 1984 begonnen hat und deren Ziel es ist, verschiedene Ansätze der Prävention vergleichend zu testen.

1976 wurde die Abteilung zum WHO Collaborating Centre for Research and Training in Cardiovascular Diseases berufen.

Der weitere Weg

Die geschilderten Modelle der vertieften Einzelfallhilfe wurden bei Patientengruppen erarbeitet, die für das Krankengut der Klinik und der freien Praxis repräsentativ sind. Die empirische Basis der Epidemiologie bilden geographisch definierte Bevölkerungen. Die empidemiologisch entwickelten Methoden und Modelle sind daher nicht nur für die behandelten, sondern für alle Kranken einer Bevölkerung repräsentativ. Beide Ansätze ergänzen sich und sollten in einer Klinik mit dem wissenschaftlichen Niveau einer medizinischen Universitätsklinik vertreten sein. Es liegt im Wesen der klinischen Sozialmedizin, beide Ansätze durchzuführen und miteinander zu verbinden – dies vor allem in partnerschaftlicher Zusammenarbeit von Klinik und freier Praxis. Zunehmend begreift dabei der in der unmittelbaren Krankenversorgung tätige Arzt die Population als funktionale Einheit bzw. als Organismus und stellt Beziehungen zum einzelnen Patienten her. Hierdurch konkretisieren sich Dimensionen, die ganz offensichtlich schon Krehl und v. Weizsäcker als Bestandteile der inneren Medizin gesehen haben, als sie 1929 an der Medizinischen Klinik eine „Therapieabteilung" einrichteten, deren damalige Methoden der modernen Rehabilitation nicht nachstehen. In erster Linie ist es M. Jacubeit und G. Schettler zu danken, daß die Abteilung Klinische Sozialmedizin trotz der extremen Raumnot in das Hauptgebäude der Krehl-Klinik aufgenommen wurde. Dies bezeugt ein weiträumiges Denken und motiviert zu einer Arbeitsweise, die der Tradition der Klinik täglich aufs neue gerecht zu werden sucht.

Innere Medizin II, Allgemeine Klinische und Psychosomatische Medizin

PETER HAHN

Als im Jahre 1966 mit der Einrichtung des zweiten internistischen Ordinariates die ersten Schritte zu Schwerpunktbildungen innerhalb der Medizinischen Klinik eingeleitet wurden, lag es nahe, der seit L. v. Krehl bestehenden Konzeption des Medizinischen Personalismus einen besonderen Akzent zu geben. Mit P. Christian wurde ein langjähriger Mitarbeiter von V. v. Weizsäcker, R. Siebeck und K. Matthes berufen, der neben einer breiten internistischen Erfahrung über ausgezeichnete neurologische und sinnesphysiologische Kenntnisse verfügte und − als philosophisch-anthropologisch orientierter Arzt − die Heidelberger Tradition in besonderem Maße verkörperte. In den Jahren 1957 bis 1966 war er als Leiter des „Institutes für Allgemeine Klinische Medizin" in der unmittelbaren Nachfolge von V. v. Weizsäcker tätig gewesen und hatte den Auftrag der Fakultät (Memorandum, Sommer 1957) zur „Vertiefung einer klinischen Methodenlehre, wie sie sich aus der Gegenüberstellung naturwissenschaftlicher, psychologischer und philosophischer Methoden in Anwendung auf Medizinische Substrate ergibt", sowie zur klinisch-psychosomatischen und sozialmedizinischen Forschung mit einer zunächst kleinen Mitarbeiterzahl (1 Oberarzt, 2 Assistenten) aufgenommen. Durch die Integration des Institutes in die Medizinische Klinik bei der Übernahme des Ordinariates und die Vergrößerung der Abteilung durch zwei Stationen des Hauses, sowie eine psychosomatisch-psychotherapeutische Außenstation in der Luisenklinik, konnten insbesondere die klinischen und die experimentell-biometrischen Aufgaben erweitert werden.

Nach der Emeritierung von P. Christian im Jahre 1977 und einer kommissarischen Leitung der Abteilung durch G. Schettler und B. Kommerell wurde 1979 P. Hahn als Ärztlicher Direktor und Abteilungsleiter der jetzt so benannten Abteilung Innere Medizin II (Schwerpunkt: Allgemeine Klinische und Psychosomatische Medizin) berufen. Er nahm die in diesem Sinne definierte Tradition seiner Vorgänger V. v. Weizsäcker und P. Christian auf und vertiefte diese neben der Einführung des sog. Drei-Stufen-Modelles klinischer Psychosomatik durch die Systematisierung der psychosomatisch-psychotherapeutischen Weiterbildung und die interdisziplinäre Integration (Assistenten- und Oberarztrotation) mit den anderen, inzwischen auf vier klinische und eine klinisch-pharmakologische angewachsenen Abteilungen der Klinik.

Das derzeitige Arbeitsgebiet der Abteilung, die mit drei Stationen (insgesamt 44 Betten), einer klinisch-psychosomatischen Ambulanz, einer rheumatologischen Ambulanz und den Laborbereichen der funktionellen Kreislaufdiagnostik sowie des EEGs, eine breite klinische Versorgungsleistung wahrnimmt, läßt sich nach etwa folgenden Aufgabenbereichen beschreiben:

1. Wissenschaftstheoretische Grundlagenforschung: Diese hat den Auftrag zur Grundlagenforschung im Sinne einer kritischen Weiterentwicklung der anthropologischen Medizin aufgenommen und versucht durch die interdisziplinäre Diskussion mit den psychologischen, sozialmedizinischen, medizinhistorischen und philosophisch-wissenschaftstheoretischen Nachbarwissenschaften die Bedeutung der phänomenologisch-hermeneutischen Problemstellungen (z. B. in den verschiedenen Formen der ärztlichen Gesprächsführung) den empirisch-analytischen Ansätzen, wie sie sowohl im klinisch-experimentellen als auch im testpsychologischen Bereich benutzt werden, gegenüberzustellen und ihre Bedeutung für die ärztliche Ausbildung und für die verschiedenen Formen der späteren ärztlichen Berufsausübung festzulegen.

2. Klinisch-psychosomatische Versorgung: Für die allgemein-klinische Versorgung von internistischen Patienten, sowie somatopsychischen und psychosomatischen Problempatienten wird sowohl die individuelle Vertiefung der Krankengeschichte durch die erweiterte biographische Anamnese oder eine entsprechende tiefenpsychologische Diagnostik angestrebt, als auch neue Modelle der Interaktionsforschung auf die klinische Situation und die Nachbehandlung angewendet. So werden die früher entwickelten Ansätze zur Diagnostik und Behandlung für psychovegetative Patienten und Patienten mit Koronarerkrankungen weitergeführt und neue Modelle mit langfristigen Erfolgskontrollen für die Behandlung schwerer psychosomatischer Erkrankungen, wie der Anorexia nervosa, des Asthma bronchiale, der Colitis ulcerosa usw. (Familienkonfrontationstherapie nach E. Petzold, Coping-Gruppentherapie nach C. Deter) erprobt. Weiterhin wurden die Stationsmodelle nach einer mehrstufigen Akzentuierung der klinischen Psychosomatik auf die Erfordernisse des hohen Krankendurchganges und der breiten internistischen Differentialdiagnostik ausgerichtet und darüber hinaus durch die Intensivierung des Konsiliardienstes, bzw. Einrichtung eines besonderen Stationssettings die Möglichkeiten zu längerfristigen psychosomatischen Behandlungen nach einzel-, gruppen- oder familientherapeutischen Konzepten, inkl. beschäftigungstherapeutischer Ansätze, erweitert.

3. Ambulanz- und Konsiliartätigkeit: Die klinisch-psychosomatische Ambulanz versieht als sog. „Äußere Ambulanz" die Abklärung und Beratung der von Haus- und Fachärzten überwiesenen Problempatienten und als sog. „Innere Ambulanz" den psychosomatischen Konsiliardienst für die Abteilungen des Hauses. Weiterhin werden im Rahmen dieser Ambulanz erweiterte Fallbesprechungen für die Kollegen der Abteilung und des Hauses sowie Balintgruppen durchgeführt. Die Rheumatologische Ambulanz ist − in Absprache mit der Sektion Rheumatologie der Medizinischen Poliklinik − neben der rheumatologischen Grundversorgung von Ambulanz- und Konsiliarpatienten insbesondere um die Aufklärung psychosozialer Faktoren im Umfeld der Erkrankung bemüht.

4. Laborbereich: Mit den Kreislauffunktionsuntersuchungen (fortlaufende Telemetrie von Kreislauf- und Atemfunktionen während des standardisierten Orthostasetestes und psychophysischer Belastungssituationen) werden die

Grundlagen zur Beurteilung vor allem der psychovegetativen Kreislauf- und Atemstörungen gegeben und mit einer breiten biographischen und testpsychologischen Diagnostik verbunden. Das EEG-Labor versorgt vorrangig stationäre und ambulante Patienten der Klinik und ist für die Intensivstationen von besonderer Bedeutung. Die wissenschaftliche Arbeit bezieht sich u. a. auf den Bereich der hepatischen Enzephalopathien.

Innere Medizin III, Kardiologie

WOLFGANG KÜBLER

Eine aus Anlaß der 600-Jahrfeier der Universität herausgegebene Festschrift über die Heidelberger Kliniken sollte gleichermaßen der Tradition verpflichtet sein, die aktuellen klinischen Tätigkeiten berücksichtigen und die wissenschaftlichen Perspektiven aufzeigen.

Eine derartige Darstellung sollte sich folglich nicht eng an veränderliche organisatorische Strukturen halten, sondern versuchen, das Fach auch in der Kontinuität der historischen Entwicklung zu sehen. Die Abteilung Innere Medizin III mit Schwerpunkt Kardiologie wurde formal 1974 eingerichtet. Die Betreuung herzkranker Patienten und kardio-vaskuläre Forschung stellten aber bereits zuvor einen mit unterschiedlicher Intensität und Zielrichtung verfolgten Schwerpunkt der Tätigkeit der Klinik dar. Aus heutiger Sicht sind für die Entwicklung des Fachs die exakte und kritische Patientenbeobachtung und -Betreuung in der Klinik Ludolf von Krehls von besonderer Bedeutung gewesen. Dabei wurden Zusammenhänge zwischen Herzerkrankungen und cerebraler Funktion besonders herausgearbeitet.

Während der Kliniksführung durch R. Siebeck standen Elektrokardiographie und Herzrhythmusstörungen im Vordergrund des wissenschaftlichen Interesses. Das von dem damaligen Oberarzt Spang herausgegebene Lehrbuch der Herzrhythmusstörungen galt viele Jahre lang als das deutschsprachige Standardwerk. Von K. Matthes und seinen Mitarbeitern wurden zahlreiche zukunftsweisende Projekte aufgegriffen, wie Interaktion von kardiovaskulären Erkrankungen und Gerinnungssystem, Einfluß der Herzkreislauffunktion auf Wirkspiegel und Wirkdauer von Medikamenten, akuter Herztod, Mikrozirkulation etc.

In dieser Zeit — Ende der 50er Jahre — wurde in Heidelberg auch bereits die erste Herzkatheteruntersuchung durchgeführt. H. H. Wolter (siehe Beitrag Schettler) griff diese Aktivitäten wieder auf und versuchte mit großem Einsatz und außergewöhnlichem didaktischen Geschick Heidelberg an die führenden kardiologischen Zentren der Bundesrepublik wieder heranzuführen. Sein allzu früher Tod ließ ihn die Früchte seiner Bemühungen nicht mehr ernten; die von ihm als einer der ersten in der Bundesrepublik eingerichtete Intensivstation entspricht in den Grundzügen der modernen Konzeption, die heute noch erhalten ist.

Die 5 Jahre nach Wolters Tod durch Neuberufung auch formal geschaffene Abteilung Innere Medizin III hat ihren Schwerpunkt in der Betreuung herzkranker Patienten. Im Vordergrund der klinischen Tätigkeit steht die Intensivbehandlung von Patienten mit Herzinfarkten und Lungenembolien, schweren

Herzrhythmusstörungen und Herzinsuffizienz. Auf all diesen Gebieten konnten während der vergangenen Jahre entscheidende Verbesserungen in der Behandlung erzielt werden, durch Wiedereröffnung einer verschlossenen Herzkranzarterie beim Herzinfarkt, bzw. einer Lungenarterie bei der Lungenembolie, durch „Optimierung" der Behandlung lebensbedrohlicher Herzrhythmusstörungen mittels programmierter Stimulation und durch Nachlastreduktion, sowie erweiterte Operationsindikation bei Patienten mit Herzinsuffizienz. Dies wird u. a. durch die enge Kooperation mit der Abteilung für spezielle Thoraxchirurgie ermöglicht.

Die kardiologische Ambulanz hat die Aufgabe, in Zusammenarbeit mit den niedergelassenen Kollegen und den Krankenhäusern der Umgebung die Betreuung herzkranker Patienten vor und nach einem herzchirurgischen Eingriff, bei schweren Herzrhythmusstörungen, bei Durchblutungsstörungen des Herzens, bei Herzklappenfehlern und Herzmuskelerkrankungen langfrisitg sicherzustellen. Die bislang immer noch zunehmende Zahl der überwiesenen Patienten belegt die Notwendigkeit einer derartigen engen Kooperation.

Herzkatheteruntersuchungen gelten heute nicht nur der Diagnostik, sie können auch kurativ eingesetzt werden — z. B. zur Beseitigung von Einengungen an den Herzkranzarterien mittels Ballondilatation. Bei über 2500 Herzkatheteruntersuchungen im vergangenen Jahr wurde dieses Verfahren bei rund 10% der untersuchten Patienten eingesetzt. Die Ballondilatation stellt eine Ergänzung, in Einzelfällen auch eine Alternative zur Bypass-Operation dar.

Die wissenschaftlichen Konzepte leiten sich zwar prinzipiell aus den klinischen Problemstellungen ab, dabei werden aber auch Fragen der Grundlagenforschung angesprochen und bearbeitet. Klinische Patientenversorgung auf modernem Stand und klinisch orientierte Forschung bedingen sich wechselseitig; klinisch orientierte Forschung muß deshalb stets auch ein relativ breites Spektrum abdecken und kann sich nicht auf einen besonders aktuellen Aspekt beschränken. Stichwortartig lassen sich die Forschungsthemen der Mitarbeiter der Abteilung folgendermaßen zusammenfassen:

- Quantifizierung der Pumpfunktion des Herzens und seiner Leistungsfähigkeit unter physiologischen und pathologischen Bedingungen.
- Untersuchungen der Mikrozirkulation des Herzens als Krankheitsursache und als Angriffspunkt antianginös wirksamer Medikamente.
- Identifizierung von Patienten mit lebensbedrohlichen Herzrhythmusstörungen und Maßnahmen zu ihrer Behandlung.
- Möglichkeiten zur Verbesserung der Frühmortalität und der Langzeitprognose von Patienten mit Herzinfarkt durch Verkleinerung des Infarktareals.
- Beeinflussung sog. Risikofaktoren der koronaren Herzerkrankung mit dem Ziel, das Fortschreiten der Erkrankung zu verlangsamen.
- Regulationsmechanismen bei der Herzinsuffizienz und ihre therapeutische Beeinflussung.
- Regulation der Koronardurchblutung unter physiologischen und pathologischen Bedingungen.
- Entwicklung neuer sensitiver und spezifischer Verfahren zur Herzinfarktdiagnostik.

- Untersuchungen zur veränderten Medikamentenwirkung im Sauerstoffmangel.
- Pathophysiologie und therapeutische Möglichkeiten beim hohen Blutdruck.
- Das sympathische System als therapeutischer Ansatz bei kardiovaskulären Erkrankungen.
- Verbesserung der Diagnostik kardialer Erkrankungen durch Quantifizierung der bei Langzeitüberwachung zu erhebenden Daten.
- Verbesserung der nicht-invasiven Diagnostik kardialer Erkrankungen mittels Echokardiographie.

Innere Medizin IV, Gastroenterologie

BURKHARD KOMMERELL

Anfänge der Gastroenterologie gehen auf Frerichs zurück, der 1858 das erste Lehrbuch über die Lebererkrankungen schrieb. Später folgten gesonderte Lehrbücher über den Magen-Darm-Kanal, und inzwischen hat sich die Gastroenterologie als selbständiges Fach innerhalb der Inneren Medizin ausgeweitet. Heute steht sie in engster Verbindung mit der Pathologischen Anatomie, Chirurgie, Röntgenologie, Stoffwechsel, Biochemie, Bakteriologie und Infektionskrankheiten. Durch diese Palette von interdisziplinärer Verbindung ist die Gastroenterologie einem ständigen Wandel und Entwicklung begriffen, was eine fortwährende Neuorientierung notwendig macht. Die Röntgenologie war der erste entscheidende Schritt in der modernen Diagnostik der Gastroenterologie. Es folgte bald die Endoskopie (Magen-Darm-Spiegelung), die 1868 erstmals von dem auch in Heidelberg tätigen Dozenten Kußmaul bei einem Schwertschlucker durchgeführt wurde. Von Mikulicz wurde 1881 ein starres Endoskop, von Wolf und Schindler 1932 und von Hirschowitz 1958 das moderne Fiberendoskop entwickelt. In der Zwischenzeit gelingt es mit den flexiblen Endoskopen nicht nur fast den gesamten Magen-Darmkanal zu besichtigen und aus den einzelnen Abschnitten Probebiopsien zu entnehmen, sondern es können damit auch Gallengänge mit Kontrastmittel aufgefüllt und dargestellt werden. Darüber hinaus wurde durch die operative Endoskopie (Polypenabtragung, Blutstillung mit Laser oder chemischen Substanzen, Gallengangsschlitzung, Gallensteinentfernung und -zertrümmerung u. a.) die Therapie bei einzelnen Erkrankungen völlig verändert.

Frerichs führt in der Mitte des 19. Jahrhunderts die erste Leberpunktion durch, 1927 wurde erstmals eine Leberspiegelung vorgenommen. Diese Methode ist heute durch die außerordentlichen Bemühungen von Kalk eine Standardmethode geworden. Schließlich haben die Sonographie und Computertomographie in diesem Jahrzehnt die Diagnostik in der Gastroenterologie außerordentlich befruchtet und auch vereinfacht. Heute ist mit Hilfe moderner biochemischer Nachweisverfahren, der Endoskopie und der bildgebenden Verfahren ein hoher diagnostischer, und therapeutischer Standard in der Gastroenterologie erreicht.

In diesem Umbruch von neuen umfangreichen Kenntnissen und Techniken in der Gastroenterologie erkannte G. Schettler schon frühzeitig die Notwendigkeit einer weiteren Spezialisierung in dem Fach Innere Medizin. Mit als erster Klinikleiter hat er die heutige Departmentstruktur von Universitätskliniken schon im Jahre 1972 verwirklicht und mit Hilfe des Landes Baden-Württemberg Ordinariate für Kardiologie, Gastroenterologie und Allgemeine klinische und psychosomatische Medizin eingerichtet. Seit 1972 vertrete ich im Rahmen der Inneren Medizin den Schwerpunkt Gastroenterologie an der Ludolf-Krehl Klinik in Heidelberg. Wesentliche Voraussetzungen für eine funktionierende Departmentstruktur ist die Konsiliarpflicht anderer Fachspezialitäten und eine regelmäßige Rotation der Assistenten auf den einzelnen Departmentstationen. Es ist besonders hervorzuheben, daß diese beiden essentiellen Faktoren in der Ludolf-Krehl Klinik ganz hervorragend funktionieren und von jedem der Abteilungsleiter intensiv gepflegt werden.

Bei der Übernahme dieses Ordinariats im Jahre 1972 war in der Klinik wenig Substanz in der Gastroenterologie vorhanden. Erste Aufgabe bestand darin, eine moderne klinische Gastroenterologie aufzubauen. Es wurden gastroenterologische Schwerpunktstationen geschaffen, die durch die zahlreichen Beziehungen zwischen Gastroenterologie und Infektionskrankheiten im I-Bau etabliert wurden. Dadurch war es möglich, spezielle gastroenterologische Krankheiten nach den neuesten Erkenntnissen zu behandeln. Durch eine eingegliederte Intensiveinheit werden gastroenterologisch schwerstkranke Patienten durch besonders geschulte Ärzte und Schwestern betreut. Entsprechende Laboratoriumseinrichtungen für die spezielle Diagnostik in der Gastroenterologie wurden eingerichtet. Dank der großzügigen Hilfe des Landes Baden-Württemberg war es möglich, daß im Erdgeschoß eine moderne Endoskopie mit sieben Untersuchungsplätzen, Röntgengerät und Sonographiegerät aufgebaut werden konnte. Da diese Einheit in direktem Anschluß an die Tumorambulanz erstellt worden ist, ist eine sehr fruchtbare Zusammenarbeit mit den Onkologen möglich. Mit dieser neuen Einheit können neben modernen diagnostischen (Magen-Darm-Endoskopie, endoskopische Gallengangs- u. Pankreasgangdarstellung, sonographische Feinnadelpunktion von Leber, Pankreas und Tumoren, Leberspiegelung u. a.) auch endoskopisch-therapeutische Verfahren durchgeführt werden (endoskopische Gallengangsspaltung und Gallensteinentfernung, chemische Steinauflösung mittels Sonde, endoskopische Einführung von Gallengangsprothesen, Polypektomie, Oesophagusvarizensklerosierung, Laserung von Magenblutungen, Oesophagusdilatationen u. a.).

Die wissenschaftlichen Aktivitäten wurden durch die Schwerpunktbildung erheblich erweitert. Zahlreiche Probleme von Leber- und Gallenerkrankungen, von Darmkarzinomentstehung und -Behandlung wurden bearbeitet und veröffentlicht. Es bestehen enge Beziehungen zu internationalen Wissenschaftlern, die die wissenschaftliche Arbeit ganz erheblich befruchten.

Medizinische Poliklinik

WERNER HUNSTEIN

Die ersten Medizinischen Polikliniken entstanden als „Ambulatorische Kliniken" zur unentgeltlichen Behandlung armer Patienten, wobei Hausbesuche inbegriffen waren. Als Gegenleistung stellten sich die Patienten zum Unterricht zur Verfügung. Mit der wachsenden Bedeutung, die man den Medizinischen Polikliniken als Vorschule der ärztlichen Praxis beimaß, kam es in der zweiten Hälfte des 19. Jahrhunderts mancherorts zu einer Trennung von Medizinischer Klinik und Medizinischer Poliklinik mit der Gründung selbständiger Institute.

Zwar wurde in Heidelberg bereits 1743 eine kostenlose Armensprechstunde geplant, die von den Professoren für die Studenten abgehalten werden sollte. Aber erst 1805 institutionalisierte Jakob Fidelis Ackermann (1805–1815) die Poliklinik als „Institutum Policlinicum Medico-Chirurgicum". Dies war spät verglichen mit Halle, wo man schon seit 1717 einen poliklinischen Unterricht durchführte, jedoch reiht sich dieses Datum in ähnliche Gründungen an anderen namhaften Universitäten ein (Göttingen 1773, Kiel 1785, Leipzig 1812, Straßburg 1872). Erst 1815 wurde die Heidelberger Medizinische Klinik durch Conradi eröffnet, der die Poliklinik zunächst zugeordnet war; 1856 erfolgte dann die Trennung. Die Zahl der untersuchten Patienten war noch 1857 mit 374 relativ bescheiden; 1885 waren es schon 3204 und heute werden über 12 000 Patienten pro Jahr untersucht; ein Großteil davon im Rahmen von Konsiliaruntersuchungen innerhalb des Klinikums.

Auf Anregung von Oswald Vierordt (1890–1906) wurde 1906 das heute bestehende Hauptgebäude der Medizinischen Poliklinik in der Hospitalstraße errichtet. Auf Vierordt lösten sich Wilhelm Fleiner (1906–1924), Siegfried Thannhauser (1924–1927), Kurt Oehme (1928–1952) und Herbert Plügge (1952–1969) als Leiter der Poliklinik ab. Der jetzige Leiter, Werner Hunstein, wurde 1971 berufen.

Die Poliklinik gehört zum Zentrum für Innere Medizin der Universität Heidelberg als eigenständige Abteilungsgruppe. Die Poliklinik ist in Abteilungen gegliedert, und zwar die Abteilung für Innere Medizin V, der eigentlichen Medizinischen Poliklinik mit dem Schwerpunkt Hämatologie/Onkologie (W. Hunstein), die Abteilung Innere Medizin VI, Schwerpunkt Endokrinologie (R. Ziegler), und in der Abteilung für Innere Medizin VII, Schwerpunkt Pathophysiologie und Sportmedizin (H. Weicker).

Die räumliche Ausstattung der Medizinischen Poliklinik ist in den letzten zehn Jahren wesentlich verbessert worden. Nach Auszug der experimentellen Krebsforschung wurden deren Gebäude übernommen. Hier sind inzwischen zahlreiche Forschungslabors angesiedelt sowie das chemische Labor und die Bibliothek. Die Abteilung für Sportmedizin und Stoffwechsel konnte das freigewordene Gebäude des immunologischen Institutes beziehen. Die verschiedenen Bettenstationen waren lange Jahre behelfsmäßig in verschiedenen Gebäuden des Altklinikums untergebracht. 1976 wurde das Hauptgebäude der Poliklinik ausgebaut, der Ambulanzabschnitt im Erdgeschoß nach modernen Gesichtspunkten umgebaut und die Röntgenabteilung wesentlich modernisiert. Wenig später erfolgte der Umbau der Bettenstation im zweiten Obergeschoß in eine hämatologisch-onkologische Intensivstation. Hier finden sich jetzt auch vier Betten mit reverser Isolation zur hämatologisch-onkologischen Intensivtherapie. Abschluß der Baumaßnahmen war der Neubau eines Bettenhauses. Im Frühjahr 1983 konnte der nach modernen Gesichtspunkten gestaltete und durch eine Brücke mit dem Hauptgebäude verbundene neue Bettentrakt eingeweiht werden. Diese baulichen Maßnahmen machten aus der Poliklinik eine kompakte, räumlich ansprechende Organisationseinheit.

Neben den baulichen Maßnahmen wurden auch organisatorische Anstrengungen unternommen, um die Effizienz, insbesondere die der ambulanten Patientenversorgung, zu verbessern. Es wurden Spezialsprechstunden für Hämatologie/Onkologie, Rheumatologie, Kardiologie (in Zusammenarbeit mit der Abteilung Innere Medizin III, Kardiologie), Gastroenterologie und Hypertonie eingerichtet. Besonders die hämatologisch-onkologische und die rheumatologische Spezialsprechstunde werden in den letzten Jahren stark in Anspruch genommen. Dies verdeutlicht, daß hier ein wirkliches Bedürfnis von Patienten und niedergelassenen Ärzten angesprochen wurde. Schließlich konnte eine Bestellpraxis eingeführt werden mit telefonischer Vergabe von Untersuchungsterminen und entsprechend kurzen Wartezeiten.

Im stationären Bereich ist mit der Eröffnung einer diagnostischen Station für Patienten, die sich selbst versorgen können, ein neuer Weg beschritten worden. Es handelt sich um eine „Tagesklinik" mit hotelartigem Charakter. Hierdurch wird zum einen der organisatorische Ablauf schwieriger diagnostischer Untersuchungsabläufe wesentlich vereinfacht, zum anderen ist der sonst zwangsläufige Eingriff in die Intimsphäre der Patienten wesentlich abgeschwächt.

Die Leistungen der Medizinischen Poliklinik im Jahre 1983 gliedern sich wie folgt auf: ambulante Behandlungsfälle 31 320; stationäre Patienten 2850; Röntgen-Leistungen 91 518; Ultraschall 2717; Sternalpunktionen, Knochenmarkbiopsien und Auswertung 1338; immunolog. Typisierung von Lymphom- und Leukämiezellen 296; Leistungen des Radioimmunologischen Labors 12 303; Endoskopien 688; EKG + Ergometrie + Langzeit-EKG 11 317; klinisches Labor (Blutentnahme, Blutbild, Urinanalysen, Blutgasanalysen, Gerinnung) 322 778; chemisches Labor 538 083.

In den letzten Jahren haben sich in der Medizinischen Poliklinik verschiedene Arbeitsgruppen entwickelt, die *experimentelle Forschung* über ein breitgestreutes Themenfeld betreiben. Die einzelnen Richtungen seien kurz skizziert:

Hämatologisch-onkologische Forschungsprojekte:

- Herstellung monoklonaler Antikörper gegen maligne Lymphome und lymphatische Leukämien zur Klassifizierung verschiedener Zelltypen (Dörken, Pezzutto, Frau Kiesel).
- Herstellung antiidiotypischer monoklonaler Antikörper gegen individuelle maligne Lymphome zur therapeutischen Intervention (Dörken, Pezzutto, Frau Kiesel).
- In vitro Induktion der Differenzierung der normalen und leukämischen Lymphozyten der T-Reihe durch Thymushormone. Klinische Erprobung von Thymushormonpräparationen bei verschiedenen hämatologischen Systemerkrankungen (Ho).
- Untersuchung des Purinstoffwechsels bei lymphatischen Leukämien und malignen Lymphomen; lymphatische Neoplasien weisen charakteristische Enzymmuster auf; durch spezifische Enzymhemmer können neoplastische Subpopulationen eliminiert werden (Ho).
- Die Verwendung der autologen Knochenmarkstransplantation bei der Behandlung von akuten und chronischen Leukämien. Dieses komplexe und noch experimentelle klinische Ziel ist zum einen die Behandlung der akuten Leukämie durch Entnahme von Knochenmark in der Remission, Kryopräservation und Rückinfusion des bei $-196\,°C$ aufbewahrten Knochenmarks in der Phase der Remission. Es werden z. Z. Versuche durchgeführt, die Resttumorzellen im entnommenen Knochenmark entweder durch in vitro-Zytostatikabehandlung oder aber durch Inkubation mit spezifischen monoklonalen zytotoxischen Antikörpern zu entfernen.
  Eine weitere Möglichkeit zur Elimination von Resttumorzellen, an der gearbeitet wird, ist die Verwendung von Immuntoxinen (an Antikörper gekoppelte Toxine) (Dörken).

Die gastroenterologische Arbeitsgruppe befaßt sich vor allem mit der Bedeutung gastrointestinaler Hormone, insbesondere Gastrin, Somatostatin, Neurotensin und pankreatischem Polypeptid (Feurle).
Daneben ist die Medizinische Poliklinik an mehreren Studien bezüglich der Therapie des Morbus Crohn und des Ulcusleidens beteiligt (Feurle, Bröker).

Die Arbeitsgruppe Hypertonie befaßt sich vor allem mit dem Ionen-Transport an Erythrozyten-Membranen bei Hypertonie, Hyperthyreose, Hypokaliämie und Schwangerschaft. Es finden sich charakteristische Abweichungen, die möglicherweise diagnostisch verwendet werden können. Daneben wird die Rolle des natriuretischen Hormons in der Pathogenese des essentiellen Hypertonus untersucht (Gless, Schaz).

Projekte der Schilddrüsenforschungsgruppe:

- Klinische Anwendung der Thyreoglobulinbestimmung bei der Nachsorge des differenzierten Schilddrüsenkarzinoms: Eine retrospektive und prospektive Analyse in Zusammenarbeit mit der Schilddrüsentumornachsorge der Universitäts-Strahlenklinik [Stumpf, Kimmig (Strahlenklinik), Hüfner].

97

- Entwicklung monoklonaler Antikörper gegen Thyreoglobulin und Schilddrüsenmembranantigene.
  Diese Antikörper sollen später zur Lokalisation nicht jodspeichernder Metastasen und evtl. therapeutisch eingesetzt werden (Heilig, Hüfner, Dörken).
- Untersuchung des peripheren Schilddrüsenhormonstoffwechsels in der Ratte [Kunz, Schimassek (Biochemisches Institut), Hüfner].

Arbeitsgruppe Rheumatologie (Seitz, in Zusammenarbeit mit dem Immunologischen Institut). Es wird die Monozytenfunktion bei entzündlichen rheumatischen Erkrankungen bezüglich ihrer Fähigkeit der Prostaglandinsynthese und der Antigen-Präsentationseigenschaft untersucht. Es finden sich hier charakteristische Unterschiede bei den verschiedenen rheumatischen Erkrankungen, die diagnostisch ausgenutzt werden können.

Daneben wird untersucht, ob Immunmodulatoren, wie Interferone oder Interleukine, die defekte Funktion der Monozyten bei der rheumatoiden Arthritis wieder herstellen können. Hierdurch erhofft man sich, neue therapeutische Ansätze für die Therapie der rheumatoiden Arthritis zu finden.

Nun zu den *Zukunftsperspektiven* der Medizinischen Poliklinik. Die geschichtliche Entwicklung hat aus dem Institutum Policlinicum Medico Chirurgicum mit seinen vielfältigen Aufgaben eine Medizinische Klinik entstehen lassen, die teils ambulante, teils stationäre Patientenversorgung betreibt und in Zusammenarbeit mit den anderen Einrichtungen des Universitätsklinikums alle Möglichkeiten der modernen Inneren Medizin bietet, wobei ein Schwerpunkt auf der ambulanten Patientenversorgung liegt. Dies führt zwangsläufig zu einem engeren Kontakt zu den niedergelassenen Kollegen und findet seinen Niederschlag in der augenblicklichen öffentlichen Diskussion über Wert und Funktion der Polikliniken im Rahmen der Universitätskliniken. Die Medizinische Poliklinik hat sich nie als Konkurrenz für die niedergelassenen Ärzte betrachtet. Es war immer erklärte Politik der Klinik, die an sie gestellten diagnostischen oder therapeutischen Fragen mit größtmöglicher Kompetenz zu beantworten, jedoch den Patienten nicht an sich zu binden, sondern unter der kontinuierlichen Führung des behandelnden Arztes zu belassen. Gerade die ambulante Patientenversorgung bietet für dieses Konzept ideale Voraussetzungen. Die Richtigkeit dieser Ansicht zeigt die Zusammenarbeit mit mehr als 1600 niedergelassenen Kollegen durch deren Überweisung von Patienten an unsere Klinik. Wir fühlen uns als Schaltstelle zwischen der medizinischen Forschung und der praktischen angewandten Medizin, die möglichst effizient und direkt neue gesicherte medizinische Kenntnisse und Fortschritte an die Praxis weitergeben soll. Das Medium dieses engen Gedankenaustausches ist der intensive briefliche und telefonische Kontakt mit dem behandelnden Arzt, um den wir uns bemühen sowie die Fortbildungsveranstaltungen, die die Medizinische Poliklinik anbietet. Daher wird die Poliklinik zu Recht als ideale Ausbildungsstätte für angehende niedergelassene Internisten und Ärzte für Allgemeinmedizin angesehen.

Innere Medizin VI, Endokrinologie

REINHARD ZIEGLER

Die Endokrinologie stellt innerhalb der Inneren Medizin ein verhältnismäßig junges Gebiet dar. Besondere Interessen an anteiligen Erkrankungen lassen sich an der Medizinischen Poliklinik und bei ihren Trägern recht früh feststellen. So hat Tannhauser Stoffwechseluntersuchungen etwa bei Akromegalen durchgeführt. Sein Nachfolger Oehme war besonders auf dem Gebiet des Wasser- und Salzhaushaltes forscherisch tätig – die innere Sekretion faszinierte ihn. Bahnbrechend war hier die Auffindung der thyreotropen Hypophysenvorderlappenfunktion und ihres entsprechenden Hormons.

In diesem für die Endokrinologie günstigen Klima hat sich Bahner als Oehmes Schüler das Verdienst der Intensivierung der Beschäftigung mit den endokrinologischen Krankheitsbildern in Klinik und Forschung erworben. Er habilitierte sich in Heidelberg über Hypophysenvorderlappen- und Intermediärstoffwechsel, danach baute er konsequent eine endokrinologische Sprechstunde und klinische Versorgung auf, die überregional weites Ansehen gewann. Forscherisch stellten Fett- und Magersucht besondere Schwerpunkte seiner Tätigkeit dar, daneben der Komplex der Schilddrüsenerkrankungen. Bahners Einsatz wurde von der Medizinischen Fakultät honoriert, indem zunächst ein Extraordinariat für Endokrinologie eingerichtet wurde (1963), das 1967 in den ersten Klinisch-endokrinologischen Lehrstuhl umgewandelt wurde. Nach Bahners verfrühtem Tod (1978) wird die Abteilung seit 1979 von dem Pfeiffer-Schüler Ziegler geleitet.

Der Schwerpunkt der klinischen Tätigkeit liegt im ambulanten Bereich – die der Abteilung zugehörige Bettenstation dient vor allem diagnostischen Problemen, aber auch der Behandlung kritischer Entgleisungen endokrinologischer Krankheitsbilder. Schilddrüsenerkrankungen stehen zahlenmäßig an erster Stelle, bedingt durch die Zugehörigkeit zum Lande Baden-Württemberg mit zweithäufigster Kropffrequenz nach Bayern. Besonderer Einsatz gilt der Betreuung von Schilddrüsen-Carcinomen. Hierbei findet eine enge Kooperation mit der Chirurgischen und der Strahlenklinik statt, mit denen gemeinsame Sprechstunden abgehalten werden. Überregional werden Patienten mit C-Zellcarcinom betreut; das dabei als Tumormarker meßbare Calcitonin stellt auch einen Forschungsschwerpunkt dar. Bei den Hypophysenerkrankungen fallen sowohl die Probleme der Überfunktionen als auch der Unterfunktion an – neue Behandlungsprinzipien medikamentöser Art (Dopamin-Agonisten, Somatostatin-Analoga) erweisen sich als zukunftsträchtig. Weiterhin werden Krankheiten des endokrinen Pankreas, der Nebennieren und der Gonaden (vor allem des

Mannes) betreut. Kooperationen bestehen mit der Stoffwechselabteilung der Poliklinik, stationär werden Insulinpumpen-Träger eingewiesen.

Breiten Raum nehmen die Erkrankungen des Calciumstoffwechsels ein – die endokrinologische Osteologie wurde teilweise mit dem jetzigen Abteilungsleiter von Ulm nach Heidelberg verpflanzt. Patienten mit Hyperparathyreoidismus, Osteoporose und Morbus Paget werden nicht nur abgeklärt und behandelt, sondern dienen auch langjährigen Forschungsprojekten zur Genese und medikamentösen Beeinflußbarkeit derartiger Osteopathien. Neue Behandlungsprinzipien wie das Calcitonin und die Diphosphonate wurden in Deutschland erstmals in der Arbeitsgruppe erprobt, zweite Generationen derartiger Wirkstoffe befinden sich im Stadium klinischer Forschung.

In der Abteilung werden in DFG-Projekten intensive Forschungen der calciotropen Hormone und ihrer Einwirkungen auf den Knochen betrieben. Tierexperimentelle Modelle der Tumor-Hypercalciämie und der Osteoporose werden mit radioimmunologischen Methoden, Extraktionsverfahren von humoralen Wirkstoffen, physikalischen und histologischen Techniken der Knochenanalyse beforscht. Aktuell ist ein Modell der Osteoporose hervorzuheben, das begleitend zu entzündlichen Prozessen bei der Ratte auftritt und möglicherweise auch einen Faktor bei der menschlichen Osteoporose darstellen könnte. Forschungsarbeiten zur Erklärung der Genese sind hier im Gange.

Intensiv wird auch Calcitonin erforscht. Hier gelang es, durch intensive Studien zur Sekretion des Hormons im Tierversuch im Vergleich zu den Bedingungen beim Menschen mit normaler oder Überproduktion von Calcitonin neue Einblicke zu gewinnen, die das übliche physiologische Bild des Hormons zu ändern scheinen. Gleiches gilt für die Wirkung des Hormons am Endorgan. Die Relevanz der Befunde ergibt sich aus der therapeutischen Verwendung des Calcitonins beim Menschen, die in Kenntnis der neuen experimentellen Daten gezielter und damit auch wirksamer erfolgen könnte.

Innere Medizin VII, Pathophysiologie und Sportmedizin

HELMUT H. WEICKER

Baden-Württemberg ist das einzige Bundesland, in dem die sportmedizinischen Lehrstühle und Abteilungen in der klinischen Fakultät angesiedelt sind und auf dem Gebiet der Lehre und Forschung eng mit den sportwissenschaftlichen Lehrstühlen kooperieren. Diese Organisationsform erwies sich für die Weiterentwicklung der Sportmedizin als besonders wertvoll, da die Lehrstuhlinhaber und die Assistenten eine fundierte klinische Ausbildung im Fach innere Medizin oder Orthopädie besitzen und ein ständiger Kontakt zu der medizinischen Weiterentwicklung in Diagnostik und Therapie besteht. Auf der praktischen und wissenschaftlichen sportmedizinischen Arbeitsweise ist die Lehre fundiert, die sowohl für die Studenten des Faches Sport und Sportwissenschaften obligat in Pflichtvorlesungen, Seminaren und Kursen durchgeführt wird. Für die Mediziner werden fakultative Lehrveranstaltungen angeboten. Neben diesen Lehrveranstaltungen für die Studenten werden regelmäßig Seminare für Trainer und Übungsleiter sowie Fortbildungskurse für Ärzte zum Erwerb des Zusatztitels Sportmedizin durchgeführt.

Folgende *praktische sportmedizinische und klinische Aufgaben* werden wahrgenommen:

1. Die Spitzensportler werden einmal pro Jahr zur Gesundheitsuntersuchung einbestellt und je nach Bedarf Leistungsdiagnostiken zur sportmedizinischen Trainingssteuerung vorgenommen.

2. Bei den Angehörigen des Landeskaders wird der gleiche Untersuchungsplan durchgeführt.

3. Bei Förderungen und Talentauswahl werden entsprechend der Fragestellungen die sportmedizinischen Überprüfungen variiert. Gleiches gilt auch für Problemfälle aus dem Schulsport.

4. Bei Freizeit- und Breitensport wird konsiliarisch bei Anfrage von betreuenden Ärzten die Belastungsfähigkeit ausgetestet und sportspezifische Beratungen vorgenommen sowie Empfehlungen für Belastungsintensität und Dauer entsprechend des klinischen Befundes gegeben.

5. In Prävention und Rehabilitation wird die klinische Untersuchung je nach Art der Risikogruppe intensiviert und die Belastungs- und Regenerationsfähigkeit in angepaßter Form ausgetestet.

6. In der klinischen Abteilung werden neben allgemeinen internistischen Patienten vorwiegend die Erkrankungen betreut, bei denen körperliche Aktivierung in Prävention und Rehabilitation einen Stellenwert haben.

7. Bei den Diabetikern wird im Rahmen der Gesamtbetreuung des Krankheitsbildes die Selbstüberwachung gefördert und bei geeigneten Fällen die körperliche Aktivierung in Diabetikersportgruppen durchgeführt, die von einem Arzt und einem speziell ausgebildeten Übungsleiter betreut werden.

8. Ähnlich der Diabetikersportgruppe ist auch die Coronarsportgruppe, an der auch geeignete Patienten mit Hypertonie teilnehmen, von einem Arzt und einem speziellen Übungsleiter betreut.

9. Bei Dialysepatienten wird ein vorsichtig dosiertes körperliches Übungsprogramm angeboten und ebenfalls ärztlich überwacht sowie von einem speziellen Übungsleiter vorgenommen.

In der *Lehre* wird eine Eingangsvorlesung über Leistungsphysiologie und ihre sportmedizinische Anwendung für Studenten dieses Faches angeboten sowie ein Seminar über sportmedizinische Gesichtspunkte bei Trainingslehre und Trainingssteuerung und zwei Seminare über praktische Sportmedizin. Weiterhin werden 30−40 Zulassungsarbeiten in der Sportmedizin pro Jahr von den Studenten des Faches Sport und Sportwissenschaft erstellt. Die Arbeiten entsprechen kurzen Diplomarbeiten und sind von wissenschaftlichem Wert. Bei den Besten stellen sie die Grundlage zu einer fortführenden Promotion dar.

Für die Medizinstudenten wird ein sportmedizinisches Seminar und ein sportmedizinischer Untersuchungskurs fakultativ angeboten, begleitet von einer sportpraktischen Ausbildung in Zusammenarbeit mit dem Institut für Sport und Sportwissenschaft. Etwa 20−30 Doktoranden pro Jahr erstellen ihre Dissertation im Gebiet Sportmedizin.

Nun zur *wissenschaftlichen Tätigkeit.* In den letzten Jahren wurden folgende Themen untersucht: Metabolische Anpassung bei unterschiedlicher Belastung nach Dauer und Intensität und ihre hormonelle Regulation. Hierbei wurden auch besonders die Regenerationsvorgänge nach Mehrfachbelastungen berücksichtigt. Das Prinzip der leistungssteigernden Superkompensation wurde näher charakterisiert. Neben der Substrat- und Hormonregulation wurden auch die motorische Anpassung und morphologische Adaptation der Muskelfasertypen untersucht und die wichtige Frage der Rekrutierung und des Typenwandels zwischen den einzelnen Muskelfasertypen charakterisiert. Weiterhin sind die Glucosehomöostase durch metabolische Anpassung und Gluconeogenese für Belastungen sehr wichtig und wurden in eingehenden Untersuchungsreihen bearbeitet. Zahlreiche Untersuchungen über belastungsbedingte Zellrezeptorenadaptation sowohl bei Insulin als auch bei Katecholaminrezeptoren wurden an Lymphozyten, Monozyten, Thrombozyten und Fettzellen als Targetzellen mit spezifischen Liganden bei unterschiedlichen Belastungsformen untersucht. Schwerpunkt der laufenden Untersuchung ist die adrenerge Regulation, wobei durch Differenzierung der Serum- und Urinkatecholamine und ihrer Metaboliten mit der High Performance Liquid Chromatography und elektrochemischer Detektion große Serien bei verschiedenen Sportdisziplinen und Krankheitsbildern untersucht werden können. Durch den Nachweis der sulfatierten Katecholamine mit unterschiedlicher Rezeptoravidität gegenüber den freien Katecholaminen ergaben sich dabei grundlegende neue Konzepte für die adrenerge

Regulation. Die Kenntnis dieser Regulationsvorgänge sind z. T. dem Kliniker noch nicht bekannt und noch nicht in die Trainingssteuerung der Sportwissenschaft integriert. Da die Abteilung nur 4 Planstellen für Assistenten besitzt, ist die Arbeitsintensität bei den zahlreichen Lehraufgaben, der wissenschaftlichen Tätigkeit und den klinischen Aufgaben sehr stark. Nur durch eine gute koordinative Arbeitsweise ist dieses Pensum zu erledigen, um so mehr, da in klinisch-chemischen Laboratorien die Eiweißelektrophoresen, die Immunelektrophoresen und einige spezielle Metaboliten und die Katecholamine in Urin und Serum sowie ihre Metaboliten für das Klinikum untersucht werden.

Kinderklinik

HORST BICKEL

Die Pädiatrie hat in Heidelberg eine große, wenngleich relativ kurze Tradition. Während in Paris 1802 in der Rue de Sèvre aus einem Waisenhaus das heute noch bestehende „Hôpital des enfants malades" mit 300 Betten als erstes Kinderkrankenhaus der Welt gegründet wurde und in der Berliner Charité 1830 die erste stationäre Kinderabteilung Deutschlands entstand, verstrichen weitere Jahrzehnte, bis in anderen deutschsprachigen Universitäten wie Leipzig, Wien, Prag, München und Würzburg Kinderabteilungen eröffnet wurden. An einigen der übrigen vierzehn deutschen Hochschulen nahmen sich private Stiftungen und medizinische Polikliniken der kranken Kinder an. Erst am 1. Juli 1860 wurde unter von Dusch die klinische Kinderheilkunde in Heidelberg in gemieteten 2 Zimmern mit sieben teilweise geliehenen Betten als wohltätige Stiftung etabliert, obwohl − nach einem Urteil von Kußmaul − die Heidelberger Medizinische Fakultät bereits seit Ende des 18. Jahrhunderts „aus einer verachteten medizinischen Schule zu einem modernen Salerno" geworden war, „wohin Kranke aus allen Teilen der Welt kamen, um Hilfe zu suchen". Die Kinder wurden von einer erfahrenen Wärterin und einer Köchin betreut. Erst 1919 wurde in Heidelberg ein ordentlicher Lehrstuhl für Pädiatrie mit selbständiger Prüfung eingerichtet. 1923 wurde die nach Moros Worten mit 200 Betten „größte Kinderklinik des Reiches" als Universitätskinderklinik Heidelberg „vom Staat in Anlehnung an die Verwaltung des Akademischen Krankenhauses weiter geführt", nachdem sie 63 Jahre mühsam mit Stiftungsgeldern erhalten und fortentwickelt worden war.

Wie läßt sich die späte Verselbständigung der Pädiatrie nicht nur in Heidelberg erklären? Die Schriften von Hippokrates, Celsus, Aretajus, Soranos und Galen enthalten zahlreiche Angaben über Kinderkrankheiten, auch aus der arabischen Medizin kamen mit Razes und Avicenna ein Jahrtausend später viele pädiatrische Impulse. Vielleicht wurden Kinderkrankheiten und Kindersterben zu lange als gottgegebenes Schicksal hingenommen, wie aus dem erschütternden Bildnis und Text des Heidelberger Totentanzes um 1465 mit der Klage des Kindes zu entnehmen ist: „Awe liebe mutter meyn − Eyn swarzer man zeut mich do hyn − wy wiltu mich nw vorlan − Nw muss ich tanzen und kan noch nicht gan." Auch Unsicherheit und Scheu vor dem fragilen Organismus des Säuglings und Kleinkindes mögen eine Rolle gespielt haben. Ähnlich wie die bildende Kunst das Kind lange als Miniatur-Erwachsenen gesehen hat, war auch den Ärzten nicht klar, daß Kinder Wesen mit besonderen physiologischen und psychologischen Reaktionsweisen sind und ihre Krankheiten spezifische

104

Probleme bieten. Dabei betonte schon Franz Anton May (1742–1814), Geburtshelfer und Lehrer an der hohen Schule zu Heidelberg: „Sie sehen, liebster Freund, daß der Arzt bey Kinderkrankheiten Argus-Augen haben müsse, um die oft sehr geheimen Ursachen ihrer Leiden zu finden."

Während sich May und sein Nachfolger Naegelé vornehmlich der Krankheiten und Pflege des Säuglings annahmen, war die medizinische Poliklinik für ältere Kinder zuständig. Die Abnabelung der Kinderheilkunde von der inneren Medizin des Erwachsenen bereitete nicht nur in Heidelberg, sondern z. B. auch in England bis in unser Jahrhundert erhebliche Schwierigkeiten. Der Kampf des jungen Dozenten für innere Medizin Posselt gegen den berühmten Internisten und Hofrat Puchelt um die Eigenständigkeit der Pädiatrie wurde – wie vorauszusehen – von Posselt 1840 verloren. Erst ein Mann vom Schlage Duschs, der Idealismus und Weitsichtigkeit mit großer Energie, Geschicklichkeit und gesellschaftlichem Einfluß verband, vermochte die Gründung der ersten bescheidenen Heimstätte der Heidelberger Pädiatrie durchzusetzen. Der bemerkenswerte Opferwille aller Stände unserer Stadt und des Landes Baden sowie das von der Gründung der Klinik über 63 Jahre bis zu ihrem Tod am 23. April 1923 tatkräftige, persönliche Engagement der Großherzogin Luise von Baden für ihre Luisenheilanstalt, und die Unterstützung durch den badischen Adel haben die bauliche, ärztliche und pflegerische, schließlich pädagogische und wissenschaftliche Entwicklung bis in die Gegenwart erst möglich gemacht. Wie lebendig das Werk der Großherzogin weiterwirkt beweist die Tatsache, daß es heute noch Gegenden des Odenwalds gibt, denen die „Heidelberger Kinderklinik" nicht viel sagt, für die aber „s'Luisenheil" in Heidelberg ein feststehender Begriff ist.

Die Ära Dusch

Theodor von Dusch, 1824 in Karlsruhe geboren, absolvierte sein gesamtes Studium in Heidelberg und habilitierte sich 1854 für Innere Medizin. Er wurde 1856 als a. o. Professor und Lehrer für Pathologie berufen und mit der Leitung der Medizinischen Poliklinik betraut. Eine zweijährige Assistentzeit beim Chirurgen Chelius erlaubte ihm später eine umfangreiche chirurgische Tätigkeit in der Kinderheilkunde. So hat er als erster in Heidelberg die Tracheotomie bei diphtherischem Croup durchgeführt. Unmittelbar nach seiner Berufung begann er, beeinflußt durch seinen früheren Lehrer Posselt, „über einige wichtige Krankheiten der Kinder" zu lesen. Der Mangel an kranken Kindern für seine praktischen Demonstrationen und sein Bedürfnis, „kranke Kinder aus den ärmeren Volksklassen, welche zu Hause der notwendigsten Pflege entbehren, in einer Weise unterzubringen, daß die angewendete ärztliche Hülfe nicht eine vergebliche sei", motivierten Dusch zur Gründung der ersten Kinderheilanstalt. Durch Spenden und einen Wohltätigkeitsbazar konnten nach 7 Jahren ein eigenes Haus gekauft und die Betten auf 21 erweitert werden. Dieses Haus erwies sich bald als zu eng, erlaubte auch keine wirksame Absonderung anstekkender Krankheiten. In Anwesenheit der Großherzogin Luise wurde daher 1885 ein neues Hospital mit 44 Betten, davon 21 in Einzelzimmern, eingeweiht.

Das Personal wurde auf zwei leitende Ärzte, einen Assistenzarzt, eine Oberin, vier Wärterinnen vom badischen Frauenverein, eine Köchin und ein Hausmädchen erweitert.

Dusch war nicht nur ein engagierter Arzt, Organisator und akademischer Lehrer, er war auch Forscher und veröffentlichte Arbeiten über fibrinöse und croupöse Pneumonie, über Croup, Scrofulose, Impfprobleme, Scharlach, Diphtherie, Säuglingspflege sowie im ersten deutschsprachigen Handbuch für Kinderheilkunde über Krankheiten des Herzens. Sein langjähriges Bemühen, die privat gegründete Luisenheilanstalt dem Klinikum der Universität anzugliedern, war 3 Jahre vor seinem Tod wenigstens insoweit erfolgreich, als Verwaltungsrat der Luisenheilanstalt und Fakultät übereinkamen, die ärztlichen Direktoren der Klinik in Zukunft durch die Fakultät ernennen zu lassen. Als Dusch 30 Jahre nach Gründung unserer ersten Kinderklinik starb, war die neue Fachrichtung Kinderheilkunde in Heidelberg und an der Universität etabliert.

Die Ära Vierordt

Oswald Vierordt, 1856 in Karlsruhe geboren, erhielt 1890 den ersten Ruf als ordentlicher Professor und Direktor der Medizinischen Poliklinik sowie in Personalunion als außerordentlicher Professor und Direktor der Luisenheilanstalt. Sein Studium in Heidelberg und Leipzig absolvierte er unter so hervorragenden Lehrern wie Bunsen, Erb und Wagner, bei dem er sich 1884 habilitierte. Unter seiner Leitung erfuhr die Luisenheilanstalt dringlich notwendige Erweiterungen in Form eines Infektionshauses (1895), eines Ambulanzgebäudes (1901) für über 1000 Patienten jährlich, und eines Säuglings- und Milchküchengebäudes (1904), welches für die damalige Zeit wegweisend war. Die Säuglingsabteilung wurde von Jussuf Bey Ibrahim betreut. Hier entstand die Basis der Heidelberger Neonatologie, eines Faches, welches in Deutschland damals nur von Schlossmann in Dresden in einem kurz zuvor errichteten Säuglingsheim als eigenständige Institution vertreten war. Sie enthielt bereits eine recht modern anmutende Couveuse. Auch die Milchküche stand damals mit Apparaten zur Flaschenreinigung, Pasteurisierung, Dampfsterilisation und Schnellkühlung für gleichzeitig 300 Flaschen auf dem neuesten Stand der Technik. So konnte qualitativ hochwertige Säuglingsnahrung nicht nur für die Klinik, sondern auch zur Abgabe an die Bevölkerung kostenlos oder gegen geringes Entgelt bereitgestellt werden.

Den großen organisatorischen und baulichen Leistungen Vierordts standen wissenschaftliche gleichwertig gegenüber, wobei es ihm gelang, zwei Mitarbeiter, Jussuf Ibrahim und Ludwig Tobler, in die Forschung einzubeziehen und zu habilitieren, so daß sie später leitende Positionen in anderen Hochschulen einnehmen konnten. Forschungsschwerpunkte waren der Calcium- und Phosphorstoffwechsel, Rachitis und Osteomalazie, Säuglingsnahrung, Eiweißverdauung, die angeborene Pylorusstenose sowie Infektionskrankheiten des Kindes, insbesondere die Diphtherie und ihre Behandlung mit Behrings Heilserum. Vierordts Vorlesungen hatten einen unerwartet großen Zulauf und galten bald als klassisch, auch zog er erstmals die Versammlung der Kinderärzte Südwestdeutschlands und der Schweiz nach Heidelberg. Gleichzeitig fand 1904 die glanzvolle Eröffnung eines Neubaues für die Säuglinge statt, wieder in Anwesenheit der Großherzogin. Ein weiterer Bazar brachte einen Rekordbetrag von 45 000 Mark. In der Klinik waren nunmehr 5 Assistenten (davon nur 2 bezahlt), 2 Oberinnen, 20 Schwestern, 4 Damenschülerinnen, 3 Pflegeschülerinnen, 2 Ammen sowie 19 Personen in Küche und Haushalt beschäftigt, die jährlich 4000 ambulante und 1500 stationäre Patienten versorgten. 15 Jahre dieses außerordentlichen Aufbaues unserer Klinik zu einem international anerkannten pädiatrischen Zentrum sowie die gleichzeitige Leitung und Neubauplanung der Heidelberger Poliklinik bedeuteten für Vierordt eine gewaltige Belastung, die für seinen plötzlichen Tod an einem Herzinfarkt im fünfzigsten Lebensjahr sicher mitverantwortlich war.

Die Ära Feer

Eine weitere Verselbständigung der Heidelberger Pädiatrie wurde eingeleitet, die wesentlich aus dem Werk, aber auch aus der Überlastung Vierordts folgerte. Feer, 1864 in Aarau geboren, in Basel ausgebildet, habilitiert und 12 Jahre als Dozent mit ausgedehnter hausärztlicher Praxis tätig, erhielt 1907 von der Heidelberger Fakultät den Ruf, als außerordentlicher Professor erstmals ohne zusätzliche Verpflichtungen an der Medizinischen Poliklinik „einen Lehrauftrag für Kinderheilkunde zu übernehmen und die Direktion der Luisenheilanstalt in Heidelberg zu führen". Auf gute Hausvätersitte bemühte sich der 43jährige Feer nach seinem dynamischen Vorgänger Vierordt, die trotz Bazaren, Staatszuschüssen und großzügigen Spenden – so des Verwaltungsratsmitglieds und Commerzienrates Landfried – höchst strapazierten Finanzen der Stiftung zu sanieren und den gesamten Klinikbetrieb in den knappen 4 Jahren seiner Heidelberger Amtszeit zu stabilisieren. Darüber hinaus legte er hier den Grundstein zu seinem international anerkannten Lehrbuch der Kinderheilkunde, publizierte auf dem Gebiet der Ernährungsstörungen und über den Wert der kutanen Tuberkulinproben, gleichfalls förderte er seine Mitarbeiter Ludwig Tobler und Franz Lust nach Kräften.

Für die Probleme der Pädiatrie und die Förderung der Kinderheilkunde durch den Staat hat sich Feer in seinen Heidelberger Jahren mit großem Nachdruck eingesetzt. Auf der 26. Tagung der Gesellschaft für Kinderheilkunde 1909 in Salzburg forderte er in einem Vortrag über „Die Kinderheilkunde im Universitätsunterricht" erstmals für uns heute Selbstverständliches, nämlich für jede Universität eine Kinderklinik mit speziellen Säuglingsabteilungen und Kinderambulanz, die hauptamtlich von einem etatmäßigen Professor der Pädiatrie geleitet werden müsse. Der Studentenunterricht sei zeitlich genau festzusetzen und die Bedeutung der Kinderheilkunde auch durch eine gesonderte Prüfung im Staatsexamen zum Ausdruck zu bringen. Mit diesem energischen, weit beachteten Eintreten für die Eigenständigkeit unseres Faches hat Feer der Pädiatrie über Heidelberg's Grenzen hinaus einen großen Dienst erwiesen. Er folgte 1911 einem Ruf als ordentlicher Professor an das Universitätskinderspital Zürich, welches er bis zu seiner Emeritierung 1929 zu hohem internationalen Ansehen brachte.

Die Ära Moro

Es war für die Heidelberger Pädiatrie die glanzvollste Ära ihres Bestehens. In den 25 Jahren seiner Leitung wurde ein ordentlicher Lehrstuhl für Kinderheilkunde errichtet und die Stiftung als Universitätskinderklinik vom Staat übernommen. Trotz Weltkrieg am Beginn und nationalsozialistischer Willkür am Ende dieses Zeitraums schuf Moro Forschungsergebnisse und gewann einen Mitarbeiterstab von hohem internationalen Niveau.

Ernst Moro wurde 1874 in Laibach, Österreich, geboren, arbeitete unter Escherich in Graz und Wien. Er habilitierte sich, wieder in Graz, unter v. Pfaundler, dem er nach München ins Hauner'sche Kinderspital folgte, bis er 1911 nach Heidelberg berufen wurde. Hier war bald wieder ein ausgedehnter Umbau der Luisenheilanstalt mit größerem Hörsaal und besseren Isoliermöglichkeiten für Infektionskrankheiten fällig, der 1914 noch zu Kriegsbeginn vollendet und bis zum Umzug ins Neuenheimer Feld 1965 kaum verändert wurde.

Die wissenschaftlichen Aktivitäten Moros sind von denen seiner Mitarbeiter schwer zu trennen, von denen besonders Franz Lust, Ernst Freudenberg, Alfred Adam, Paul György und Walter Keller zu nennen sind. Hier war eine Forschergruppe zusammen, welche die deutsche und internationale Pädiatrie wesentlich beeinflussen sollte. Nur einige besonders hervorstechende Ergebnisse seien erwähnt, wie Moros Beschreibung eines perkutanen Tuberkulintests, des Umklammerungsreflexes und des Abstopprinzips mit Karottensuppe in der Dyspepsiebehandlung, die Stoffwechselforschung Freudenbergs und Györgys im Mineral- und Eiweißhaushalt sowie auf dem Vitaminsektor, für die György 1958 die Ehrendoktorwürde der Heidelberger Universität erhielt. Die Entdeckung pathogener Colistämme als Dyspepsieerreger gelang Adam. Zahlreiche Publikationen und Handbuchartikel, besonders von Moro im Handbuch von Pfaundler und Schlossmann sowie ein von Lust verfaßtes und von Pfaundler weitergeführtes praktisches Lehrbuch der Kinderheilkunde sind Zeugen der enormen Aktivität dieser Forschergruppe. Leider löste sich die Gruppe in den zwanziger und Anfang der dreißiger Jahre allmählich auf. Lust übernahm nach seiner Ernennung zum außerplanmäßigen Professor 1920 die Karlsruher Kinderklinik, bis die nationalsozialistische Regierung seiner segensreichen Arbeit 1933 ein Ende setzte. Freudenberg, Adam, György und Keller erlangten, trotz schweren Rückschlägen durch den Nationalsozialismus, anerkannte Lehrstühle im In- und Ausland.

Auch Moro konnte sich mit dem Zeitgeist der dreißiger Jahre nicht abfinden. Offiziell aus gesundheitlichen Gründen emeritierte er 1936 vorzeitig mit 62 Jahren, praktizierte aber noch bis 1948 in Heidelberg, wo er 1954 starb. Nach Moro entstand eine Zäsur in der Entwicklung der Heidelberger Pädiatrie, die der Umstrukturierung unseres gesamten Fachgebietes mit seiner unausbleiblichen Spezialisierung entsprach. Vor dieser Umstrukturierung waren allerdings von Duken und Bamberger die problematischen Jahre vor und nach dem zweiten Weltkrieg zu bewältigen.

Die Ära Duken

Johann Duken wurde 1889 geboren. Er habilitierte sich an der Universitäts-kinderklinik in Jena unter Ibrahim über röntgenologische Thoraxdiagnostik im Kindesalter, erhielt 1937 einen Ruf auf den Lehrstuhl in Heidelberg, bis er 1945 von der Besatzungsmacht aus politischen Gründen seines Amtes enthoben wurde. Die Kriegsereignisse brachten jede Forschungsaktivität bald zum Stillstand. Auch die direkte Patientenbetreuung wurde durch den Kriegseinsatz von Ärzten und Schwestern sowie durch räumliche Dezentralisierung wegen der Gefahr von Luftangriffen stark beeinträchtigt. Nur die Einrichtung einer Frühgeborenenstation und einer Frauenmilchsammelstelle gelang noch in diesen Krisenjahren.

Die Ära Bamberger

Philipp Bamberger wurde 1946 in schwerer Nachkriegszeit nach Heidelberg berufen. 1898 in München geboren, arbeitete er nach einem Doppelstudium der Chemie und Medizin in der dortigen Kinderklinik mit Degwitz zusammen, dem er nach Greifswald und Hamburg folgte. Er habilitierte sich 1931 über „Physikalisch-chemische Probleme der Lipoproteine". Von 1937 bis zum Einmarsch sowjetischer Truppen war ihm der pädiatrische Lehrstuhl in Königsberg anvertraut. Dort leistete er Wesentliches zum Aufbau der ganz ungenügenden kinderärztlichen Versorgung Ostpreußens und organisierte schließlich die rechtzeitige Einschiffung der evakuierbaren Kinder, während er selbst bei den nicht transportfähigen Patienten blieb.

Mitten im außerordentlich schwierigen Neuaufbau der Heidelberger Pädiatrie wurde Bamberger nach einem tragischen Transfusionsunglück suspendiert und erst 1951 nach juristischem Freispruch und völliger Rehabilitierung wieder eingesetzt. Seine kommissarische Vertretung übernahm Hans Opitz, Czernyschüler und Nachfolger Finkelsteins in Berlin, der als Begründer der systematischen Hämatologie in der Pädiatrie gilt und mit de Rudder ein weitverbreitetes „Lehrbuch der Pädiatrie" sowie die Zeitschrift „Kinderärztliche Praxis" und das „Zentralblatt für Kinderheilkunde" herausgab. Unter ihm erfolgten die ersten pädiatrischen Habilitationen nach dem Krieg von E. Hoen und F. Schmid.

Nach Bambergers Rückkehr im Wintersemester 1951 begann er, dem stark angewachsenen Wissen der modernen Pädiatrie durch Spezialisierung im klinischen und wissenschaftlichen Bereich Rechnung zu tragen. Insbesondere wurde die Förderung der pädiatrischen Kardiologie, Neurologie, Psychosomatik, Biochemie und Hämatologie erfahrenen Mitarbeitern wie D. Wolf, A. Matthes und R. Kruse, G. Biermann, K. Schreier sowie M. Hertl übertragen. Die Aufnahme exakter Grundlagenforschung ist durch Habilitationen dieser Mitarbeiter sowie von H. O. Braun, J. Dehnert, H. G. Nöllern, H. Plückthun und H. Weiker belegt. Aus dem schnell wachsenden Schrifttum dieser Jahre seien nur die Monographien von Bamberger/Matthes über „Krampfanfälle im Kindesalter" (1953), Schmid/Weber über „Röntgendiagnostik im Kindesalter" (1955), Holldack und Wolf über die „Phonokardiographie" (1956) und eine „Herzschall-Fibel" (1960), Schreier über „Die angeborenen Stoffwechselanomalien" (1963), Hertl über „Cytochemie der Zellen der akuten Leukose" (1966), Kruse über „Das myoklonisch-astatische Petit Mal" (1968) sowie zahlreiche Einzelbeiträge im Handbuch der Kinderheilkunde genannt, welches zwischen 1963 und 1972 von H. Opitz und F. Schmid in Heidelberg herausgegeben wurde.

Bamberger und seine Mitarbeiter haben nicht nur klinisch und wissenschaftlich die Basis für die moderne Pädiatrie in Heidelberg gelegt. In sehr gegenständlicher Weise geschah das auch durch einen hervorragend konzipierten Neubau der Kinderklinik im Neuenheimer Feld, dessen Planung Anfang der fünfziger Jahre mit Beteiligung der Oberin Leist begann, bis der endgültige Umzug nach mehreren Teiletappen am 26. April 1965 stattfand, 2 Jahre vor der Emeritierung Bambergers. Noch heute, 20 Jahre nach dieser bemerkenswerten organisatorischen und architektonischen Leistung, ist an diesem Klinikbau, der sich in ein 13stöckiges Hochhaus und mehrere Flachbauten mit derzeit 215 Betten, reichliche Laborräume, ein vorbildliches Hörsaalgebäude für 200 Studenten sowie eine Kinderkrankenpflegeschule mit 95 Plätzen gliedert und von weiten Grün- und Spielanlagen umgeben ist, wenig zu bemängeln. Bamberger selbst blieb der Klinik auch nach seiner Emeritierung bis zu seinem Tod im Jahre 1983 als väterlicher Freund verbunden.

Die Ära Bickel

Diese begann mit seiner Berufung im Mai 1967. Das Hauptgewicht dieser Zeit liegt in der Anerkennung der weiteren Spezialisierung der Pädiatrie in eigenständige Fachgebiete im Verbande mit der Allgemeinen Pädiatrie.

Horst Bickel, 1918 in Hamburg geboren, studierte unter Rössle, Stöckel, v. Bergmann, Sauerbruch, Bessau, Chiari, Eppinger, Jagic, Hamburger u. a. an verschiedenen Universitäten des In- und Auslandes. Er promovierte 1942 unter Jagic in Wien. Seine Facharztausbildung begann er nach dem Krieg bei Degwitz in Hamburg und führte sie 1947 bis 1949 unter Fanconi in Zürich sowie 1949−1954 unter Sir Leonard Parson in Birmingham fort, wo er auch einen Ph.D.-Grad erwarb. Anschließend war er als Oberarzt und Forscher an den Universitäten Marburg, Yale in New Haven und Tulane in New Orleans, USA, tätig. Er habilitierte sich 1955 über „Aminoacidurien im Kindesalter". In Zürich führte er die Papierchromatographie in die Kinderheilkunde ein, in Birmingham entwickelte er die erste diätetische Behandlungsmethode der Phenylketonurie neben intensivem Studium der Cystinose, der Wilsonschen Krankheit und anderer Aminoacidopathien. In Marburg begann er das erste Neugeborenen-Screeningprogramm in Europa.

In Heidelberg fand Bickel durch den neuen Gebäudekomplex im Neuenheimer Feld optimale Bedingungen für den inneren Ausbau der Klinik zu einem modernen Departmentsystem vor, das schon unter Bamberger begonnen, seit 1967 systematisch aufgebaut und 1974 durch die Verordnung des Kultusministeriums über die Gliederung und Organisation der Universitätskliniken institutionalisiert wurde. Danach besteht die Kinderklinik aus folgenden 6 Abteilungen, Planbetten und Abteilungsleitern:

1. Allgemeine Pädiatrie und Poliklinik (113 Betten, H. Bickel)
2. Pädiatrische Kardiologie (23 Betten, D. Wolf)
3. Pädiatrische Neurologie (25 Betten, D. Scheffner)
4. Pädiatrische Endokrinologie (8 Betten, D. Schönberg)
5. Neonatologie (46 Betten, bis 1983 H. Plückthun, jetzt O. Linderkamp)
6. Pädiatrische Radiologie (bis 1984 E. Willich, jetzt J. Tröger).

Der Abteilung 1 sind Sektionen für Nephrologie (Leiter K. Schärer), Onkologie-Immunologie (Leiter W.-E. Brandeis) und Stoffwechselkrankheiten (Leiter bis 1985 E. Harms, jetzt F. Trefz) zugeordnet, der Abteilung 3 eine Sektion für Entwicklungsneurologie (Leiter K. Stenzel), der Abteilung 5 eine Sektion für pädiatrische Intensivmedizin (Leiter L. Wille). Im Folgenden berichten die Abteilungs- und Sektionsleiter über die Schwerpunkte ihres Arbeitsgebietes:

Der *Abteilung für Allgemeine Pädiatrie* (H. Bickel) sind die klinischen und ambulanten Bereiche zugeordnet, die nicht durch die Spezialabteilungen versorgt werden. Darunter fallen die verschiedenen nichtinfektiösen und infektiösen Erkrankungen des Säuglings jenseits des Neugeborenenalters, des Klein- und Schulkindes. Verbrennungen und Vergiftungen werden in getrennten Betteneinheiten von geschultem Pflegepersonal behandelt, für die pädiatrische Allergologie besteht eine eigene Ambulanz. Die Arbeitsgruppe *Pädiatrische Gastroenterologie* betreut unter W. Nützenadel Patienten mit chronisch entzündlichen Darmerkrankungen wie Colitis ulcerosa und Morbus Crohn sowie unterschiedlichen Formen der Malabsorption (Zöliakie, protrahierte Säuglingsdiarrhoe, Mukoviszidose). Forschungsschwerpunkte sind Ernährung und Wachstum bei Morbus Crohn und anderen Malabsorptionssyndromen, ferner die postnatale Entwicklung der Darmfunktion, insbesondere der Aminosäurenresorption. Seit der Einführung der Leber-Nadelbiopsie in unsere Diagnostik (1969) sind die speziellen *Leberkrankheiten des Kindesalters* unter D. Feist ein weiterer klinischer und wissenschaftlicher Schwerpunkt, besonders die Wilsonsche Krankheit, chronische Leberentzündungen und die Prophylaxe der Hepatitis B beim Neugeborenen.

Die *Pädiatrische Nephrologie* wird seit 1969 systematisch gefördert. Eine Sektion besteht seit 1974. Sie ist eine der ersten und größten Spezialeinrichtungen für nierenkranke Kinder in der Bundesrepublik. Ausgestattet mit Mitteln aus einem Sonderprogramm der Landesregierung wurde innerhalb dieser Sektion eine Dialyseeinrichtung aufgebaut, die sich mit den meisten modernen Blutreinigungsverfahren befaßt. In den letzten Jahren konnten der Indikationsbereich und die Effizienz dieser neuen Behandlungsmethoden durch Einführung der kontinuierlichen ambulanten Peritonealdialyse und des Plasmaaustausches stark erweitert werden. Daneben wurde die Diagnostik renaler Erkrankungen durch enge Zusammenarbeit mit anderen universitären Institutionen, insbesondere der Immunologie, Pathologie, Pharmakologie und Urologie, sowie durch Aufbau eines nephrologischen Laboratoriums erweitert und verfeinert. Die Aktivität dieser Sektion spiegelt sich u. a. dadurch wider, daß in Heidelberg fast jährlich eine nationale oder internationale Tagung auf dem Gebiet der pädiatrischen Nephrologie organisiert wird.

Zur besseren Versorgung krebskranker Kinder wurde 1973 eine *Sektion Onkologie–Immunologie* eingerichtet. Sie umfaßt eine Station, die hämatologische Ambulanz, das hämatologische Speziallabor, zwei immunologische Forschungslabors und die onkologische Dokumentation. Neben der medizinischen Behandlung erfolgt eine intensive psycho-soziale Versorgung unserer Patienten und ihrer Eltern durch die psychosoziale Nachsorge-Einrichtung des Tumorzentrums. Die Zahl der zu betreuenden Krebspatienten an unserer Klinik hat sich jährlich durch eine stärkere Überweisung von kommunalen Kliniken erhöht und liegt gegenwärtig bei ca. 60–70 neuen Patienten pro Jahr, so daß Heidelberg zu den fünf größten Kindertumorzentren Deutschlands zählt. Insgesamt liegt jedoch keine steigende Krebstendenz im Kindesalter vor. Die Zusammenarbeit mit dem Deutschen Krebsforschungszentrum in Diagnostik, Therapie und Forschung hat sich ebenfalls im Laufe der Zeit deutlich ausgeweitet. Dies ist besonders im Schwerpunktprogramm der Leukämien und Neuroblastome erfolgt. Die Universitätskinderklinik Heidelberg nimmt teil an multizentrischen prospektiven Therapiestudien der Gesellschaft für Pädiatrische Onkologie und der Arbeitsgemeinschaft für Leukämieforschung und -behandlung im Kindesalter. Die Heilungsrate der Malignome im Kindesalter ist durch eine außerordentlich intensive Kombinationstherapie wesentlich angestiegen, z. B. bei Leukämie von 0 auf 65%, beim Wilmstumor von 20 auf 85%.

Die Aufgaben der Sektion *Pädiatrische Stoffwechselkrankheiten* liegen in der Diagnostik und Behandlung kindlicher Stoffwechselleiden. Viele dieser z. T. sehr seltenen erblichen Erkrankungen sind erst seit kurzem bekannt und noch wenig erforscht. In dem Routinescreeninglabor unserer Klinik, das vom Ministerium für Arbeit, Gesundheit und Sozialordnung finanziert wird und für 3 von 4 Regierungsbezirke Baden-Württembergs verantwortlich ist, werden jährlich 60 000 Blutproben Neugeborener auf Phenylketonurie, Galaktosämie, Ahornsirupkrankheit und Methioninämien untersucht sowie externe Qualitätskontrollen für alle übrigen Screeningzentren der Bundesrepublik durchgeführt (D. Mathias).

Die am besten bekannte und häufigste Aminosäurenstoffwechselstörung ist die Phenylketonurie, von der bei uns über 300 Patienten betreut werden. Seit 1977 ist eine von der VW-Stiftung und dem Bundesforschungsministerium geförderte kollaborative Studie über diese metabolische Schwachsinnsform hinsichtlich ihrer Differentialdiagnose und Prognose im Gang, an der 8 Universitätskinderkliniken der Bundesrepublik unter Leitung der Heidelberger Kinderklinik teilnehmen.

Viele Stoffwechselkrankheiten verursachen wie die Phenylketonurie unbehandelt eine schwere Hirnschädigung. Um so bedeutsamer ist deshalb ein gut ausgerüstetes Stoffwechsellabor, in dem jährlich über 5000 Harn- und Blutproben von Kindern mit ungeklärter geistig-körperlicher Retardierung untersucht werden oder der Erfolg einer z. B. diätetischen Behandlung ambulant oder stationär überwacht wird. Auch wenn keine Behandlungsmöglichkeit besteht, ist eine Abklärung der zugrundeliegenden Erkrankung für eine genetische Beratung oder für eine evtl. vorgeburtliche Diagnostik wichtig. In diese Richtung zielt einer der Forschungsschwerpunkte der Sektion, mit Hilfe gentechnologischer Methoden die Erkennung und Differenzierung angeborener Stoffwechselkrankheiten zu verbessern.

Die Geschichte der *kardiologischen Abteilung* (D. Wolf) beginnt mitten im zwanzigsten Jahrhundert am absoluten Nullpunkt. Bis zum Ende des zweiten Weltkriegs gab es in der Kinderklinik nicht einmal ein EKG-Gerät. Für dringende elektrokardiographische Untersuchungen mußten die Patienten an die Univ.-Poliklinik überwiesen werden. Dies geschah aber, verglichen mit den heutigen Zahlen, extrem selten. Erst Bamberger brachte 1946 einen batteriebetriebenen Einkurvenschreiber aus eigenem Besitz in die Klinik und legte damit den Grundstein für eine eigenständige Kinderkardiologie. Mit dem störanfälligen Gerät wurden immerhin einige hundert EKG abgeleitet, erstmals auch bei Säuglingen, was zu jener Zeit eine kleine Sensation bedeutete.

Als in den Jahren 1952/53 die Industrie EKG-Geräte mit brauchbarer Herzschallschreibung lieferte, erfuhr die hiesige Kinderkardiologie einen starken Auftrieb. Gemeinsam mit K. Holldack aus der Univ.-Poliklinik, der sich gleichfalls mit Phonokardiographie beschäftigte, entstanden u.a. zwei Monographien, die mehrere Auflagen erlebten und in mehrere Sprachen übersetzt wurden. Ende der fünfziger Jahre fanden die ersten routinemäßigen Herzkatheteruntersuchungen bei Kindern statt. Sie wurden von einem Team der Kinderklinik zunächst – mangels entsprechender Einrichtungen im Hause – in der Chirurgischen Klinik, dann in der Ludolf-Krehl-Klinik durchgeführt, erst ab 1965 im neuen Hochhaus der Kinderklinik, das über ein eigenes Herzkatheterlabor verfügt sowie über eine separate Bettenstation und Ambulanz für herzkranke Säuglinge und Kinder.

Damit war eine funktionstüchtige, modernen Anforderungen entsprechende, kardiologische Abteilung etabliert, die jährlich 4–500 Patienten stationär und mehrere Tausend ambulant betreut. Schwerpunkte bilden angeborene und erworbene Herzfehler und Herzrhythmusstörungen. Bemühungen um die nicht-invasive Diagnostik, die mit der klinischen Phonokardiographie und Mechanokardiographie begannen, werden seit einigen Jahren im Rahmen der zweidimensionalen Echokardiographie erfolgreich weitergeführt. An der Abteilung können Kinderärzte ihre Weiterbildung zum Facharzt für Kinderkardiologie absolvieren.

Mit Berufung von F. Linder auf den Lehrstuhl für Chirurgie wurde 1961 die Herzchirurgie in Heidelberg offiziell eingeführt. Besonders die Zahl der Eingriffe mit Hilfe der Herz-Lungen-Maschine nahmen, einem dringenden Bedürfnis folgend, rasch zu. In fruchtbarer Zusammenarbeit mit der Abteilung für Thorax-Chirurgie (jetziger Leiter W. Schmitz) wurden inzwischen über 2000 Kinder aller Altersstufen, auch Früh- und Neugeborene kardiochirurgisch versorgt.

Zur Neuropädiatrie (D. Scheffner): Bereits unter Bamberger errichtete A. Matthes 1953 die erste Anfallsambulanz in Deutschland. Sein Nachfolger

R. Kruse systematisierte und erweiterte die neuropädiatrische Arbeit, richtete ein EMG-Labor und eine Muskelsprechstunde ein. Seit 1969 leitet D. Scheffner unsere Neuropädiatrie.

Die Erkennung von Risikofaktoren für die Kindesentwicklung hatte ein Nachsorgeprogramm für risikobelastete Säuglinge, ein Landesprogramm für Risikokinder und die Errichtung einer *Sektion für Entwicklungsneurologie* durch Frau K. Stenzel (1976) zur Folge, in der ein Team aus Kinderärzten, Psychologen, Krankengymnastinnen und Ergotherapeutinnen mit Ärzten und Pädagogen außerhalb des Hauses zusammenarbeiten. Ihr Aufgabengebiet umfaßt die Diagnostik und Frühtherapie entwicklungsgestörter Säuglinge und Kleinkinder mit dem Ziel einer optimalen späteren Integration.

Das Hochschulgesetz von 1974 bestätigte die längst vollzogene Abteilungsbildung mit zwei neurologischen Stationen und zwei neurologischen Ambulanzen. Die Abteilung ist anerkannte Weiterbildungsstätte für Neuropädiatrie, Epileptologie sowie Ausbildungs- und Prüfungsstelle für Klinische Elektroenzephalographie. 1976 wurde in Heidelberg die deutschsprachige Gesellschaft für Neuropädiatrie gegründet.

Schwerpunkt wissenschaftlicher Tätigkeit bilden neben Nachuntersuchungsprogrammen z. B. für Risikokinder die Epileptologie hinsichtlich Genetik, Verlaufsform, Prognose, kognitiver Entwicklung und therapiebedingten Störungen sowie die klinische Elektroenzephalographie mit rechnergestützter Analyse der Grundaktivität. Der biochemischen Erforschung der Nebenwirkungen der Antiepileptica, speziell des Valproates, widmet sich in besonderem Maße W. Kochen.

Die *Pädiatrische Endokrinologie* (D. Schönberg) wurde von 1967 bis 1969 von W. Teller vertreten, der besonders die Hormone der Nebennierenrinde mit neuen chromatographischen Bestimmungsmethoden untersuchte. Sein Nachfolger, H. Helge, arbeitete u. a. über die Sekretion von Wachstumshormonen, bis er einem Ruf auf den pädiatrischen Lehrstuhl nach Berlin folgte. 1975 wurde D. Schönberg als Nachfolger von H. Helge berufen, 1 Jahr nach offizieller Etablierung der Abteilung für pädiatrische Endokrinologie mit einer Bettenstation, einer Ambulanz und einem Speziallaboratorium.

Heute wird der größte Teil der Diagnostik und Therapieüberwachung der über tausend Kinder pro Jahr in der Ambulanz bearbeitet. Ca. 60 000 Hormonuntersuchungen werden pro Jahr in vier Speziallabors durchgeführt, davon ca. 55 000 Bestimmungen zur Diagnose der angeborenen Schilddrüsenunterfunktion bei Neugeborenen (Hypothyreose-Screening) für ⅔ des Landes Baden-Württemberg. Unterstützend nehmen die Ärzte der Abteilung auch an der Sprechstunde für Zuckerkrankheit bei Kindern teil, die hauptamtlich in den Händen von Frau Hildgund Schmidt liegt.

Hauptforschungsprojekte sind:

1. Die Effektivität und Probleme der Früherkennung der angeborenen Schilddrüsenunterfunktionen bei Neugeborenen, gefördert durch das Bundesforschungsministerium. Die angeborene Schilddrüsenunterfunktion ist mit

1:4000 Neugeborenen sehr häufig, wird im Neugeborenenalter selten erkannt und führt ohne Behandlung zu schweren bleibenden geistigen Schäden. Die Erfahrungen der Heidelberger Arbeitsgruppe seit 1975 wurden in die Richtlinien zur bundesweiten Einführung des Hypothyreose-Screenings aufgenommen. Seitdem werden hier für die Arbeitsgemeinschaft Hypothyreose-Screening in der BRD die Probleme und die Effektivität dieser Methode verfolgt.

2. Die Reinigung von IGF I-Somatomedin C und sein Nachweis. Die Somatomedine vermitteln die wachstumsfördernde Wirkung des hypophysären Wachstumshormons. Aus Plasmafraktionen werden die Somatomedine mit Hilfe einer eigenen Reinigungsmethode dargestellt und mit ihnen ein hochempfindlicher radioimmunologischer Nachweis im Serum aufgebaut, der bei Kindern mit Wachstumsstörungen, vor allem Wachstumshormonmangel vor und unter Behandlung mit menschlichen Wachstumshormonen, bei konstitutioneller Entwicklungsverzögerung und anderen chronischen Krankheiten verwendet wird.

Weitere Projekte sind Früherkennung und Familienmuster des adrenogenitalen Syndroms (AGS), Regulation und Störung der Pubertätsentwicklung und die Wachstumshormon-Sekretion bei physiologischer Regulation.

In der Abteilung *Neonatologie* (O. Linderkamp) hat die Beschäftigung mit den Problemen von Früh- und Neugeborenen seit 1967 eine starke Intensivierung erfahren, die schließlich 1970 zur Errichtung der ersten Abteilung für Neonatologie in der Bundesrepublik führte. Die ärztliche Direktion übernahm Hans Plückthun, der schon seit langem die Früh- und Neugeborenen oberärztlich betreute.

Unter seiner Leitung entwickelte sich die Abteilung zu einer der führenden in der Bundesrepublik: 1973 erfolgte die Einweihung einer neonatalen Intensivstation mit 6 Plätzen, 1974 wurde ein mobiles Transportsystem eingerichtet, 1977 fand die Eröffnung der heutigen allgemein-pädiatrischen Intensivstation statt, welche neben Neugeborenen auch Kinder aller anderen Altersstufen betreut. Vergleicht man die Zahlen der Mortalität in der Zeit von 1904–1910, in der 51 Frühgeborene mit einem Geburtsgewicht zwischen 990 und 2640 g versorgt wurden, mit der jetzigen Mortalität, so ergibt sich für Geburtsgewichte unter 1000 g eine Abnahme von 100 auf 29%, für 1000–1500 g von 43 auf 4%, für 1500–2000 g von 27 auf 6%, für 2500 g von 50 auf 1,5%.

Nach der Pensionierung von H. Plückthun übernahm O. Linderkamp am 1. 9. 1984 die ärztliche Leitung der Abteilung. Wissenschaftliche Arbeitsgebiete sind pulmonale Erkrankungen des Neugeborenen, vergleichende Untersuchungen unterschiedlicher Beatmungsverfahren, medikamentöse Behandlung des persistierenden Ductus arteriosus bei Frühgeborenen, Eicosanoidanalytik und Hämorheologie bei Neugeborenen und Kindern mit hämatologischen Erkrankungen.

Die *pädiatrische Radiologie* (J. Tröger) wurde seit 1969 von E. Willich geleitet. 1974 erhielt sie den Status einer selbständigen Röntgenabteilung. 1984 wurde Willich pensioniert. Als sein Nachfolger wurde J. Tröger berufen.

Seit 1970 wird konsequent an der Entwicklung und Weiterentwicklung von konventionellen Röntgenanlagen zur kindgerechten Technik mit geringstmöglicher Strahlenbelastung gearbeitet. 1982 wurde das erste Ultraschallgerät für die Kinderklinik angeschafft. Neue Verfahren reduzieren die Strahlenbelastung der Kinder für eine Röntgenuntersuchung auf ein Drittel bis ein Viertel der bisherigen Dosis und verbessern gleichzeitig die Bildqualität. Zusätzlich liegen Schwerpunkte der Forschung auf dem Gebiet der Weiterentwicklung der sonographischen Untersuchungsverfahren und der Entwicklung von besseren Röntgen-Kontrastmitteln.

Aus dem Bericht der Abteilungen und Sektionen ist die in der heutigen Pädiatrie wie in der Inneren Medizin erforderliche breite Fächerung der Patientenversorgung und Forschung ersichtlich. Trotzdem ist es das erklärte Ziel unserer Klinik, die Zusammengehörigkeit aller Bereiche der Kinderheilkunde zu erhalten. Diesem Ziel dienen halbjährliche Rotation der Assistenten, ärztliche Pflichten der Abteilungsoberärzte über ihre eigene Abteilung hinaus, tägliche gemeinsame Morgenbesprechungen und Visiten, regelmäßige Sitzungen des leitenden Gremiums und Fortbildungsveranstaltungen, vor allem aber eine demokratische, liberale und kollegiale Arbeitsatmosphäre, sowie ein pragmatisch-undogmatischer Führungsstil.

Abschließend einige Zahlen zum Patientendurchgang und zum Personal der Kinderklinik. Die Gesamtbettenzahl wurde durch den Geburtenrückgang des letzten Jahrzehnts auf 215 reduziert, die Patientenzahl bezifferte sich für das Jahr 1984 auf stationär 6193. In den verschiedenen Ambulanzen erfolgten 26 000 Vorstellungen. Die durchschnittliche Verweildauer der Patienten betrug 1983 9,75 Tage, von 7,8 für allgemeine Pädiatrie bis 23,1 für Neonatologie. Die Gesamtzahl aller akademischen Mitarbeiter einschließlich Psychologinnen und Biochemiker beläuft sich auf 60, die der Schwestern auf 174 (Oberschwester G. Kopatz), die der Schulschwestern auf 5 (Leitung S. Auchter) und die der Schüler und Schülerinnen auf 95. Die Klinik besitzt eine eigene Schule mit 4 Lehrkräften, ferner sind bei uns 1 Sozialpädagogin, 5 Kindergärtnerinnen, 3 Beschäftigungstherapeutinnen, 6 Krankengymnastinnen und das Hauspersonal tätig.

In diesem Bericht wurden nicht die zahlreichen Veröffentlichungen, Buch- und Handbuchbeiträge sowie Monographien berücksichtigt, die aus der Kinderklinik und ihren Abteilungen seit 1967 erschienen sind. Auch die 23 Habilitationen dieses Zeitraumes zeugen von lebhafter wissenschaftlicher Tätigkeit. Tagungen deutscher und internationaler Pädiatergesellschaften fanden ein- oder mehrmals jährlich in Heidelberg statt. Enge wissenschaftliche Kontakte bestehen zu einer größeren Zahl in- und ausländischer pädiatrischer Zentren.

Hautklinik

DETLEF PETZOLDT

Die Heidelberger Dermatologie hat sich nur langsam und behutsam von ihrer „Mutter", der inneren Medizin losgelöst.

1884 bekommt Max Nonne, jüngster Assistent von Wilhelm Erb, eine kleine, der Medizinischen Klinik zugehörige Abteilung für Haut- und Geschlechtskranke anvertraut. Erst 1899 vertritt Siegfried Bettmann nach seiner Habilitation und damals noch als erster Assistent von Wilhelm Erb die Abteilung und erhält 1904 einen Lehrauftrag für Dermatologie. Dieses Jahr wird als Gründungsjahr der Heidelberger Hautklinik angesehen. Bettmann wird 1908 zum Direktor der Hautklinik ernannt und 1909 etatmäßiger Extraordinarius für das Fach. Weitere 10 Jahre vergehen, ehe er 1919 ein persönliches Ordinariat erhält, das 1922 in ein ordentliches Ordinariat umgewandelt wird. Letztlich ist erst zu diesem Zeitpunkt die endgültige Trennung von der inneren Medizin vollzogen. Unter räumlicher Improvisation, wie aus Denkschriften der Jahre 1911 und 1925 hervorgeht, entwickelt Bettmann die Klinik und richtet eine eigene Poliklinik ein, die in Räumen der HNO-Klinik in der Thibautstraße eine vorläufige Bleibe findet. Noch 1935, bei der Berufung von Walther Schönfeld, ist die Hautklinik auf sieben verschiedene, teils entfernt liegende Gebäude verteilt. Erst der Umzug der Chirurgischen Klinik in das Neuenheimer Feld im Jahre 1939 bringt eine gewisse räumliche Geschlossenheit für die Hautklinik, indem sie die alten, 1869–1876 errichteten Gebäude der ehemaligen Chirurgie im Bergheimer Gelände beziehen kann. Es handelt sich um zwei Hauptgebäude und zwei für die im Krieg 1870/71 zur Versorgung Verwundeter errichteten Baracken. Eine grundlegende Renovierung der alten Bausubstanz und ein Ambulanzneubau erfolgen Ende der sechziger Jahre unter Urs W. Schnyder. Es ist ein großer Verdienst der ehemaligen Direktoren und ihrer Mitarbeiter, daß sich die Hautklinik unter diesen Bedingungen entfalten und einen klinischen und wissenschaftlichen Ruf schaffen konnte.

Seit 1899 finden regelmäßige Vorlesungen über Haut- und Geschlechtskrankheiten mit Krankendemonstrationen statt. 1906 erwirkte Bettmann Mittel für die Anschaffung einer Moulagensammlung für den Unterricht. Wissenschaftlich widmete er sich vor allem Fragen der Konstitution und der Erbkrankheiten der Haut. Seine Arbeiten mit vielfach fachübergreifenden Problemstellungen wurden nicht nur in dermatologischen Zeitschriften veröffentlicht.

Es ist eine große Tragik, daß dieser wissenschaftlich vielseitige, hochgebildete und doch bescheidene Wissenschaftler und Arzt, Begründer der Heidelberger Dermatologie und langjährige Direktor der Hautklinik als Jude in die Emigration gehen mußte, in der er 1939 ungenannt und ungewürdigt starb.

Walther Schönfeld war 1935 als Nachfolger Bettmanns nach Heidelberg berufen worden. Als ausgewiesener Syphilologe hat er die Syphilisserologie ausgebaut und standardisiert. Seine wissenschaftliche Leidenschaft galt jedoch vor allem der Medizingeschichte, im besonderen der Geschichte der Dermatologie und der Syphilis. Seine Veröffentlichungen auf diesem Gebiet sind für jeden historisch interessierten Dermatologen wahre Fundgruben. Ihm verdankt die Heidelberger Hautklinik die Einrichtung einer erstklassigen dermatologischen Bibliothek, die noch zu seinen Lebzeiten seinen Namen erhielt.

Schönfelds Nachfolge trat Josef Hämel an, der 1959 das Rektorat in Jena aufgegeben hatte und nach Westdeutschland gekommen war. Während seines sechsjährigen Direktoriates erhielt die Syphilisserodiagnostik einen modernen Standard. Außerdem wurde eine Allergieabteilung mit Testlabor und Bettenstation eingerichtet. Die Arbeiten von Werner Braun, dem Leiter dieser Abteilung, führten die „Heidelberger Allergologie" zu klinischer und wissenschaftlicher Beachtung.

1965 wurde Urs Schnyder aus Zürich nach Heidelberg berufen. Während seiner 13jährigen Tätigkeit als Leiter der Hautklinik erhielt die Klinik die räumliche und funktionelle Struktur einer modernen dermatologischen Universitätseinrichtung: Sämtliche Gebäude wurden von Grund auf renoviert, die alten Krankensäle in kleine Betteneinheiten umgestaltet, adäquate Funktionsräume und Laboratorien geschaffen, ein neuer Poliklinikbau errichtet und eine elektronenmikroskopische Abteilung eröffnet. Entsprechend seinem klinischen und wissenschaftlichen Spezialgebiet, der Röntgentherapie, der Morphologie und der Humangenetik, wurde die Röntgenbehandlung der Haut zum therapeutischen, die Dermatohistologie zum diagnostischen und die Ultrastrukturforschung zum wissenschaftlichen Schwerpunkt.

1979 wurde ich als geschäftsführender Direktor der Universitäts-Hautklinik Heidelberg von der Medizinischen Hochschule Lübeck berufen.

Die Dermatologie ist in der Zeit seit der Jahrhundertwende zu einem eigenständigen, vielschichtigen klinischen Fach gereift. Anfangs war sie geprägt von der eingehenden Beschreibung des klinischen Erscheinungsbildes. Eine klare Krankheitsdefinition konnte nur selten gegeben werden, da Ätiologie und Pathogenese meist unbekannt waren. Die Behandlung war rein empirisch und hatte oft erhebliche lokale und systemische Nebenwirkungen, die den Patienten und seine Umgebung durch Farbe und Geruch beeinträchtigten.

Dies alles hat sich gründlich gewandelt durch den Einsatz moderner wissenschaftlicher Methoden aus der medizinischen Grundlagenforschung. Obwohl das klinische Bild nach wie vor für die dermatologische Diagnose die entscheidende Rolle spielt, können in den letzten Jahren viele Erkrankungen durch elektronenmikroskopische, immunologische, biochemische und mikrobiologische Untersuchungsverfahren genau definiert und differentialdiagnostisch abgegrenzt werden (z. B. Ichthyosen, bullöse Dermatosen, Lupus erythematodes, Lymphome, Papillome, Urethritis u. a.).

Für andere medizinische Fachgebiete bedeutet die Einführung der Antibiotika einen wesentlichen therapeutischen Durchbruch. In der Dermatologie stehen in dieser Beziehung die Kortikosteroide gleichrangig neben den Antibiotika. Viele entzündliche Hauterkrankungen haben durch die Kortikosteroide ihre Schrecken verloren, die meisten Patienten bleiben arbeits- und gesellschaftsfähig. Durch die Anwendung von Kortikosteroiden konnte die Mortalität des Pemphigus von 60% auf nahe 0% gesenkt werden. In der Vorantibiotikaära war ein Großteil der Betten infolge der aufwendigen Behandlung mit den damals zur Verfügung stehenden Chemotherapeutika mit Geschlechtskranken belegt. Der Einsatz der Antibiotika hat die Therapie der Syphilis und Gonorrhoe nahezu problemlos werden lassen. Eine stationäre Behandlung ist nur noch selten erforderlich.

Die Schwerpunkte der stationären Diagnostik und Therapie liegen heute bei Erkrankungen wie allergischen und nichtallergischen Ekzemen, Schuppenflechte, Hauttumoren, Arzneimittelreaktionen, Nesselsucht, Autoimmunerkrankungen und Genodermatosen.

In der Behandlung der Psoriasis ist in den letzten Jahren durch die Entwicklung der Phototherapie ein bedeutender Fortschritt erzielt worden. Die Anwendung von UV-Strahlen verschiedener Wellenlänge, zum Teil in Kombination mit Photosensibilisatoren, hat die Zeit des notwendigen stationären Aufenthaltes verkürzt und ist in der Lage, den Behandlungserfolg zu stabilisieren. Die Phototherapie nimmt in der Univ.-Hautklinik Heidelberg einen großen Raum ein.

In der dermatologischen Diagnostik nimmt die histologische Gewebeuntersuchung einen zentralen Platz ein. In vielen Fällen erlaubt nur die feingewebliche Untersuchung die definitive Zuordnung eines Krankheitsbildes. Unsere Klinik verfügt über ein leistungsfähiges dermato-histologisches Labor, das auch den niedergelassenen Dermatologen zur Verfügung steht. Die Zahl der jährlichen Untersuchungen hat sich seit 1966 verzehnfacht. Wissenschaftlich werden gemeinsam mit dem Anatomischen Institut und der Medizinischen Poliklinik Fragen der Lokalisation und Verteilung von Neurotransmittersubstanzen mit immunhistochemischen Methoden bearbeitet.

Im Rahmen der *Onkologie* liegt die Aufgabe unserer Klinik in der Diagnostik, Therapie und Nachsorge von Patienten mit Praecancerosen, Basaliomen, Plattenepithelcarcinomen, Sarkomen und Lymphomen der Haut. Auf Grund der ständig steigenden Morbidität in den letzten Jahren wurde für Melanompatienten eine gesonderte Sprechstunde eingerichtet.

Dank der Struktur der Klinik mit operativen Stationen, Bestrahlungsabteilung und onkologischer Spezialambulanz können Patienten in allen Bereichen der Tumortherapie (Chirurgie, Röntgenoberflächenbestrahlung sowie Chemo-Immunotherapie) versorgt werden. Für die histologische Routine- und Spezialdiagnostik (Lymphome, Melanome) steht ein großes dermato-histopathologisches Laboratorium zur Verfügung.

1981 und 1985 wurden von der Universitäts-Hautklinik Heidelberg in Zusammenarbeit mit dem Onkologischen Arbeitskreis für das maligne Melanom in der Schriftenreihe des Tumorzentrums Heidelberg/Mannheim Empfehlungen für eine standardisierte Diagnostik, Therapie und Nachsorge erarbeitet. Diese Richtlinien beinhalten eine enge Zusammenarbeit hinsichtlich Therapiekonzept (extrakorporale Cytostatikaperfusion, endolymphatische Radionuklid-Therapie, Polychemotherapie) und Diagnostik (Computer-Tomographie, Szinti- und Sonographie) mit den zuständigen Fachdisziplinen. Zur Beratung niedergelassener Ärzte und auswärtiger Fachkollegen steht ein „onkologisches Telefon" zur Verfügung.

Wissenschaftlich klinische Fragestellungen werden in Zusammenarbeit mit dem Deutschen Krebsforschungszentrum, dem Institut für experimentelle und vergleichende Pathologie am Pathologischen Institut und der Univ.-Strahlenklinik durchgeführt. Insbesondere im Rahmen eines Projektes des Sonderforschungsbereiches 136 „Krebs und Abwehr" werden Fragestellungen der Antigenexpression, der Radioimmundiagnostik und Radioimmuntherapie maligner Melanome mit monoklonalen Antikörpern bearbeitet.

Die *Dermatochirurgie* hat während der letzten Jahre im Rahmen der Tumor-Chirurgie gegenüber der Strahlentherapie an Boden gewonnen. Sie hat das Ziel, die operativ gesetzten Defekte kosmetisch und funktionell befriedigend primär zu decken. Zum Einsatz kommen dafür Verschiebeplastiken, Voll- und Spalthauttransplantate. Weiterhin gewinnt die Entfernung kosmetisch störender Veränderungen, wie z.B. Tätowierungen, hypertropher Narben, Schmutzeinsprengungen sowie narbiger Restzustände nach abgelaufener Akne vulgaris zunehmend an Bedeutung.

Im Bereich der *Allergologie* werden diagnostische und therapeutische Aspekte von Berufsdermatosen, Nahrungsmittel- und Arzneimittelallergien schwerpunktmäßig bearbeitet. Die Diagnostik von Berufsdermatosen wird verbessert durch die Erarbeitung von individuellen Epikutantest-Programmen, die die besonderen Gegebenheiten in den einzelnen Berufen berücksichtigen. Häufige Sensibilisatoren des allergischen Kontaktekzems können auf diese Weise frühzeitig erkannt und vermieden werden. Besondere Betonung findet dabei auch die methodische Abgrenzung von toxischen und allergischen Reaktionen der Haut. Schwache chemische Reizstoffe (Irritantien) stellen in einigen Berufen über ihre kumulative Wirkung auf die Haut eine besondere Gefährdung dar.

Im Labor für Hautirritation werden Methoden entwickelt, das Reizpotential von schwachen Irritantien zu erkennen und zu quantifizieren. Durch die Analyse von Entzündungsmediatoren sollen Einblicke in die noch wenig bekannte Pathogenese von irritativen Dermatosen gewonnen werden.

Bei der Diagnostik der chronischen Urticaria sind neben der Hauttestung orale Provokationen mit Nahrungsmitteln, Farb- und Konservierungsstoffen sowie Medikamenten unerläßlich. Unverträglichkeitsreaktionen auf Arzneimittel können durch Hauttestung und derzeitige in vitro-Untersuchungen ebenfalls nur unbefriedigend abgeklärt werden. Zur Vermeidung der z. T. gefährlichen oralen Provokation wird in Kooperation mit der Universität Bern an neuen Methoden der Hauttestung mit polymerisierten Metaboliten gearbeitet.

Während Diagnostik und Immunotherapie von Heuschnupfen und allergischem Asthma heute weitgehend Standardmethoden sind, hat in den letzten Jahren die Behandlung von Insektengiftallergien großes Interesse gefunden. Die Behandlung mit reinem Bienen- bzw. Wespengift ist der herkömmlichen Methode mit Ganzkörperextrakten weit überlegen und kommt auf eine Erfolgsquote von fast 90%. Die noch wenig geklärten Wirkungsmechanismen bei dieser Therapieform und die Therapieversager werden im Rahmen einer Studiengruppe der „Arbeitsgemeinschaft für Dermatologische Forschung" näher untersucht.

Die Diagnostik und Therapie von *Beinvenenleiden* erfolgt in einer eigens dafür eingerichteten Sprechstunde. Durch den Einsatz von modernen diagnostischen Verfahren, wie der Ultraschall-Doppler-Methode, kann die Behandlung optimiert werden. Neben der klassischen Kompressionstherapie und der intermittierenden Kompressionsbehandlung wird die Varizenverödung durchgeführt.

In der proktologischen Sprechstunde liegt der Schwerpunkt auf der konservativen Behandlung des Hämorrhoidalleidens.

In der seit 1962 bestehenden *andrologischen Spezialambulanz* werden Patienten mit Störungen der Fertilität und der Impotentia coeundi behandelt.

Neben morphologischen und biochemischen Untersuchungen von Ejakulat wurde in den letzten Jahren der hormonellen Diagnostik vermehrt Beachtung geschenkt. Die histologische Beurteilung des Hodengewebes mittels Semidünnschnitt-Technik wurde in Zusammenarbeit mit der Abteilung für Ultrastrukturforschung der Haut eingeführt. Im Rahmen von wissenschaftlichen Projekten wurde mit der funktionellen Diagnostik von Spermien begonnen. Möglichkeiten und Grenzen der Sperma-Kryo-Konservierung bei Tumorpatienten vor Chemotherapie und Bestrahlung werden mit Hilfe einer modernen Kryokonservierungstechnik untersucht. In Zusammenarbeit mit der Psychosomatischen Klinik wurde eine Beratung für infertile Ehepaare eingeführt.

Seit 1980 besteht eine Spezialambulanz für *sexuell übertragbare Krankheiten*. Neben der Diagnostik und Therapie der klassischen Geschlechtskrankheiten wurde besondere Aufmerksamkeit der Diagnostik von Urogenitalinfektionen durch Chlamydien, Mykoplasmen und Herpes-simplex Viren gewidmet. Seit 1982 existiert eine Beratungsstelle für Homosexuelle, insbesondere für die Untersuchung des erworbenen Immunmangelsyndroms (AIDS) und anderer sexuell übertragbarer Krankheiten.

Im mikrobiologischen Labor wird neben der mykologischen Diagnostik die kulturelle Anzüchtung von Neisseria gonorrhoae und urogenitalen Mykoplasmen durchgeführt. Ein besonderer Schwerpunkt ist die kulturelle Anzüchtung von Chlamydien in Gewebekulturen und die Prüfung verschiedener Methoden zum serologischen Nachweis von Chlamydieninfektionen. Seit 1982 wird an

Antigen-Nachweisverfahren von Erregern sexuell übertragbarer Krankheiten mit polyklonalen und monoklonalen Antikörpern gearbeitet. Projekte zur epidemiologischen Kontrolle von sexuell übertragbarer Krankheiten werden u. a. in Zusammenarbeit mit den nordbadischen Gesundheitsämtern durchgeführt.

Institut für Ultrastrukturforschung der Haut an der Hautklinik

INGRUN ANTON-LAMPRECHT

Mit der Berufung U. W. Schnyders zum Ordinarius für Dermatologie und Venerologie (1965) erfuhren Morphologie und genetisch orientierte Dermatologie in Heidelberg eine Intensivierung in Klinik und Forschung. Im Jahre 1966 konnten an der Hautklinik Laboratorien für Elektronenmikroskopie eingerichtet werden, die seit 1975 eine selbständige Abteilung bilden.

Ultrastrukturforschung und genetische Dermatologie stehen seit 1968 im Mittelpunkt der Forschungsarbeiten, die 1970—1976 einen der Schwerpunkte innerhalb des Sonderforschungsbereichs Klinische Genetik der DFG bildeten. Mit systematischen elektronenmikroskopischen Untersuchungen an Gewebeproben zahlreicher Patienten mit schweren erblichen Hautkrankheiten konnte ultrastrukturell eine Reihe von genetischen Typen erstmals genau beschrieben und in der Folge auch klinisch von bekannten, meist häufigeren Genotypen abgetrennt und als eigenständige Krankheitsbilder charakterisiert werden. Die spezifischen Pathogenesemuster vieler derartiger „Genodermatosen", die lichtmikroskopisch nicht unterscheidbar sind, haben sich auf der Ebene der Ultrastruktur bei diesen systematischen Untersuchungen als so stabil und konstant erwiesen, daß sie zur diagnostischen Abklärung und Identifizierung der jeweiligen Genotypen herangezogen werden können. So hat sich aus einer reinen Grundlagenforschung zur Abklärung der Pathomorphogenese schwerer erblicher Hautkrankheiten und zum Nachweis von Heterogenien inzwischen eine spezialisierte ultrastrukturelle Diagnostik von Genodermatosen entwickelt.

Da diese Erkrankungen im allgemeinen selten sind, fehlen meist ausreichende Vergleichsmöglichkeiten, um in großen, heterogenen Krankheitsgruppen (z. B. den Epidermolysen mit inzwischen etwa 20 distinkten genetischen Typen) zu einer sicheren diagnostischen Zuordnung und Klassifikation einzelner Patienten zu kommen. Gerade für Fragen einer verläßlichen Erbberatung betroffener Familien ist aber eine zweifelsfreie Diagnostik unerläßlich. Auf der Basis der erwähnten Forschungsarbeiten und einer internationalen Zusammenarbeit auf diesem speziellen Gebiet hat sich in Heidelberg ein Zentrum der Genodermatosen-Forschung und -Diagnostik entwickelt. Das hier untersuchte Material stammt aus ganz Europa und Übersee einschließlich USA, Japan und Australien.

Seitdem in der Gynäkologie moderne methodische Entwicklungen eine intrauterine Entnahme fetaler Hautproben mittels Fetoskopie erlauben, ist die ultrastrukturelle Diagnostik von Genodermatosen nun auch in der vorgeburtlichen Erkennung schwerer Hautkrankheiten in Risikoschwangerschaften möglich geworden. In Zusammenarbeit mit den gynäkologischen Kliniken und Zentren in Gießen-Northeim und in Lund/Schweden sind in Heidelberg wesentliche Grundlagen für die Anwendbarkeit der Ultrastrukturanalyse in der pränatalen Diagnostik schwerer Genodermatosen erarbeitet worden. Die Heidelberger Arbeitsgruppe führt diese Art vorgeburtlicher Diagnostik als einziges Zentrum in der BRD durch.

Neurologische Klinik

HEINZ GÄNSHIRT

Die neurologische Tradition Heidelbergs beginnt mit Nikolaus Friedreich, der 33jährig, im Jahre 1858, nach Heidelberg berufen wurde. Er stammte aus einer Würzburger Professorenfamilie und war Schüler von Rudolf Virchow. Erst in Heidelberg machte er die Entdeckungen, die seinen Ruhm begründeten und seinen Namen in die Welt hinausgetragen haben. Es begann 1863 mit einer Arbeit „Über degenerative Atrophie der spinalen Hinterstränge". Der Genius loci Heidelbergs schien Friedreich besonders begünstigt zu haben; denn er schreibt: „Meine klinische Tätigkeit an einem Orte zunächst dem Zusammenfluß zweier Ströme, an deren herrliche Ufer die Natur zwischen die üppigsten Reize und lieblichsten landschaftlichen Bilder in seltsamem Kontraste die scheußlichsten Formen des Kropfes und des Kretinismus, der progressiven Muskelatrophie und der mannigfaltigsten zentralen Paralysen in auffälliger Zahl und Verbreitung zerstreute, bot mir so vielfache Gelegenheit für die Beobachtung chronischer spinaler Erkrankungsformen, wie sie wohl nur selten in gleicher Weise und unter gleichgünstigen Verhältnissen an einem anderen Orte gegeben sein möchte." Bei der Beschreibung der Krankheit, die später seinen Namen trägt, stützte er sich auf 6 Krankengeschichten aus 2 Geschwistergruppen. Mit der Feststellung „Es schien weniger die Tätigkeit des einzelnen Muskels als vielmehr das harmonische und geordnete Zusammenwirken ganzer Muskelgruppen zu kombinierten, einem bestimmten Zweck dienenden Bewegungen gestört", hatte er eine neue Form von Motilitässtörung herausgearbeitet, die Ataxie.

Friedreichs Klinik mit 56 Betten und einer Ambulanz befand sich im 3. Stockwerk der alten Kaserne, des heutigen Collegium Academicum. Den Bau des neuen Akademischen Krankenhauses, das 1876 bezogen wurde und das auch heute noch einen großen Teil der Kliniken, auch die Neurologische, beherbergt, hatte er mit großem Eifer betrieben. Im reifen Alter erbaute er sich eine Villa in der Friedrich-Ebert-Anlage − es ist das heutige Amerika-Haus −, die er nur 3 Jahre bewohnte, als er mit 57 Jahren, 1882, starb. Friedreichs Stil sorgsamer Vereinigung pathologisch-anatomischen Wissens mit vorurteilsfreier klinischer Beobachtung blieb wegweisend für seine Nachfolger.

1882 berief die Medizinische Fakultät den 42 Jahre alten Wilhelm Erb zu seinem Nachfolger, einen Pfälzer Forstmeistersohn, Schüler von Friedreich, vor seinem Ruf nach Heidelberg Leiter der Medizinischen Poliklinik in Leipzig. Erb war Zeitgenosse Charcots, Babinskis und Hughling Jacksons, mit ihnen eine der großen Figuren des perikleischen Zeitalters der Neurologie. 1875 gab er in zeitlicher Koinzidenz mit Westphal in Berlin, aber unabhängig von ihm, die

Entdeckung der Sehnenreflexe bekannt. Anlaß hierzu war ein Kegelabend, bei dem ein Teilnehmer sich damit belustigte, auf einem Tisch sitzend, mit einem schweren Hausschlüssel auf seine Patellarsehne zu schlagen, worauf sein Unterschenkel jedesmal in die Höhe schnellte.

In den beiden letzten Jahrzehnten des 19. Jahrhunderts beschäftigte sich Erb mit den progressiven Muskelatrophien, aus denen er die Dystrophia muscularis progressiva in minutiöser Arbeit herauskristallieren konnte, die Erbsche Muskeldystrophie. Damit war eine neue Krankheitsgruppe entdeckt, die primären Myopathien, die seitdem zur Neurologie gehören. Zur 500-Jahr-Feier der Universität Heidelberg erschien seine Monographie über die Thomsensche Krankheit, die Myotonia congenita. Auch die ersten kasuistischen Mitteilungen zur Myasthenie stammen aus seiner Feder.

Erb war ebenso wie Friedreich Direktor der Medizinischen Klinik und als solcher Internist. Er gründete dort eine Nervenabteilung der Medizinischen Klinik, die in 2 Baracken, die jetzt Krankenabteilungen der Strahlenklinik beherbergen, untergebracht war. Schon während seiner Privatdozentenzeit in Heidelberg lehrte er in einem speziellen Kolleg, als erster im damaligen Deutschen Reich, ab 1873 „Spezielle Pathologie und Therapie des Nervensystems", ab 1884 „Krankheiten des Nervensystems". Nach seiner Emeritierung 1907 starb Erb 1921 im 81. Lebensjahr. Er ist auf dem Heidelberger Bergfriedhof beigesetzt worden.

Erbs Nachfolger wurde Ludolf Krehl, tatkräftiger Förderer der Neurologie. Zum Leiter der „Nerven-Abteilung" bestellte er Johann Hoffmann, der sich mit der Werdnig-Hoffmannschen Krankheit dauernd in die Annalen der Neurologie schrieb. Hoffmann war, zum Unterschied von seinen Vorgängern ein reiner Neurologe und nicht mehr Internist. Den sogenannten Knips-Reflex, den Eigenreflex der Plantarflexoren der Hand, verdanken wir ihm, in die angelsächsische Literatur ist er als Hoffmannsches Zeichen eingegangen. In der Frage der traumatischen Neurosen war Hoffmann ein unerbittlicher Gegner der Oppenheimschen Vorstellung von der molekularen Erschütterung des Nervensystems durch das Trauma. Die Erfahrungen des 1. Weltkrieges haben ihm recht gegeben. Hoffmann ist erst wenige Monate vor seinem Tod im Jahre 1919 zum ordentlichen Professor für Nervenpathologie ernannt worden. Mit Johann Hoffmann ging eine Epoche der Heidelberger Neurologie zu Ende. Sie war gekennzeichnet von der Herausarbeitung typischer Erkrankungsformen und deren Vergleich mit einem entsprechenden pathologisch-anatomischen Befund. Fruchtbarster Diskussionspartner der Heidelberger Klinik war damals die Pariser Neurologenschule und ihr geistiger Führer Jean Martin Charcot.

Ab 1920 wurde der Oberarzt der Medizinischen Universitätsklinik, Viktor von Weizsäcker, von Krehl mit der Leitung der Nerven-Abteilung betraut. Er wurde 1930 persönlicher Ordinarius. Von Weizsäcker, zwar ein ausgezeichneter Nervenphysiologe, begründete das anthropologische Zeitalter der Heidelberger Neurologie. Beispielhaft für den Physiologen ist seine Arbeit mit Stein über den pathologischen Funktionswandel im sensiblen System, auf dem das täglich geübte „Zahlenschreiben" in den neurologischen Praxen der ganzen Welt beruht, für den Antrophologen seine Monographie „Der Gestaltkreis". Seine Beobachtungen und Gedanken zu den psychophysischen Korrelationen sind in eine anspruchsvolle Sprache gegossen, was ihrer Verbreitung nicht förderlich war.

Nach Errichtung der Ludolf Krehl-Klinik an der Bergheimer Straße blieb von Weizsäcker mit der Nerven-Abteilung im alten Haus an der Voßstraße. Dieses Haus belegten er und sein Nachfolger Paul Vogel nach und nach vollständig mit neurologisch Kranken. Unter P. Vogel wurde die Nerven-Abteilung 1941 etatrechtlich selbständig und 1943 in Nerven-Klinik der Ludolf Krehl-Klinik umbenannt. Vogel war deshalb nicht mehr nur Leiter, sondern erster Direktor der Klinik. Paul Vogel vermochte in einmaliger Weise sowohl das Erbe des Dreigestirns Friedreich—Erb—Hoffmann wie das Viktor von Weizsäckers weiterzuführen und wo es sich ergab, miteinander zu verschmelzen. Unter seiner Leitung entstand innerhalb der Nerven-Klinik die *Abteilung für Anfallskrankheiten und für klinische Neurophysiologie,* zu deren Leiter Walter Christian bestellt wurde.

Paul Vogel starb 10 Jahre nach seiner Emeritierung, die 1969 erfolgte. Im gleichen Jahr 1969 wurde die Klinik in „Neurologische Universitätsklinik" umbenannt und ihr eine weitere Abteilung, die *Abteilung für Neuroradiologie,* angegliedert, deren Leiter Heribert Betz ist.

Während die Klinik unter Paul Vogel mit 120 Betten ihren größten bettenmäßigen Umfang erreichte, mußten in den Jahren nach 1970 30 Betten den Modernisierungsmaßnahmen (Aufteilung der Krankensäle) geopfert werden. Dennoch stieg die Zahl der jährlich behandelten Kranken auf fast das Doppelte infolge kürzerer Aufenthaltsdauer dank schnellerer Diagnostik, die die Technik ermöglicht hat.

Schwerpunkte der Forschung sind heute die zerebro-vaskulären Erkrankungen und die Epilepsien. 25 ärztliche und 85 nichtärztliche Mitarbeiter dienen der Forschung, der Lehre und der Krankenversorgung. Die Klinik verfügt über 90 Betten bei einem jährlichen Durchgang von 1900 Kranken und derzeit 8000 Patienten in der Ambulanz. Die gesamte neurophysiologische und die neuroradiologische Diagnostik werden durch die beiden Abteilungen klinische Neurophysiologie und Epileptologie und Abteilung für Neuroradiologie für die Kernklinik und für das Klinikum südlich des Neckars erbracht.

Die Neurologie hat es nicht nur in Heidelberg, sondern im ehemaligen Deutschen Reich und in der Bundesrepublik Deutschland schwer gehabt, sich als selbständiges klinisches Fach an den Universitäten durchzusetzen. Dies dürfte damit zusammenhängen, daß sie sich sowohl aus der Inneren Medizin, wie z. B. in Heidelberg, als auch aus der Psychiatrie abtrennen mußte. Während in England bereits 1859 das „National Hospital for Nervous Diseases" am Queen's Square in London entstand und in Paris die Salpêtrière unter Charcot in den 70er Jahren des 19. Jahrhunderts neurologisch tonangebend in den romanischen Ländern war, gab es nach den Anfängen in Heidelberg vor dem 2. Weltkrieg im ehemaligen Deutschen Reich Extraordinariate für Neurologie lediglich noch in Hamburg und Würzburg. Erst nach dem 2. Weltkrieg erfolgte zögernd die Anerkennung in Freiburg, Tübingen, Düsseldorf, Gießen und Göttingen; inzwischen, 4 Generationen nach Friedreich, hat die Neurologie ihre Selbständigkeit an allen Universitäten der Bundesrepublik erlangt. Es nimmt daher nicht Wunder, daß Heidelberg als Wegbereiter zeitweilig nach London und Paris über die, gemessen an der Bettenzahl, größte Neurologische Klinik in Westeuropa verfügte.

Wenn die Fanfaren zur 600-Jahr-Feier der Universität Heidelberg verklungen sein werden, wird die Neurologische Klinik in den Neubau des Kopfklinikums umziehen, es wird die dritte Heimstatt der Heidelberger Neurologen innerhalb von 130 Jahren sein.

Psychiatrische Klinik

WERNER JANZARIK

Nach der für heutige Verhältnisse überraschend kurzen Bauzeit von 3 Jahren wird die Klinik, die in den Jahren 1826–1842 eine außerhalb der Universität stehende und im Heidelberger Jesuitenkonvikt untergebrachte Vorgängerin gehabt hatte, am 15. 10. 1878 eröffnet. Sie ist als Einrichtung der Irrenpflege dem Ministerium des Innern, als Universitätseinrichtung dem Ministerium der Justiz, des Kultus und Unterrichts unterstellt. In das jeder Willkür vorbeugende, aber höchst umständliche Verfahren bei der Aufnahme und bei der etwaigen Verlegung in eine Pflegeanstalt sind die Bezirksämter, das Ministerium und der Verwaltungshof eingeschaltet, was verständlich macht, daß nach den ersten vier Wochen in der ursprünglich für 80 Patienten eingerichteten Klinik mit dem Direktor, dem ‚Hilfsarzt‘ als seinem Stellvertreter, einem Assistenten und 20 Pflegern und Pflegerinnen erst neun Kranke versammelt sind und andererseits bei dem bestehenden Aufnahmezwang für die Kreise Mosbach, Heidelberg, Mannheim, Karlsruhe ab etwa 1897 eine zunehmend drückende Überbelegung eintritt. Die jährlichen Aufnahmen halten sich unter Fürstner um 150, steigen unter Kraepelin kontinuierlich auf 400, steigen mit zunehmender Überfüllung weiter unter Nissl, ohne daß die Eröffnung der ersten Bauten der Heil- und Pflegeanstalt Wiesloch am 20. Oktober 1905 eine bleibende Entlastung bringt, und nähern sich 1700, als Wilmanns 1932 wieder einmal einen erbitterten Brief über die Erfolglosigkeit 30jähriger Bemühungen um Erweiterung und Sanierung der Klinik an das Ministerium des Kultus und Unterrichts schreibt.

Kraepelin kämpft mit der ihm eigenen Energie und Zähigkeit für eine Universitätsklinik mit dem Charakter der „Lehr- und Heilanstalt“, die Psychiatrie wird 1901 Prüfungsfach.

In den drei Jahrzehnten nach Kraepelin bemühen sich Nissl und mit ihm und nach ihm Wilmanns, durch Kapazitätserweiterung der Überfüllung Herr zu werden. Eine Denkschrift Nissls aus dem Jahre 1910, die für die „Irrenanstalt en miniature" großzügige Erweiterungsbauten anstrebt, erlaubt anhand der Pläne, die Nutzung der einzelnen Räume seit 1878 zu verfolgen: Die nachträgliche Einrichtung von Untersuchungszimmern, psychologischen, histopathologischen, serologischen Laboratorien und die Ausdehnung der „Wissenschaft" hinein in die Krankenabteilungen, in Kellerräume, den Betsaal. Größere Baumaßnahmen waren nur im Jahre 1900 durchgeführt worden, als die meisten Zellen für die unruhigen Kranken der Gartenhäuser in Wachsäle und einen Raum für die von Kraepelin empfohlenen Dauerbäder verwandelt wurden. Die Badeabteilung war die erste dieser Art und galt als vorbildlich, doch war auch diese Form einer sedierenden Behandlung im warmen Bad bei den häufigen „Badeekzemen" nicht unproblematisch.

Wilmanns hatte als Sanitätsoffizier die Ordensschwestern von Hegne schätzen gelernt und zieht sie 1919 an die Klinik, wo sie sich 50 Jahre lang in der Pflege einsetzen. Er muß die Schwestern angemessen unterbringen und erreicht bis 1922 im Wettlauf mit der Inflation unter Verwendung der von ihm selbst beschafften Stiftungsmittel neben einigen Instandsetzungen den Ausbau des Dachstuhles, einer Kapelle und der Bibliothek im ursprünglichen, zwischendurch in drei wissenschaftliche Räume aufgeteilten Betsaal. Als 1934 endlich die frühere Enderlen-Villa in der Blumenstraße bezogen werden kann, haben Wilmanns und Gruhle, die seit Jahrzehnten eine offene Abteilung gefordert hatten, gerade die Klinik verlassen. C. Schneider gewinnt Raum für arbeitstherapeutische Werkstätten, zu deren Besichtigung viele auswärtige Gäste kommen. Die sich rasch durchsetzenden Schockverfahren dämpfen noch vor Ausbruch des 2. Weltkrieges das zunächst etwas überwertige arbeitstherapeutische Engagement. Das Haus in der Blumenstraße wird als vorwiegend neurologische Abteilung eingerichtet. Dem seit Nissl erhobenen und später auch durch eine Röntgenabteilung unterstrichenen neurologischen Anspruch der Klinik war 1928 mit dem neuen Namen „Psychiatrische und Neurologische Klinik" Rechnung getragen worden. Die Umbenennung wird erst 1969 nach der Umwandlung der Nervenabteilung der Medizinischen Klinik in eine auch formell selbständige Neurologische Klinik rückgängig gemacht. 1940 wird die Poliklinik in die Blumenstraße verlegt, aus der sie 1968 in die von der Kinderklinik geräumte Luisenheilanstalt übersiedelt, wonach das Haus in der Blumenstraße als ganzes der dort unter K. Schneider begründeten Kinderabteilung überlassen werden kann.

Erst unter v. Baeyer wird grundlegend saniert und neu gebaut, beginnend 1959 mit den beiden Pavillons, die noch als Insulinstation eingerichtet, bald aber als sozialpsychiatrische Station genutzt werden.

Die klinischen Lehrer

Der unter Friedreich als Dekan im Juni 1877 verabschiedete Vorschlag für die Besetzung des neu zu schaffenden Lehrstuhls beleuchtet die Lage der jungen, überwiegend neuropathologisch orientierten Universitätspsychiatrie, aus deren Reihen die Fakultät den auch anstaltserfahrenen Irrenkliniker sucht. Es gibt kaum Nachwuchs. Gudden (München), Meynert (Wien), Westphal (Berlin) gelten als die führenden Psychiater, die zu gewinnen die Fakultät aber keine Hoffnung hat, so daß als einziger Jolly in Frage kommt, der nach kurzen Lehrjahren bei Gudden und Rinecker 1874 als Nachfolger v. Krafft-Ebings und als Extraordinarius nach Straßburg gegangen war und hier bald zum Ordinarius ernannt wird. In der Hoffnung auf den ihm an der neuen Reichsuniversität zugesagten Klinikneubau lehnt Jolly ab. Nun fällt die Wahl auf den damals 29jährigen Fürstner, der nach drei Jahren Assistentenzeit bei Westphal und einigen Publikationen ohne Habilitation als Assistenzarzt an die elsässische Anstalt Stephansfeld gegangen war. Wenn der zweite Berufungsvorschlag hilfs-

weise den (später zu großem Ansehen gelangten) Grashey, damals Anstaltsdi-
rektor in Deggendorf, nennt, obwohl der Fakultät nur zwei Arbeiten nicht-
psychiatrischen Inhalts von ihm bekannt geworden waren, ist über die prekäre
Personalsituation jener Jahre alles gesagt.

Bei der Diskussion über die Nachfolge unter Erb als Dekan geht es im Oktober 1890 um die Entscheidung zwischen der noch herrschenden neuropathologischen und einer neuen (experimental)-psychologischen Fundierung der
Psychiatrie. Für die ältere Richtung steht, empfohlen als Westphal-Schüler, der
41jährige Moeli, Privatdozent und Oberarzt der Anstalt Berlin-Dalldorf, für die
neue Richtung der 34jährige Kraepelin, als Nachfolger von Emminghaus Ordinarius an der von Gustav Adolf gegründeten, damals noch deutschsprachigen
Universität im russisch-baltischen Dorpat. Ihn empfiehlt sein seit 1883 in
3. Auflage vorliegendes Kompendium der Psychiatrie und, mehr noch als die
Tätigkeit bei Wundt, seine Herkunft aus der „vortrefflichen Schule" v. Gud-
dens. Die Fakultät wägt die bisherigen Leistungen beider Herren, etwa auch
auf forensisch-psychiatrischem Gebiet, gegeneinander ab, beide erscheinen ihr
hervorragend geeignet, doch gibt sie Moeli wegen seiner längeren irrenärztli-
chen und wissenschaftlichen Laufbahn „speziell auch auf pathologisch-anato-
mischem und neurologischem Gebiet" letztlich den Vorzug. Das Ministerium
indessen, für das die bemerkenswert vielseitige und ähnlich in Heidelberg wei-
tergeführte Vorlesungstätigkeit des jungen Ordinarius mit Einschluß von diagnostischen, experimentalpsychologischen Kursen und forensischer Psychiatrie
den Ausschlag gibt, entscheidet sich für Kraepelin.

Kraepelin beginnt mit einem Hilfsarzt und zwei Assistenten. Auch nachdem
die Einstellung von unbezahlten Volontärärzten und wissenschaftlichen Assistenten genehmigt worden ist, sind die Ausbildungsplätze beschränkt, so daß
die Zahl später bekannter Mitarbeiter Kraepelins aus jener Zeit bemerkenswert
erscheint. Von den Längerdienenden seien in der Reihenfolge ihres Kommens
genannt G. Aschaffenburg, E. Trömner, F. Nissl, W. Weygandt, E. Rüdin,
R. Gaupp, P. Schröder, K. Wilmanns, zuletzt A. Alzheimer, unter den Mitarbeitern des psychologischen Laboratoriums W. Hellpach.

Am 20. Juni 1903 unterrichtet Kraepelin die Fakultät von dem an ihn er-
gangenen Ruf nach München. Die Fakultät ist alarmiert. Sie will den inzwischen berühmt gewordenen Kollegen, den Dekan der Jahre 1901/02 halten, und
Kraepelin, der an Heidelberg hängt — sein Sarg wird 1926 nach Heidelberg zu-
rückkehren — will bleiben. Eine Delegation verhandelt mit dem Minister. Es
geht allein noch um die seit Jahren vergeblich geforderte Loslösung von der
staatlichen Irrenfürsorge und die Zusicherung der freien Aufnahme. Die Kom-
petenzüberschneidung mit dem Innenministerium verbietet dem Kultusmini-
ster eine Zusage. Mit der ihm eigenen Entschlossenheit geht Kraepelin seinen
Weg und zeigt bereits am 10. Juli an, daß er den Ruf nach München, wo er erst
im Anschluß an eine Studienreise nach Java im Herbst 1904 seinen Dienst auf-
nehmen wird, angenommen hat.

Unterstützt von Gaupp, leitet Nissl die Klinik im Wintersemester 1903/
1904. Bonhoeffer, der vor Nissl zusammen mit Hoche auf die erste Stelle der
Berufungsliste gesetzt worden war und mit dem vermutlich die von Meynert
und Wernicke herstammende hirnpathologische Arbeitsrichtung auch im klini-

schen Alltag mehr Gewicht in Heidelberg bekommen hätte, ist noch keine zwei Monate im Dienst, als er schon die Annahme eines Rufes nach Breslau bekanntgibt. Die Begründung liefern das einengende Aufnahmeverfahren und die Beschränkung des Lehrauftrages auf Psychiatrie, wird doch die Neurologie in Heidelberg durch Erb vertreten. In seinen Erinnerungen hat Bonhoeffer von der Heidelberger Tätigkeit berichtet, die kaum mehr als ein freundlicher Sommerurlaub im heimatlichen Süddeutschland gewesen ist, und dabei auch von einem 12stündigen Gespräch erzählt, in dem Kraepelin unerbittlich an dem von Bonhoeffer unbedacht angesprochenen Thema Alkoholismus festhält und seinem Gesprächspartner damit eine heftige Migräne verursacht. Kraepelin, so vermerkt Bonhoeffer, war bei seiner Entweder-oder-Natur ein „energischer Vertreter der Trennung von Psychiatrie und Neurologie", wohl aus der Überzeugung, daß der psychiatrischen Forschung durch die neurologischen Interessen der offiziellen Vertreter des Faches viel verloren ging.

Zum 1. Oktober 1904 wird Nissl berufen. K. Jaspers und H. Spatz erinnern sich seiner mit großem Respekt und mit einer Verehrung, die selbst bei dem scharfzüngigen Gruhle durchscheint, wenn er von Nissl sagt: „Er war ein komischer, verschrobener Junggeselle, sehr liebenswert, sehr gütig, gründlich forschend, aber langsamen Geistes." Mit der ihm eigenen Gewissenhaftigkeit hat Nissl, der spätestens seit 1908 nierenleidend war, seinen Arbeitstag der Klinik gewidmet und in den Nächten im histologischen Laboratorium gearbeitet, im Winter, wie Gruhle erinnert, mit umwickelten Beinen in dem eiskalten Raum. „Dieser Forscher war von einer großartigen Güte gegenüber Kranken und Assistenten, herb in der Form, zornig im Temperament, ungemein gewissenhaft und vorbedacht im Handeln. Von ihm her wirkte eine warme wohlwollende Atmosphäre. Er selbst war ein tief leidender Mann, unendlich bescheiden, durchdrungen von der Verfallenheit des Menschen."

1904 kehrt Wilmanns aus München zurück. Es kommen hinzu L. Merzbacher, G. Dreyfus, H. W. Gruhle, O. Ranke, A. Homburger, A. Wetzel, K. Jaspers, A. Kronfeld, W. Mayer (seit 1919 Mayer-Gross) neben den in- und ausländischen Gastärzten, speziell auch den Gästen in Nissls Laboratorium. Durch Wilmanns, Gruhle, Wetzel werden die forensischen Interessen akzentuiert, Jaspers und Gruhle bemühen sich um eine psychopathologische Begründung der klinischen Psychiatrie, Homburger leitet über mehr als zwei Jahrzehnte die Psychiatrische Poliklinik, eröffnet 1917 eine heilpädagogische Beratungsstelle und wird zu einem Mitbegründer der Kinder- und Jugendpsychiatrie.

Als einer der großen Außenseiter – von Prinzhorn wird noch die Rede sein – verdient Jaspers in der Geschichte der Klinik besondere Erwähnung. Karl Jaspers, geboren am 23. Februar 1883, war am 20. Januar 1908 als Medizinalpraktikant eingetreten. Die Listen führen ihn seit dem Juli 1909 als Volontärassistenten. Auch die Einstellung als „unbezahlter wissenschaftlicher Volontärassistent" bedarf der ministeriellen Genehmigung und eines Antrages, den Nissl unter dem 21. Juli 1909 eingehend begründet. Jaspers sei „ein außergewöhnlich begabter und für die Wissenschaft begeisterter junger Arzt, der leider in Folge seiner schwachen Brustorgane gezwungen ist, sich möglichst zu schonen". Als Volontärassistent der Klinik und Doktor der Medizin hat sich Jaspers 1913 auf Anregung und mit Unterstützung von Nissl in der Philosophischen Fakultät für

Psychologie habilitiert. Die Jahresberichte der Klinik erwähnen ihn zuletzt für das Jahr 1914.

Im Oktober 1917 muß ein Nachfolger für Nissl gefunden werden, der zum 1. April 1918, von Kraepelin gerufen, an die Deutsche Forschungsanstalt für Psychiatrie nach München gehen will. Im Vorfeld des Verfahrens war auch bei Jaspers angefragt worden, der indessen aus gesundheitlichen Gründen ablehnen muß. Nach drei Absagen und vergeblichen Bemühungen, besonders von Gaupp, die notwendigen Verbesserungen zu erreichen, wird erst in einem zweiten Anlauf Wilmanns berufen. Der kränkelnde Homburger war geblieben, Wetzel und Mayer-Gross sind zurückgekehrt, hinzu treten oder lösen einander ab Prinzhorn, Steiner, Beringer, Bürger-Prinz, Ruffin, v. Baeyer, A. Strauss, als Gastärzte Kaila, Stringaris.

Hans Prinzhorn, geboren am 8. Juli 1886, promoviert als Kunstgeschichtler und Arzt, war am 30. Januar 1919 in die Klinik eingetreten, in der er eine von Wilmanns begonnene Sammlung bildnerischer Darstellungen Geisteskranker wesentlich erweitert und wissenschaftlich bearbeitet. Im März 1920, als Wilmanns einen sechsmonatigen wissenschaftlichen Urlaub für Prinzhorn beantragt, ist die später etwa 5000 Exponate umfassende Sammlung bereits auf 3500 Blätter angewachsen. Am 15. Juli 1921 ist Prinzhorn, der ewig Unruhige, wieder ausgeschieden. Sein berühmtes Buch erscheint 1922. Die Sammlung wird vor den Gefahren des Luftkrieges im Keller geborgen und dort, unzureichend untergebracht und verwahrlost, nach dem Krieg wieder aufgefunden. Vor gut zehn Jahren hat Maria Rave-Schwank die systematische Ordnung und Aufstellung der Sammlung eingeleitet, die in einem eigenen Ausstellungsraum inzwischen auch der Öffentlichkeit zugänglich gemacht worden ist.

Wilmanns ist durch öffentliche Kritik an den Machthabern kompromittiert. So erinnert Rauch aus der Vorlesung des Wintersemesters 1932/33 eine Bemerkung über die psychogene Natur der Blindheit Hitlers nach Kriegsende. Ausgerechnet Wilmanns hat im April 1933 als Vorsitzender der Akademischen Krankenhauskommission dem eigenen Haus die mit dem Gesetz zur Wiederherstellung des Berufsbeamtentums zusammenhängenden Erlasse mitzuteilen, in deren Gefolge als „Angehörige jüdischer Rasse" sechs Ärzte – Mayer-Gross, Steiner, Strauss als ehemalige „Frontkämpfer" mit Verzögerung – die Klinik verlassen müssen. Ein Erlaß vom 4. Mai 1933 beurlaubt ihn selbst mit sofortiger Wirkung.

Der Berufungsvorschlag für die Nachfolge Wilmanns vom 21. September 1933 kann sich durchaus sehen lassen. Ex aequo werden C. Schneider, ltd. Arzt der Anstalt Bethel, und Gruhle genannt, für den sich nicht weniger als sieben, und gerade die führenden Psychiater, an erster Stelle eingesetzt hatten. An zweiter Stelle steht Beringer, inzwischen Oberarzt bei Bumke in München, von wo er alsbald auf den ebenfalls vakanten Freiburger Lehrstuhl berufen wird. C. Schneider ist nicht habilitiert und nicht der Professor, als den ihn die Fakultät irrtümlich präsentiert, doch seine früher schon von den Heidelbergern besonders auf dem Gebiete der Schizophrenieforschung anerkannte und auch später noch bewiesene wissenschaftliche Qualifikation kann nicht bestritten werden. Gleichwohl bleibt das Berufungsverfahren des Jahres 1933 ein Dokument für die jähe Entwertung der akademischen Spielregeln. Als politisch genehme Kandidaten sind C. Schneider, Parteigenosse des Jahres 1932, und ein noch sehr junger aber begabter Privatdozent im allgemeinen Gespräch, wozu sich in Briefen an das Ministerium alle möglichen Parteileute äußern. Das Ministerium bittet um eine Stellungnahme zu den beiden Namen, ein Kommissionsmitglied antwortet, daß die Fakultät C. Schneider auf jeden Fall dem Privatdozenten vorziehen würde, und schon ist C. Schneider berufen und bedankt sich unter demselben Datum, an dem die Fakultät ihren Vorschlag verabschiedet. 1937 scheinen die Dinge, äußerlich, wieder im Lot zu sein: Als nach der Einsetzung C. Schneider als Gaudozentenbundsführer eine Parteidienststelle und der Amtsträger selbst eine Gehaltserhöhung beantragen, läßt der Minister ablehnend vernehmen, daß ihm die Verquickung einer politischen Tätigkeit mit eigenen Vorteilen wenig glücklich erscheine.

Aus Dokumenten und mündlicher Überlieferung ergibt sich ein widerspruchsvolles, aber für jene Zeit nicht ungewöhnliches Bild des Klinikdirektors der Jahre 1933−1945, der sich bald nach seiner Verhaftung suizidiert hat und noch lange danach eine Nicht-Person geblieben ist, auch wenn man seinen Namen korrekterweise in den Literaturverzeichnissen zu berücksichtigen hatte. Gemessen an dem elitären Kreis um Wilmanns ist er alles andere als ein „Herr": ein kleinbürgerlicher, in Fragen des guten Geschmacks unsicherer und gelegentlich grob entgleisender Gelehrter mit einem verborgenen, wenn auch in der Handschrift deutlich hervortretenden Zug aggressiver Expansivität, die ihn in der neuen, ohne Universitätserfahrung eingenommenen Machtposition mit einem unkritischen Sendungsbewußtsein und rastloser Geschäftigkeit erfüllt. Neben den Paradoxien des Verhaltens, die v. Baeyer schildert, sei an das zeitgeschichtlich interessante Detail erinnert, daß C. Schneider für die Eröffnung der Ausstellung „Entartete Kunst" einen Vortrag unter dem Titel: „Entartete Kunst und Irrenkunst" vorzubereiten hatte. Dieser Vertrag ist aus äußeren Gründen nicht gehalten, aber veröffentlicht worden. Er ist von einer schwer erträglichen, im Ton bald eifernden, bald überschwänglichen Borniertheit und ohne Verständnis für die „Irrengebilde" und den Standpunkt Prinzhorns, so daß konsequenterweise die Vernichtung der Heidelberger Sammlung hätte erwartet werden müssen. Es ist nicht geschehen, mit der gleichen Widersprüchlichkeit, die C. Schneider auf der einen Seite als Obergutachter bei der sog. Euthanasie psychisch Kranker tätig werden und (nach Zeugenaussagen) sagen läßt, die Ansprüche des nationalsozialistischen Staates seien so absolut, daß „wir uns" für diesen Staat auch sterilisieren und euthanasieren lassen müßten, während er auf der anderen Seite mit großem persönlichem Einsatz für eine menschliche und therapeutische Haltung gegenüber dem psychisch Kranken eintritt.

Bereits im September 1945 kann K. H. Bauer als der frei gewählte neue Rektor der eben erst wiedererwachenden Universität dem Präsidenten des Landesbezirks Baden den von Oehme als Prodekan formulierten Berufungsvorschlag für die Neubesetzung des psychiatrischen Lehrstuhles vorlegen. Wilmanns, dessen Rehabilitierung beabsichtigt gewesen war, war im August gestorben. Der unico-loco-Vorschlag, dem eine persönliche Anfrage Siebecks vorausgegangen war − über einen Kurier, denn sonstige Kommunikationsmöglichkeiten sind zu jener Zeit abgeschnitten − gilt K. Schneider, dem damals 58jährigen Direktor des Klinischen Instituts der Deutschen Forschungsanstalt für Psychiatrie in München.

Als K. Schneider am 28. Februar 1946 seinen Dienst antritt, findet er als unter seinem Vorgänger habilitierte Hochschullehrer Rauch und Wendt vor. Beschränkt man sich auf die späteren Hochschullehrer, die mindestens ein Jahr an der Klinik gearbeitet haben, so kommen 1945 nacheinander S. Engel, H. Kranz (als der von K. Schneider brieflich eingesetzte und schon 1936 bei J. Lange in Breslau habilitierte 1. Oberarzt), F. W. Bronisch, 1946 H. H. Meyer, H. Leferenz, W. de Boor, W. Janzarik, P. Matussek. In den nächsten Jahren treten hinzu H. Harbauer, W. Schmitt, G. Huber, H. Göppinger, B. Pauleikhoff, H. H. Wieck und zuletzt K. P. Kisker.

Über das 1. Nachkriegsjahrzehnt haben H. Kranz und H. H. Meyer, über die Jahre seit 1955 (und vor 1934) W. v. Baeyer berichtet. Wie zuletzt bei Kraepelin ist der Stil des Hauses wieder durch die Arbeitsrichtung der Direktoren bestimmt, die bei allen Verschiedenheiten eben doch durch die klinische Grundhaltung und einen psychopathologischen Ansatz verbunden sind, so daß das Jahr 1955 keine Zäsur und erst die Rückwirkungen der wissenschaftlichen Neuorientierung mit ihrer sozialpsychiatrischen Konsequenz Veränderungen bringen. Mit der Berufung W. v. Baeyers setzt sich in einer Gegenbewegung zur inzwischen traditionellen Psychiatrie die anthropologisch-daseinsanalytische Richtung durch, als deren Exponent in jenen Jahren J. Zutt zu gelten hat. Neben v. Baeyer stehen Weitbrecht und Schulte in der engeren Wahl. H. Kranz, inzwischen in Mainz, erscheint trotz zahlreicher Voten nicht auf der Berufungsliste. Wenn ihm die Fakultät nicht den ersten Platz einräumen könne, solle sie ihn (wie nach mündlicher Überlieferung ein Fakultätsmitglied diplomatisch fordert) nicht durch eine nachgeordnete Plazierung deklassieren.

Von früheren Mitarbeitern K. Schneiders habilitieren sich Huber und Kisker bereits unter v. Baeyer. Aus München, sozusagen als Flüchtlinge vor Kolle, kommen Tellenbach und Häfner. Die Liste der späteren Dozenten und Professoren, die zwischen 1955 und 1972 in die Klinik eingetreten sind, ist kaum weniger umfangreich als im ersten Nachkriegsjahrzehnt. Zu ihnen gehören H. Tellenbach (später ärztlicher Direktor einer Abteilung für Klinische Psychopathologie), R. Brock, H. Häfner, W. Bräutigam, K. Oesterreich, M. Müller-Küppers (später ordentlicher Professor und Direktor einer Abteilung für Kinder- und Jugendpsychiatrie), K. Diebold, D. v. Zerssen, D. Langer, W. Böker, A. Kraus, R. Avenarius, H.-K. Rose, W. Blankenburg. In den 60er Jahren gewinnen Psychotherapie und Sozialpsychiatrie zunehmend Gewicht.

Nach v. Baeyer wird W. Janzarik 1973 zum Direktor der Klinik berufen.

Leistungen und Wirkungen

In den Auseinandersetzungen um die Dementia praecox haben sich die Schule Kraepelins und das Selbstbewußtsein einer klinischen Psychiatrie entwickelt, die jetzt nicht mehr auf neurophysiologische, neuropathologische oder, hilfsweise, auf experimentalpsychologische Bemühungen angewiesen war, um wissenschaftlich anerkannt zu werden. Kraepelin hat große, im Kernbereich der

Psychiatrie enttäuschte Hoffnungen auf die Neuropathologie gesetzt und den Weg für die Forschung von Nissl und Alzheimer, später von Spielmeyer und Brodmann geebnet. Bei allen Forschungsintentionen auch sonst war seine überdauernde Leistung die des klinischen Psychiaters, sein tauglichstes Werkzeug, wie Gruhle feststellt, eine (als Methode nicht reflektierte) verstehende Psychologie.

Nissl, Wilmanns und Gruhle haben die Tradition der klinischen Psychiatrie in Heidelberg ohne Zäsur weitergeführt, Nissl neben seiner neuropathologischen Forschung, speziell auf dem Gebiet der progressiven Paralyse, Wilmanns und Gruhle neben psychopathologischen und neben kriminalpsychologischen Untersuchungen, aus denen vor dem 1. Weltkrieg eine Reihe von Monographien hervorgegangen ist. Mit der forensischen Psychiatrie hatte sich schon Fürstner beschäftigt. In der Folge haben Kraepelin, Aschaffenburg, Gaupp, Wilmanns, Gruhle, Wetzel, nach dem 2. Weltrieg Rauch, Leferenz, Göppinger und in einigen grundsätzlichen Veröffentlichungen K. Schneider und v. Baeyer forensische Probleme behandelt. Schon früh war Gaupp, der später in Tübingen eine psychogenetische Gegenposition zur Heidelberger Psychiatrie begründet hat, für die Eigengesetzlichkeit des Psychischen eingetreten. Ihre betont psychopathologische Orientierung hat die Klinik aber erst auf den von Jaspers erarbeiteten Grundlagen gewonnen: der Allgemeinen Psychopathologie von 1913 und den in den Jahren 1909—1913 entstandenen, von Dilthey und Max Weber beeinflußten Arbeiten zur Psychopathologie, in denen an den Begriffspaaren Erklären und Verstehen, Prozeß und Entwicklung die „phänomenologische" Methode entwickelt worden ist. Der stattliche Band, in dem sie später gesammelt wurden, belegt die intensiven Bemühungen jener Jahre. Nicht einmal unter C. Schneider ist das psychopathologische Interesse verlorengegangen, freilich ist es bei ihm in der Monographie über die schizophrenen Symptomverbände (1942) auf einen spekulativ-biologistischen Nebenweg geraten, der von den Heidelbergern sonst nicht beschritten worden ist.

Die von Jaspers ausgehenden psychopathologischen Impulse haben nach dem 1. Weltkrieg alle an der Klinik wissenschaftlich Tätigen erfaßt. Es gibt herausragende Einzelleistungen: Prinzhorns „Bildnerei der Geisteskranken" (1922), von Gruhle die „Psychologie des Abnormen" (1922) und die „Psychologie der Schizophrenie" (1929, mit Berze), von Mayer-Gross die „Selbstschilderungen der Verwirrtheit" (1924), Homburgers „Vorlesungen über Psychopathologie des Kindesalters" (1926), Beringers Monographie über den Mescalinrausch (1927). Über allem aber steht, koordiniert durch Wilmanns, der von den Heidelbergern gemeinsam erarbeitete Handbuchband über die Schizophrenie.

Die von Jaspers entwickelte Methodenlehre und ihre klinische und psychopathologische Anwendung in den Jahrzehnten danach sind in die „Klinische Psychopathologie" K. Schneiders eingegangen. Außerhalb blieben die Psychoanalyse und die Entwicklung der neueren Psychologie, von denen schon Jaspers nicht mehr erreicht worden war. Es entsprach der pluralistischen Toleranz Heidelbergs, wenn unter K. Schneider auch psychotherapeutische Probleme bearbeitet wurden und 1948 Monographien zum Thema von Matussek („Metaphysische Probleme der Medizin") und Wendt („Psychotherapie im abgekürzten Verfahren") erscheinen konnten, so wie später Huber unter v. Baeyer seine Untersuchungen über hirnatrophische Befunde bei endogenen Psychosen, speziell bei Schizophrenien (1957, 1961), weitergeführt und abgeschlossen hat. Denkt man an das Liquorbuch H. H. Meyers (1949) und an die Untersuchungen von Bronisch über hirnatrophische Prozesse im mittleren Lebensalter (1951), wird man aus jener Zeit, die zu kurz für die Entwicklung der jüngeren Generation gewesen ist, neben manchen wichtigen Einzelarbeiten die Monographien mit speziell psychopathologischer Thematik vermissen.

Zwischen 1955 und 1972 werden drei Themenkreise bestimmend, außerhalb derer nur eine Monographie von Müller-Küppers über das leicht hirngeschädigte Kind (1969) und Publikationen stehen, die erst später in einen größeren Rahmen hineingewachsen sind. In den Vordergrund tritt eine anthropologisch orientierte Psychopathologie. Nur Kisker bedient sich in seiner Habilitationsschrift über den Erlebniswandel des Schizophrenen (1960) auch eines psychologischen Ansatzes, der Topologie K. Lewins. 1961 erscheinen Monographien von Bräutigam („Psychotherapie in anthropologischer Sicht"), Häfner („Psychopathen") und Tellenbach („Melancholie"), 1971 unter dem Titel „Der Verlust der natürlichen Selbstverständlichkeit" eine Untersuchung von Blankenburg zur Psychopathologie symptomarmer Schizophrenien. Das inzwischen in 3. Auflage vorliegende Melancholiebuch Tellenbachs hat am nachhaltigsten gewirkt. Als zweites Thema erscheint die „Psychiatrie der Verfolgten", repräsentiert durch das gleichnamige Werk, in dem v. Baeyer, Häfner und Kisker 1964 ihre in den Entschädigungsverfahren gewonnenen psychopathologischen und gutachtlichen Feststellungen niedergelegt haben. Danach hat sich der Heidelberger Arbeitskreis der Sozialpsychiatrie als einem dritten, vorwiegend praxisbezogenen Thema zugewandt und dabei viel Resonanz gefunden und vieles in Bewegung gebracht. Die sozialpsychiatrische Aufgabe war von v. Baeyer in einem programmatischen Aufsatz über den Begriff der Begegnung in der Psychiatrie schon 1955 angesprochen worden.

Psychosomatische Klinik

WALTER BRÄUTIGAM

Die Psychosomatische Klinik Heidelberg ist 1950 gegründet worden und damit die erste ihrer Art in Deutschland. Dies fand in der bewegten Nachkriegszeit statt, als nach Jahren der Unfreiheit Wissenschaft und ärztliche Kunst wieder in den Dienst des Menschen gestellt und neue Inhalte und Formen gesucht wurden. Der Gründung in Heidelberg sind in den nächsten beiden Jahrzehnten die meisten anderen deutschen Universitäten gefolgt. Psychosomatische Medizin und Psychotherapie haben sich in der Bundesrepublik zu einer eigenen Disziplin, seit 15 Jahren auch zu einem allgemeinen Unterrichtsfach für Medizinstudenten entwickelt.

Die Klinik verdankt ihr Entstehen der Initiative Alexander Mitscherlichs, der ihr Bild in den ersten beiden Jahrzehnten prägte. In Heidelberg war schon in der Zeit nach dem ersten Weltkrieg durch die Internisten Ludolf Krehl und Richard Siebeck sowie vor allem durch die Person und das Werk Viktor von Weizsäckers der Boden für eine psychosomatische Sichtweise in der Medizin bereitet worden. Die Gründung und der Ausbau der Psychosomatischen Abteilung seither geschahen jedoch nicht zwangsläufig und mußten gegen manche äußeren und inneren Hindernisse und Widerstände durchgesetzt werden. Das mit der Psychosomatischen Medizin verbundene erweiterte Krankheitskonzept, die unkonventionellen Interpretationen und die den Rahmen der bisherigen Behandlungsformen sprengenden psychoanalytischen Verfahren konnten sich nur langsam in ihrem eigenen Selbstverständnis und in der medizinischen Welt konstituieren. Eine Hilfe war dabei der durch Alexander Mitscherlich schon in der Nachkriegszeit mögliche Kontakt mit bedeutenden emigrierten Wissenschaftlern der Psychosomatischen Medizin und Psychoanalyse in den angelsächsischen Ländern. Eine großzügige Stiftung der Rockefeller Foundation ermöglichte sowohl die Durchführung erster psychosomatischer Forschungsvorhaben und auch den Anschluß an den internationalen Wissens- und Ausbildungsstand. Anläßlich des 100. Geburtstags Sigmund Freuds, 1956, kam es in Zusammenarbeit mit dem Institut für Sozialforschung Frankfurt von Theodor W. Adorno und Max Horkheimer zu einem für die Psychosomatische Medizin und Psychoanalyse heute historisch zu nennenden Vortragszyklus. Die wichtigsten internationalen Vertreter des Faches, meist jüdische Emigranten der Hitlerzeit, Franz Alexander, Michael Balint, Ludwig Binswanger, Erik H. Erikson, Herbert Marcuse, René Spitz und viele andere leisteten mit Vorträgen und Seminaren den Universitäten Heidelberg und Frankfurt bedeutende Beiträge.

Der geistige Horizont und die publizistische Aktivität von Alexander Mitscherlich wirkten in dem Aufbau der Abteilung und auch über sie hinaus. Die

Erfahrungen der Hitlerzeit bewegten ihn auch in der Nachkriegszeit. Er lebte in leidenschaftlichem Widerspruch zu allen restaurativen Tendenzen, die jene Zeit einfach aus dem Gedächtnis zu löschen versuchten. Seine 1949 publizierte Dokumentation „Medizin ohne Menschlichkeit", die die Menschenversuche an KZ-Häftlingen und die Vernichtungspraxis an psychiatrisch Kranken an die Öffentlichkeit brachten, haben allerdings mehr in den nachfolgenden Generationen Aufmerksamkeit und Zustimmung gefunden, als unter seinen Altersgefährten. Mitscherlichs Perspektive reichte weit über das medizinische Fachgebiet und über die Universität hinaus. Er hat früh Fragen der Wohnordnung, des Verhältnisses zwischen den Generationen, Fragen der sozialen Gerechtigkeit und der ethischen Verantwortung in der Medizin, in der Wissenschaft und in der Politik aufgegriffen. Das hat zu Berufungen auf Gastprofessuren in den Vereinigten Staaten und 1969 in der Bundesrepublik zur Verleihung des Friedenspreises des deutschen Buchhandels an ihn geführt.

Eine innere Auseinandersetzung mit der Vergangenheit bedeutete es auch, daß er nach ersten Versuchen, die verschiedenen tiefenpsychologischen Schulen zu einem Amalgam zu verbinden, in Heidelberg ganz die psychoanalytische Theorie und Praxis, die Tradition Sigmund Freuds, in den Mittelpunkt der klinischen Arbeit stellte. Seit 1960 leitete Mitscherlich das Sigmund-Freud-Institut des Landes Hessen in Frankfurt als Forschungs- und Ausbildungszentrum für Psychoanalyse und Medizin in Doppelfunktion mit der Leitung der Psychosomatischen Klinik Heidelberg. 1967 entschied er sich ganz für Frankfurt.

Hochschullehrer der Universität Heidelberg wie Paul Vogel, Curt Oehme und Herbert Plügge haben die Entwicklung und den weiteren Ausbau der Psychosomatischen Klinik unterstützt. Die ursprünglich nur 8 Betten umfassende Station konnte anläßlich meiner Berufung 1968 auf eine Krankenstation mit 24 Betten in der Luisenklinik erweitert werden. Durch den Umzug der Ambulanz- und Unterrichtsräume in das renovierte Gebäude des alten Hygienischen Institutes in der Thibautstraße konnte sie sich 1977 beträchtlich erweitern. Die räumlichen Bedingungen in dem bald 100 Jahre alten Gebäude bieten heute sehr gute Voraussetzungen für ambulante Tätigkeit und für Forschung und Lehre. Im Rahmen der Abteilung arbeiten heute mit dem Abteilungsleiter ein habilitierter Oberarzt und 15 akademische Mitarbeiter, darunter neben Ärzten auch Psychologen und Mathematiker, ein erheblicher Teil von Drittmitteln finanziert.

Der Unterricht in Medizinischer Psychologie im vorklinischen Bereich wird durch eine 1974 abgegrenzte selbständige Abteilung für Medizinische Psychologie und Psychotherapie wahrgenommen. Sie wird seit 1980 durch Hermann Lang geführt. Als Forschungseinheit wurde die Abteilung für Psychoanalytische Grundlagenforschung und Familientherapie abgetrennt, die seit 1975 von Helm Stierlin geleitet wird, der in den Vereinigten Staaten aktuelle Entwicklungen des Fachgebietes aufgenommen hatte und mit der Familientherapie in Heidelberg neue Akzente setzte.

Seit der Gründung der Psychosomatischen Klinik 1950 ist es explosionsartig zu einer zahlenmäßigen Ausbreitung und zu einer unübersehbaren Vielfalt von Psychotherapieverfahren in allen Ländern, auch in der Bundesrepublik, gekommen. Die Psychosomatische Klinik Heidelberg blieb einerseits der Psychoanalyse als geistige Tradition verbunden. Sie hat damit begonnen, eine weniger methoden- als patientenorientierte Weiterentwicklung verschiedener Therapieverfahren im Rahmen der Psychoanalyse in ihrem Hause zu entwickeln. Dabei versucht sie vor allem auch Patienten, die von ihrem Bildungsstand und ihrem ökonomischen Status bisher nicht zum Patientenkreis der Psychoanalyse gehörte, therapeutische Hilfen zu geben. Die analytische Gruppentherapie, nonverbale Gruppenverfahren wie Gestaltungstherapie und Konzentrative Bewegungstherapie, die therapeutische Gemeinschaft auf der Krankenabteilung sowie dynamische Einzeltherapie stehen heute als Behandlungsverfahren im Vordergrund. Die klassische psychoanalytische Einzeltherapie hat noch in der Ausbildung ihr Gewicht. Vom Leiter der Klinik 1970 gegründete Weiterbildungskreise für Psychotherapie und Psychoanalyse bieten jungen Ärzten und Psychologen des Umkreises die Möglichkeit, in Zusammenarbeit mit der Klinik psychotherapeutische Behandlungsverfahren zu erlernen.

Gegenwärtig werden 200 bis 250 Studenten im Semester durch die Vorlesung und mit einem in Gruppen durchgeführten Praktikum für Psychosomatische Medizin und Psychotherapie in das Fach eingeführt. Studenten können auch im Rahmen eines in Zusammenarbeit mit der Universität London aufgebauten Ausbildungsprojektes Patienten unter Supervision behandeln. Die Klinik bietet neben regelmäßigen Fortbildungsveranstaltungen vor allem Balintgruppen für niedergelassene Ärzte an, in denen die psychologische Wahrnehmung und die psychotherapeutischen Gesprächsformen geschult werden.

Im Bereich der Forschung liegen die Schwerpunkte der Klinik in der Erprobung neuer Therapieverfahren, in der Erforschung des psychodynamischen Hintergrundes neurotischer und psychosomatischer Krankheitsbilder und im Experimentieren mit neuen Unterrichtsmethoden für Studenten. Seit 1976 wird mit Hilfe von Drittmitteln eine groß angelegte Katamnesestudie durchgeführt, die Indikation, Prognose, Verlauf und Ergebnisse von Behandlungen systematisch auswertet. Sinn der Studie ist u. a. die Entwicklung von neuen Indikationskriterien für die verschiedenen Therapieverfahren. Mitarbeiter der Klinik haben sich darüber hinaus der Erfassung der Persönlichkeitsstruktur psychosomatisch Kranker und den psychologischen Auswirkungen von Hautkrankheiten und Krebserkrankungen zugewandt.

Die Psychosomatik als Forschungsperspektive und die Psychotherapie als Versorgungsaufgabe stehen in einer sich wandelnden Welt. Die äußeren Bedingungen, unter denen die Menschen heute aufwachsen, die Formen der Vergesellschaftung in der Kindheit und Jugend, die Werte, in denen sie sich in der Familie und unter Gleichaltrigen orientieren, sind in dauernder Veränderung. Der soziale Wandel spiegelt sich auch in den Krankheitsformen unserer Zeit. In dem kurzen Zeitraum seit Gründung der Klinik haben sich Krankheitsbilder, die vor einigen Jahren selten waren, wie Patienten mit Anorexia nervosa und mit Bulimia nervosa zu einer kaum noch zu bewältigenden Aufgabe in der Ambulanz und auf der Krankenstation entwickelt.

Die größte Herausforderung der Gegenwart liegt aber nicht allein in den klassischen, seelisch bedingten neurotischen und psychosomatischen Symptombildungen. Sie ist noch mehr in den vielfältigen Formen seelischer Reaktionsweisen auf schwere körperliche Krankheiten und auf die intensiven therapeutischen Zugriffe der modernen Medizin zu finden. Solche somato-psychosomatischen Verarbeitungen finden sich in allen Fachgebieten in wachsender Zahl. Psychosomatik und Psychotherapie sind nicht auf eine Klinik zu beschränken, sie sind als interdisziplinäre Aufgabe in der gesamten Medizin gegeben.

Abteilung für Psychoanalytische Grundlagenforschung und Familientherapie

HELM STIERLIN

Die Abteilung wurde 1974 mit 3 Stellen – einer C3-Stelle und 2 Assistentenstellen – innerhalb der Psychosomatischen Klinik eingerichtet. Die Initiative dazu ging von Walter Bräutigam, dem Leiter der Psychosomatischen Klinik, aus, der sich auch dafür einsetzte, daß Helm Stierlin aus den USA nach Heidelberg auf die Stelle des Abteilungsleiters berufen wurde. Stierlin setzte sich von Anfang an die Aufgabe, der Familientherapie, die sich in den USA nach dem Zweiten Weltkrieg stürmisch entwickelt hatte, auch in Heidelberg eine Stätte zu schaffen. Bei dieser Therapie handelt es sich nicht um nur ein psychotherapeutisches Verfahren unter anderen. Vielmehr zeigen sich uns darin Ursachen und Behandlungsmöglichkeiten psychischer Störungen in neuer Sicht. Im Mittelpunkt der Behandlung steht nicht mehr der einzelne, auch dann nicht, wenn nur ein einzelner interviewt wird, sondern das Beziehungsnetz, in das er eingebettet ist.

Die Abteilung war in erster Linie als Forschungseinrichtung konzipiert. Dabei lag das Schwergewicht auf der klinisch orientierten Forschung. Wichtige Forschungsschwerpunkte bildeten Familien mit schizophrenen, manisch-depressiven und anorektischen Mitgliedern. Im Verlauf eines 5jährigen, von der Robert-Bosch-Stiftung geförderten Forschungsprojektes wurden darüber hinaus Möglichkeiten eines familienorientierten Ansatzes bei Krebskranken erprobt.

Während der 10½ Jahre ihres Bestehens wurden an der Abteilung ca. 1300 Familien behandelt. Bei einer Großzahl dieser Familien litten ein oder mehrere Mitglieder an Psychosen oder schweren psychosomatischen Störungen. Seit ihrem Bestehen wurden von den Mitarbeitern der Abteilung mehrere Hundert wissenschaftliche Arbeiten publiziert. Die aus der Abteilung hervorgegangenen Buchveröffentlichungen liegen inzwischen in 10 Sprachen vor. Von Anfang an bestand ein reger Austausch mit Forschungszentren in Ländern der westlichen Welt, vor allem den USA.

Neben der Forschung und Krankenversorgung spielte in der Abteilung auch die Lehre eine wichtige Rolle. Im Laufe der Jahre fanden hier Fortbildungsveranstaltungen für Ärzte und Psychologen statt, daneben übernahmen ihre Mitarbeiter Unterrichtsaufgaben für die von der Psychosomatischen Klinik zu betreuenden Studenten. Im Hinblick auf die Zukunft stellt sich vor allem die Frage, wie sich den wachsenden, an uns herangetragenen Aufgaben angesichts unserer zahlenmäßig knappen Besetzung von insgesamt 3 wissenschaftlichen und 1 Sekretärinnenstelle weiterhin gerecht werden läßt.

Abteilung für Psychotherapie und Medizinische Psychologie

HERMANN LANG

Im Jahre 1970 wurde die Medizinische Psychologie in die Approbationsordnung für Ärzte und damit in den Studiengang für Mediziner aufgenommen. Dies war das Ergebnis einer über Jahrzehnte geltend gemachten Forderung, die naturwissenschaftliche Ausbildung des Arztes durch die Vermittlung psychologischen Lehrstoffs zu ergänzen. Medizinische Psychologie soll in Abstimmung mit der Psychosomatischen Medizin den künftigen Mediziner über die psychologischen Aspekte seiner späteren ärztlichen Tätigkeit unterrichten, ihm Anleitungen zum psychologischen Umgang mit dem Patienten geben. Im Hinblick auf die Realisierung dieser Innovation wurden an deutschen Universitäten medizinpsychologische Abteilungen eingerichtet, die zugleich eine entsprechende Konsiliar- und Liaisontätigkeit im organ-medizinischen Bereich wahrnehmen sollen. Denn um Medizinstudenten adäquat auf die psychologischen bzw. somatopsychischen Aspekte ihrer späteren ärztlichen Tätigkeit vorbereiten zu können, muß der medizinpsychologische Ausbilder selbst über entsprechende Erfahrungen in den typischen Praxisfeldern der ärztlichen Versorgung verfügen.

Auf Initiative von Walter Bräutigam wurde im Jahre 1974 die Abteilung für Psychotherapie und Medizinische Psychologie gegründet, die seither selbständige Aufgaben in Lehre, Patientenversorgung und Forschung erfüllt. In den ersten Jahren ihres Bestehens wurde die Abteilung kommissarisch von Walter Bräutigam geleitet. Im Jahre 1980 übernahm Hermann Lang die Leitung, der die Abteilung räumlich und personell ausbauen konnte. Im November 1980 bezog die Abteilung ein gut ausgestattetes Gebäude in der Landfriedstraße 12. Ansprechende Unterrichtsräume mit Möglichkeiten zur Kleingruppenarbeit, Videoanlagen, Einwegscheibe und einem eigenen Video-Filmstudio zur Herstellung von Lehrfilmen bieten von der räumlichen Seite her gute Voraussetzungen für den studentischen Unterricht.

Die Abteilung ist vor allem zuständig für die Lehre im Fach Medizinische Psychologie. Medizinische Psychologie ist ein großes Prüfungsfach bei der Ärztlichen Vorprüfung und wird deshalb hauptsächlich in der Vorklinik unterrichtet. Die zweistündige Vorlesung im ersten Semester gibt einen einführenden Überblick über die wichtigsten Themen der Medizinischen Psychologie. Als Ergänzung werden zusätzlich Tutorengruppen angeboten. Zweck dieser Tutorengruppen ist es, die Inhalte der Medizinischen Psychologie in kleinen Gruppen, also unter aktiver Mitarbeit der Studenten, zu vertiefen. Im zweiten Semester absolvieren die Studenten den medizinpsychologischen Pflichtkursus. Die Kur-

141

se „trainieren" den konkreten Umgang mit Patienten, vermitteln eine Schulung der interpersonellen Wahrnehmungs- und Gesprächsfähigkeit. Eigene Erfahrungen der Studenten mit schwierigen Patienten im Krankenpflegepraktikum, bei Nachtwachen und bei „Tagesfamulaturen" bei niedergelassenen Ärzten und in Kliniken, welche die Abteilung organisiert, bilden ebenso die Grundlage dieser Schulung der kommunikativen Kompetenz wie gefilmte Visitengespräche und theoretische Einführungen, beispielsweise im Hinblick auf Aufklärungsgespräche bei Patienten mit infauster Prognose. In Anbetracht der stetig gewachsenen Studentenzahlen werden jetzt 22 Kurse pro Semester in Gruppen zu je 16 Studenten durchgeführt. Da die Abteilung nur über vier wissenschaftliche Stellen verfügt (Abteilungsleiter und drei wissenschaftliche Angestellte), ist der Unterricht nur dadurch zu bewältigen, daß wissenschaftliche Hilfskräfte mit eingesetzt werden. Der notwendige personelle Ausbau der Abteilung ist also noch nicht abgeschlossen.

Seitens der Studenten ist großes Interesse an zusätzlichen Fallseminaren und vertiefenden theoretischen Seminaren zu verzeichnen, insbesondere zur Arzt-Patient-Beziehung, zur psychologischen Anamnesetechnik und zu psychologischen Aspekten der Krankheitsverarbeitung. Wir führen deshalb für Studenten im Praktischen Jahr Fallseminare nach Balint-Methodik durch. Zur weiteren Schulung im klinischen Abschnitt dienen studentische Anamnesegruppen. Anamnesegruppen sind Gruppen von jeweils 6 bis 9 Medizinstudenten, die hier im direkten Umgang mit Patienten lernen, Daten zur körperlichen, psychischen und sozialen Anamnese sinnvoll zu integrieren. Die Gruppen werden von erfahrenen Medizinstudenten (Tutoren) geleitet. Diese Tutoren kommen dann in unsere Abteilung zur Supervision. Nach Möglichkeit bieten wir zusätzliche Seminare an, so beispielsweise in diesem Semester ein interdisziplinäres Fallseminar zum Thema „Nachsorge beim Tumorpatienten", das in enger Zusammenarbeit mit der Abteilung Neurochirurgie der Städtischen Krankenanstalten Mannheim durchgeführt wird. Auf Ersuchen der Kollegen des Psychologischen Instituts betreuen wir die Abfassung von Diplomarbeiten mit. Die Abteilung ist ferner an der Ausbildung für den ärztlichen Zusatztitel „Psychotherapie" beteiligt.

In der Krankenversorgung ist die Abteilung psychotherapeutisch tätig. In der psychotherapeutischen Arbeit erwerben die Mitarbeiter die Kompetenz für die psychologische Betreuung von Organkranken und haben die Möglichkeit, sich selbst für die Zusatztitel „Psychotherapie" und „Psychoanalyse" fortzubilden. Daneben übernimmt die Abteilung Aufgaben der medizinpsychologischen bzw. psychotherapeutischen Konsiliartätigkeit. Seit vier Jahren werden in Zusammenarbeit mit einem universitären Lehrkrankenhaus (Speyerer Hof) und einer bundesweiten Selbsthilfeorganisation pankreatektomierte Patienten betreut. Die psychische Bewältigung dieser Krankheit stellt große Anforderungen an die betreffenden Patienten, wobei es zu Fehlbewältigungen kommen kann, die auch erhebliche Partnerschaftsprobleme mit sich bringen. Weitere Erfahrungen in der psychologischen Betreuung von Krebspatienten konnten Mitarbeiter der Abteilung in enger Zusammenarbeit mit dem Heidelberger Nachsorgezentrum und der Medizinischen Poliklinik erwerben. Seit zwei Jahren hat sich eine Liaison-Tätigkeit auf der Kardiologischen Intensivstation der Medizinischen Universitätsklinik entwickelt. Diese Tätigkeit dient der Erweiterung der eigenen Erfahrung im Umgang mit schwerkranken Patienten und zunehmend, in enger Zusammenarbeit mit dem medizinischen Team, der psychologischen Beratung und Betreuung der Patienten und ihrer Angehörigen. In den weiteren Bereich der Konsiliartätigkeit gehören Balint-Gruppen, die wir für Mitarbeiter verschiedener Kliniken durchführen, sowie ein fortlaufendes Seminar für Fachleute der psychologischen Medizin aus verschiedenen Universitätskliniken, das wir in Zusammenarbeit mit der Abteilung von Prof. Bräutigam anbieten und das dem Erfahrungsaustausch und der Weiterentwicklung von Modellen der Kooperation zwischen somatischer und psychologischer Medizin dienen soll.

In der Forschung befaßt sich die Abteilung mit Fragen der somatopsychischen Krankheitsverarbeitung und Krankheitsbewältigung („Coping"), der Anwendung psychologischer Konzepte in der Medizin, mit der Erarbeitung neuer praxisorientierter Unterrichtsmethoden, mit Fragen der Psychotherapie und mit den psychologischen Voraussetzungen präventiven Verhaltens. Die Forschungstätigkeit wird teilweise mit Drittmitteln gefördert. So führt die Abteilung gegenwärtig ein Forschungsprojekt über „Auswirkungen von Laienvorstellungen über Krebs auf das Gesundheits- und Krankheitsverhalten" durch, das vom Bundesministerium für Jugend, Familie und Gesundheit sowie der Deutschen Forschungsgemeinschaft gefördert wird.

Strahlenklinik

KARL ZUM WINKEL

Historische Entwicklung

Am 25. 9. 1906 wurde das von Vinzenz Czerny gegründete „Samariterhaus" in Heidelberg vom Großherzog und von der Großherzogin von Baden feierlich eröffnet. Private Schenkungen hatten die Errichtung der Klinik ermöglicht, die „zur Behandlung und Pflege gut- und bösartiger Neubildungen" bestimmt war. Außerdem wurden auch Kranke aufgenommen, „bei denen die Diagnose unsicher ist und Verdacht auf ein krebsartiges Leiden vorliegt". Czerny hatte die Leitung; ihm standen Richard Werner als Oberarzt und 2 Assistenzärzte zur Seite. Administrativ war das Samariterhaus von Anfang an den Universitätskliniken angegliedert.

Czerny vertrat die Auffassung, „Krebs ist eine unvermeidbare Krankheit, gegen die der Kampf mit allen zu Gebote stehenden Mitteln aufgenommen werden muß". Jede Chance sollte wahrgenommen werden auf wissenschaftlicher Grundlage und im experimentellen Bereich mit dem Ziel, die Forschungsergebnisse umgehend klinisch zu nutzen. Theorie und Praxis sollten sich zur gegenseitigen Anregung befruchten und ergänzen.

So war das Samariterhaus Teil des „Instituts für experimentelle Krebsforschung". Klinik und wissenschaftliche Abteilung mit der Aufgabe zur Prüfung und Verbesserung neuerer Behandlungsmethoden bildeten zunächst ein Ganzes, das später in mehrere selbständige Einrichtungen aufgespalten wurde. Der über dem Eingang der Klinik angebrachte Wahlspruch hat seit 1906 unverändert Gültigkeit: in scientia salus.

Das Samariterhaus verfügte von Anfang an über Möglichkeiten zur chirurgischen und radiologischen Krebsbehandlung. Damit war der Grundstein zur Kombinationstherapie gelegt. Durchgeführt wurde die intraoperative Strahlentherapie nach Organvorverlagerung bereits in der 1. und 2. Dekade dieses Jahrhunderts.

Czerny starb 1916 an Leukämie. Werner übernahm die Klinik. Er erweiterte die Radiotherapie wesentlich durch Anpassung an die gegebene individuelle Situation, durch Anwendung des Bestrahlungskonzentrators als Vorläufer der Bewegungsbestrahlung, durch die Propagierung der Entzündungsbestrahlung, durch den Versuch einer medikamentösen Strahlensensibilisierung und durch die Nutzung von Radium und anderen Radionukliden. Mit interdisziplinärer Zusammenarbeit initiierte er viele noch gültige Forschungsrichtungen. Werner verließ 1934 Deutschland und starb 1945 im Konzentrationslager Theresienstadt. Die kommissarische Leitung erfolgte durch O. Ewald unter der Ägide eines Direktoriums.

Der Name „Czerny-Krankenhaus" erinnert seit 1942, dem 100. Geburtstag, an den Initiator und Gründer.

Nach Kriegsende übernahm Josef Becker die Leitung, der von 1958 bis 1974 den ordentlichen Lehrstuhl für medizinische Strahlenkunde (Radiologie) inne hatte. Sein Hauptanliegen war, der Radiologie Anerkennung als eigenes klinisches Fach zu verschaffen. Er entwickelte die Universitäts-Strahlenklinik zu einem radiologischen Zentrum mit internationalem Ruf in Krankenversorgung, Forschung und Lehre, das Strahlentherapie, Röntgendiagnostik, Nuklearmedizin, Strahlenphysik und Strahlenbiologie umfaßt. Seine Initiative war – gemeinsam mit H. Kuttig und G. Weitzel – bestimmend für den Ausbau der Megavolttherapie (Strahlenenergie oberhalb 1 MeV) mit Elektronen und Photonen und – zusammen mit K. E. Scheer – der lokalen Applikation von Radionukliden.

Gegenwärtige Situation

Nach einem kommissarischen Direktorat von Bruno Choné übernahm Karl zum Winkel Ende 1975 den ordentlichen Lehrstuhl für Allgemeine Radiologie und den Vorsitz des Zentrums Radiologie. Die Klinik hat drei Abteilungen: 1. *Allgemeine Radiologie, Röntgendiagnostik und Strahlentherapie* mit Poliklinik (K. zum Winkel), 2. *Klinische Nuklearmedizin* (P. Georgi) und 3. *Strahlenbiologie, Strahlenphysik und Strahlenschutz* (K. zum Winkel). Im vergangenen Jahrzehnt konnte durch die Modernisierung der veralteten Klinikräume mit Umgestaltung in maximale 3-Bett-, meist 2-Bettzimmer die stationäre Patientenversorgung erheblich verbessert werden.

Mit der Installation einer modernen Computertomographie (CT) und eines modernen Ultraschallgerätes ließen sich die diagnostischen Möglichkeiten beträchtlich erweitern und vervollständigen. Der Klinik stehen jetzt im Bereich der bildgebenden Verfahren über CT (3801 Patienten/1984) und Ultraschall (1520 Patienten) hinaus zur Verfügung Röntgendiagnostik (7864 Patienten/1984) einschließlich Schichtuntersuchungen und Gefäßdarstellung und nuklearmedizinische Diagnostik (mit radioaktiv markierten Substanzen, 8681 Patienten/1984). Mitarbeiter sind außerdem tätig am Magnetresonanzgerät, das im Deutschen Krebsforschungszentrum (DKFZ) betrieben wird.

Die Abteilung Nuklearmedizin wurde durch Ersatzbeschaffungen und mit Einführung von Nachladeverfahren zur lokalen Radionuklidtherapie (175 Patienten/1984) erweitert. Neue nuklearmedizinische Behandlungsmethoden für das metastasierte Phaeochromozytom und Neuroblastom und für Knochenmetastasen sowie die exakte Dosisberechnung von nuklearmedizinischer Behandlung mit offenen radioaktiven Substanzen (405 Patienten/1984) wurden entwickelt.

Wesentliche Gebiete der klinischen Forschung liegen deshalb im Vergleich der bildgebenden Verfahren untereinander, in der Indikationsstellung zu bestimmten Verfahren, in der Wertigkeit der Verfahren und in ihrer wirtschaftlichen Anwendung.

In der Therapie ist die Universitäts-Strahlenklinik fast ausschließlich mit der Onkologie befaßt, das bedeutet mit Geschwulstlehre in diagnostischer und therapeutischer Hinsicht einschließlich fachgerechter Überwachung des behandelten Patienten und mit kritischer Analyse der erzielten Ergebnisse. Nach heutiger Auffassung muß die Geschwulstbehandlung alle medizinischen Fachdisziplinen zum Gespräch und zum gemeinsamen Handeln wieder vereinen. Radiologische Onkologie erfordert umfassendes Wissen über die physikalischen, biologischen und medizinischen Grundlagen bei der Anwendung von ionisierenden Strahlen und eingehende Kenntnisse über das biologische Geschehen bei bösartigen Geschwulstleiden. Die Strahlentherapie ist heute weiterhin nach der Chirurgie die zweithäufigste Behandlungsmodalität bei bösartigen Erkrankungen; über 50% aller Geschwulstpatienten erhalten im Laufe der Erkrankung Radiotherapie. Große technologische Fortschritte bewirkten eine bedeutende Qualitätsverbesserung.

Vor Beginn einer Strahlenbehandlung werden die bildgebenden Verfahren angewendet, um Aufschlüsse zu erhalten über Lage und Ausdehnung von Geschwülsten, ihren Nachbarorganen und -geweben sowie von möglichen Absiedlungen, und um eine sorgfältige Bestrahlungsplanung vorzunehmen. CT liefert z. B. in über 30% zusätzliche Informationen, die mit anderen Verfahren nicht erhältlich sind. Das Zielvolumen für die Strahlentherapie muß das festgestellte Tumorvolumen mit einem Sicherheitsabstand überschreiten. Die Risikoorgane müssen weitgehend geschont werden. Die Isodosenberechnung erfolgt in der Strahlenphysik mittels Computer (2150 Bestrahlungsplanungen bei 716 Patienten/1984). Zur exakten Einstellung wird der Patient an einem speziellen Röntgengerät (Simulator) untersucht.

Für die Strahlentherapie mit Photonen und/oder Elektronen (3545 Patienten/1984) sind verfügbar: ein 25 MeV-Linearbeschleuniger, zwei Kreisbeschleuniger (42 bzw. 18 MeV) und ein Telegammagerät (6000 Ci Cobalt-60). Je nach der Ausgangssituation kommen unterschiedliche Strahlenarten und spezielle Bestrahlungstechniken zur Anwendung. Mit dem Ziel einer Optimierung der Strahlenbehandlung mit tumorwirksamen, auf das Zielvolumen konzentrierten Dosen bei gleichzeitig weitgehender Schonung gesunder Organe wird sehr häufig die Bewegungsbestrahlung durchgeführt, deren Entwicklung weitgehend durch Heidelberg beeinflußt wurde. Die Strahlenbehandlung kann auf diese Weise subtil angepaßt werden an Sitz, Größe, feingewebliche Strukturen und potentielles Ausbreitungsgebiet des vorliegenden Tumors. Vorteilhaft ist die in der Klinik etablierte Strahlenbiologie bei der Beobachtung und Kontrolle des Strahleneffekts sowie bei dem Gebrauch von strahlensensibilisierenden Substanzen.

In enger Zusammenarbeit mit dem DKFZ konnte in den letzten Jahren erfolgreich Strahlentherapieforschung betrieben werden, die sich auf hochdosierte Einzeit- und Konvergenzbestrahlung mit steilem Dosisabfall in der Umgebung, auf die dreidimensionale Bestrahlungsplanung, die reproduzierbare Konstanz der Patientenlagerung, die Neutronenbestrahlung, speziell in Kombination mit Photonen- und Elektronentherapie, und die Strahlentherapie unter lokaler Überwärmung erstreckt.

Die interdisziplinäre Zusammenarbeit mit den anderen Fachkliniken der Universität und der Klinik für Thoraxerkrankungen in Rohrbach findet statt in Form von gemeinsamen Sprechstunden und klinischen Visiten und im onkologischen Arbeitskreis des Tumorzentrums Heidelberg/Mannheim. Die Universitäts-Strahlenklinik ist beteiligt an der Ausarbeitung von Behandlungsempfehlungen für bösartige Neubildungen und deren Durchführung. Die Ambulanz sorgt sich um die ambulanten Kranken während und nach Strahlentherapie (6034, darunter 2288 erstmalig/1984), wobei erneut bildgebende Verfahren wichtige Auskünfte liefern. Zur stationären Behandlung stehen 80 Betten, 68 für Strahlentherapie und 12 für Nuklearmedizin, zur Verfügung. Eine Stichprobe im Jahre 1978 ergab, daß die Klinik die größte Zahl an Krebspatienten unter allen Heidelberger Universitätskliniken betreut. Angeschlossen ist eine Schule für medizinisch-technische Radiologieassistenten.

In den 79 Jahren ihres Bestehens wurden in der Klinik 49 870 Patienten, ganz überwiegend mit fortgeschrittenen bösartigen Geschwülsten, behandelt. Ärzte und Pflegepersonal waren über die Sorge um die körperlichen Leiden hinaus um menschliches Verständnis für die Sorgen und seelischen Nöte der Kranken bemüht. Um den gewünschten und erforderlichen Beistand für die Krebskranken zu erreichen, überschreiten die körperlichen und psychischen Belastungen des Pflegepersonals, der Ärzte und des medizinisch-technischen Personals das übliche Maß bei weitem.

Zukünftige Entwicklung

In den kommenden Jahren werden weitere intensive Bemühungen der extensiven Nutzung der bildgebenden Verfahren zu diagnostischen Zwecken und der Nutzung der ionisierenden Strahlen zu therapeutischen Zwecken am Patienten und zur Erforschung von Krankheiten nötig sein. Spezielle Probleme werden den Mitarbeitern der Klinik auch mit dem Umzug ins Neuenheimer Feld erwachsen. Mit der verpflichtenden Devise „in scientia salus" und getreu dem Geist der Klinik, Kranken mit bösartigen Neubildungen nach besten Kräften zu helfen, werden jedoch die Aufgaben zu meistern sein.

Abteilung für Allgemeine Chirurgie, Unfallchirurgie und Poliklinik des Chirurgischen Zentrums

CHRISTIAN HERFARTH

Die Chirurgische Universitätsklinik ist in 8 Abteilungen gegliedert. Es war die Initiative, Konsequenz und die Einsicht in die modernen Strukturen einer chirurgischen Großklinik von F. Linder, die zu dieser Departmentierung der Klinik in den 60er und 70er Jahren führten. Ohne die Spezialisierung wäre die brisante Entwicklung der Chirurgischen Universitätsklinik nicht vorstellbar. Auf der anderen Seite setzt der funktionelle Arbeitsablauf in einem Chirurgischen Zentrum des Heidelberger Zuschnitts voraus, daß eine zentrale Abteilung (Kernklinik) die Hauptaufgaben der Krankenversorgung und der integralen Funktionen trägt, um die Chirurgische Klinik als Ganzes harmonisch arbeiten zu lassen. Trotz deutlicher Widerstände konnte dieses Prinzip durchgesetzt werden. Jetzt zeigt sich, daß die einmal konzipierte Klinikstruktur erfolgreich und ohne großen „internen Reibungsverlust" arbeiten kann. Die speziellen Abteilungen, die sich aus der „Mutter Chirurgie" entwickelten, haben erkannt, daß sie vor allem dann ungestört und effizient ihre Aufgaben der Krankenversorgung und ihre spezielle akademische Arbeit verfolgen können, wenn die großen Routineaufgaben in der Krankenversorgung und Lehre durch die Kernabteilung getragen bzw. organisiert werden. Aus diesem Grunde gehören zu den Pflichten dieser Kernabteilung der Chirurgischen Klinik eine Reihe von Sonderfunktionen, die integriert genutzt werden müssen, wie die Chirurgische Poliklinik, Intensivpflege, das Klinische Laboratorium, die Blutbank, Physiotherapie und Dokumentation. So muß unter der Bezeichnung der Abteilung „Allgemeine Chirurgie, Unfallchirurgie und Poliklinik" eine Vielzahl von Funktionseinheiten und Einrichtungen verstanden werden, die für den glatten Arbeitsverlauf der Klinik notwendig sind.

Die weitere Entwicklung in der Chirurgischen Universitätsklinik ist jedoch noch nicht abgeschlossen. Weitere Aufgaben stehen für die Chirurgische Universitätsklinik Heidelberg zur Lösung an. So müssen spezielle chirurgische Techniken und Verfahren wie z. B. die Transplantationschirurgie weiter verbreitet werden. In der Abteilung für Urologie unter L. Röhl wurde die Nierentransplantationschirurgie zu einem hohen Stand geführt. Bisher fehlen jedoch in der Chirurgischen Klinik Infrastrukturen und Voraussetzungen für eine ausgeweitete Organtransplantationschirurgie, die für ein modernes Klinikum unerläßlich ist.

Die Abteilung für Allgemeine Chirurgie, Unfallchirurgie und Poliklinik wurde im Oktober 1981 von Ch. Herfarth in Nachfolge von F. Linder übernommen. Ch. Herfarth hatte nach einer chirurgischen Ausbildung unter

M. Schwaiger, einem Schüler von K. H. Bauer ebenso wie F. Linder, an den chirurgischen Universitätskliniken Marburg und Freiburg 1973 den Lehrstuhl für Chirurgie und die Leitung der Klinik für Allgemeine Chirurgie an der Universität Ulm übernommen. Hier beschäftigte er sich im wesentlichen mit der viszeralen Chirurgie. Schwerpunkte seiner Arbeit sind die Organersatzbildung der Speiseröhre, des Magens und des Mastdarms, die Chirurgie der chronisch entzündlichen Darmerkrankungen und die Eingriffe am hepatobiliären System. Neben diesen speziellen Gebieten chirurgischer Technik gehört die chirurgische Onkologie zu dem Haupttätigkeitsbereich. Er war bereits Vorsitzender des Tumorzentrums Ulm und übernahm auch in Nachfolge von F. Linder die Leitungsfunktion im Tumorzentrum Heidelberg/Mannheim. An diesem Tumorzentrum wurden 1984 Schwerpunktprogramme in Zusammenarbeit mit dem Deutschen Krebsforschungszentrum eingerichtet, die sich mit speziellen onkologisch-klinischen Problemen beschäftigen. Kooperativ werden verschiedene Gebiete aus der Onkologie von seiten der Kliniken, der Grundlagenwissenschaften im Theoretikum der Universität, aber vor allen Dingen auch zusammen mit dem Deutschen Krebsforschungszentrum bearbeitet. Diese Schwerpunktprojekte beziehen sich auf folgende bösartige Erkrankungen: Coloncarcinom, Bronchialcarcinom, Hämatoblastosen, Hirntumoren.

Gliederung und spezielle Aufgaben der Abteilung für Allgemeine Chirurgie, Unfallchirurgie und Poliklinik

Insgesamt umfaßt die Abteilung unter Einbeziehung der chirurgischen Intensivstation 230 Betten und eine große chirurgische Poliklinik, die wiederum eine Reihe von Spezialambulanzen unterhält: Chirurgische Poliklinik; Viszerale Chirurgie (inklusive allgemeine Thoraxchirurgie); Unfallchirurgie und Wiederherstellungschirurgie; Gefäßchirurgie; Endokrine Chirurgie; Chirurgische Onkologie; Intensivpflege und -therapie; Endoskopie; Psychosoziale Nachsorge; Klinisches Laboratorium; Blutbank; Physiotherapie; Dokumentation.

Die *viszerale Chirurgie*, d. h. die Chirurgie der großen Höhlen, schließt neben den Operationen im Bauchraum die Eingriffe am Hals und den Brustkorborganen mit Ausnahme des Herzens und der thorakalen Aorta ein. Die Aufgaben der viszeralen Chirurgie wurden für die Krankenversorgung und Forschung in Einzelbereiche aufgeteilt. Es lassen sich *Schwerpunkte* aufzeichnen: Die *gastroenterologische* Chirurgie beschäftigt sich vor allen Dingen mit chronisch entzündlichen Intestinalerkrankungen wie Colitis ulcerosa, Morbus Crohn, Divertikulitis, den Ulcuserkrankungen zusammen mit der Refluxkrankheit der Speiseröhre, den benignen Erkrankungen des biliären Systems und der akuten und chronischen Pankreatitis. Eine wesentliche Aufgabe ist dabei die Suche nach neuen Formen der intestinalen Ersatzorganbildung, da für Speiseröhre, Magen und Darm eine Allo- oder Homöoplastik nicht in Frage kommt. Die Magenersatzbildung und Speiseröhrensubstitution nach Speiseröhrenentfernung wurden technisch und funktionell weiter verfeinert. Auch wurden kontinenzerhaltende Operationen nach Entfernung des Mastdarms und des analen Verschlußorgans eingeführt und standardisiert. Gerade für die chronisch entzündlichen Darmerkrankungen, und hier in erster Linie für den Morbus Crohn, hat sich ein überregionaler Schwerpunkt an der Chirurgie entwickelt, da von seiten der Klinik mehrere deutsche und westeuropäische Studien zum Morbus Crohn organisiert wurden.

Die *chirurgische Onkologie* ist integraler Teil der viszeralen Chirurgie, aber gleichzeitig auch eine selbständige Einrichtung als Sektion (Leiter: Peter Schlag). Neben der primären carcinomchirurgischen Therapie werden weitere multimodale Therapiekonzepte erforscht und in die Klinik eingeführt, standardisiert und verbreitet. Durch die Einrichtung der Sektion Chirurgische Onkologie stieg das an und für sich schon große Carcinomkrankengut der Chirurgischen Universitätsklinik deutlich an. Besonders im Vordergrund stehen Eingriffe bei bösartigen Tumoren des Mastdarmes und Dickdarmes, des Magens, der Leber und der Speiseröhre. Während diese Carcinomoperationen Standard in allen größeren Kliniken sind, wurden in Zusammenarbeit mit anderen Einrichtungen des Heidelberger Klinikums (Medizinische Klinik, Med. Poliklinik, Strahlenklinik) und vor allem dem Deutschen Krebsforschungszentrum neue zusätzliche Verfahren eingeführt bzw. befinden sich in weiterer Erprobung. Hierzu gehört die regionale Chemotherapie bei bösartigen Geschwülsten der Leber, lokoregionären Rezidiven im Bereich des kleinen Beckens und Weichteiltumoren der Extremitäten, die interstitielle Strahlentherapie bei Weichteiltumoren und retroperitonealen Geschwülsten, sowie weitere lokale zusätzliche Therapieverfahren, wie die Desarterialisation und Microspheres-Embolisation. Die isolierte Extremitätenperfusion ist ebenso ein Teil der onkologischen Therapiekonzepte. Hierzu gehören auch Untersuchungen zur Frage der Tumorsensitivitätstestung, Hormonrezeptorbestimmung und Antigenitätsüberprüfung, die in einem speziellen chirurgisch-onkologischen Labor erfolgen.

In enger Zusammenarbeit mit der chirurgischen Onkologie muß die psychosoziale Nachsorgeeinrichtung gesehen werden, die nicht mehr aus dem klinischen Betrieb wegzudenken ist. Die Mitarbeiter dieser Einheit beschäftigen sich mit psychologischen Problemsituationen bei Carcinom-Patienten, psychologischen Fragen bei multimodalen, langdauernden Therapieverfahren und der Weiterführung des Patienten nach der Entlassung, um eine schnellere Resozialisierung in der Familie und im Beruf zu erreichen. Die Stomatherapie, ebenso wie eine ambulante mobile Nachbehandlungseinheit sind mit einzubeziehen. Ziel ist es, Patienten mit einem bösartigen Tumor nach der operativen Therapie möglichst frühzeitig zu entlassen, die Nachbehandlung und folgende Betreuung in die häusliche Umgebung zu verlegen. Die häufigen Wiedervorstellungen von Patienten werden auf diese Weise energisch reduziert.

Die *Endoskopieeinheit* ist für eine chirurgische Klinik unerläßlich. Während weniger die Diagnostik bei chronischen Erkrankungen im Vordergrund steht — hier ist die Zusammenarbeit mit der Abteilung für Gastroenterologie in der Medizinischen Klinik entscheidend —, spielt sie bei der Notfallsituation der oberen und unteren Blutung im Magen-Darm eine entscheidende Rolle. Immer mehr hat sich auch in jüngster Zeit eine chirurgische Endoskopie herauskristallisiert, die kleine Tumoren entfernt, bei Verengungen im Bereich des Verdauungskanals Aufdehnungen durchführt oder durch Laserstrahltherapie Engen „aufschweißt". Die operative Blutstillung wird durch die örtlich endoskopische Blutungskontrolle in vielen Fällen unnötig. In den Bereich der Endoskopie gehört auch eine proktologische Einrichtung, die sich mit den Erkrankungen des Enddarmes beschäftigt. Eine ausgedehnte Ambulanz ergänzt diese Einrichtung.

Die *endokrine Chirurgie* hat rein zahlenmäßig ihren Schwerpunkt in der Schilddrüsenchirurgie. Die Zahl der Kropfeingriffe beträgt mehrere Hundert. Über 30–40 Schilddrüsencarcinome werden jährlich behandelt. Eine funktionsgerechte endokrine Chirurgie ist nicht ohne enge Kooperation mit der Medizinischen Klinik und hier insbesondere mit der Abteilung für Endokrinologie zu denken. Die Vielzahl von speziellen endokrinen chirurgischen Eingriffen, vor allem aber die Operationen bei Hyperparathyreoidismus und bei Geschwülsten der Nebennieren, geben hiervon Zeugnis. Auch hier ist eine ambulante Einheit für die Voruntersuchung und Nachbehandlung dieser Patienten voll in Funktion.

Auf eine langjährige Tradition kann die *Gefäßchirurgie* zurückblicken. Eingerichtet unter F. Linder in den 60er Jahren hat sie in den letzten Jahren ihre klinische Aktivität zunehmend gesteigert. Als Sektion etabliert (Leiter: Jens Allenberg) führt sie um 900 rekonstruktive Eingriffe an Arterien und Venen pro Jahr aus. Spezielle Schwerpunkte sind die Gefäßerkrankungen der supraaortischen Äste, vor allen Dingen die Erkrankungen der zerebrovasculären Insuffizienz, die Chirurgie der Nierenarterienstenosen und die Aneurysmachirurgie. Neue Techniken und pathophysiologische Konzeptionen der Gefäßchirurgie wurden in jüngster Zeit entwickelt, die zu einer deutlichen Verbesserung der Therapieergebnisse geführt haben. Die Gefäßchirurgie ist aus dem allgemeinen Konzept der Klinik überhaupt nicht wegzudenken, da sie wesentliches chirurgisches Wissen und technisches „know how" vermittelt, ganz abgesehen davon, daß die Gefäßerkrankungen erheblich zunehmen und chirurgische Behandlung erfordern. Sie hat auch zusätzliche Funktionen in der Viszeralchirurgie, Tumorchirurgie und bei großen rekonstruktiven Eingriffen. Der enge Austausch zwischen Gefäß- und Viszeralchirurgie führt zur Anhebung des Standards und zur anregenden zügigen Entwicklung neuer klinischer Methoden und zum Angehen neuer wissenschaftlicher Fragestellungen.

Die *Unfallchirurgie* ist und bleibt ein zentraler Bestandteil einer chirurgischen Klinik. Dies wird auch durch die Sektion für Unfallchirurgie und Wiederherstellungschirurgie unterstrichen (Leiter: Heinrich Krebs). Die Unfallpatienten werden auf 3 Stationen behandelt, außerdem befinden sich spezielle unfallchirurgische Einrichtungen zusätzlich in der Neurochirurgie und in der Kinderchirurgie. Auf der Intensiv- und Beatmungsstation müssen regelmäßig polytraumatisierte und schwerverletzte Unfallpatienten therapiert werden. Der Einzugsbereich des unfallchirurgischen Krankengutes geht über den Heidelberger Raum weit hinaus und erstreckt sich auf die gesamte nordbadische Region. Trotz der konstanten Bettenzahl hat sich die Anzahl der stationären Unfallpatienten in den letzten Jahren laufend erhöht. Das Spektrum der Unfallchirurgie zieht sämtliche Verletzungen des Bewegungs- und Stützsystems mit ein. Spezielle Schwerpunkte sind die Hüft- und Femurfrakturen, ligamentäre Verletzungen des Kniegelenkes und Sportverletzungen. Durch den Schwerpunkt der chirurgischen Onkologie in der Klinik gehört auch zu den Aufgaben dieser Sektion die Chirurgie und Wiederherstellung pathologischer Frakturen und die operative Therapie von bösartigen Knochentumoren unter Einbeziehung supraradikaler Extremitäteneingriffe. Ebenso werden aber auch palliative rekonstruktive Operationen bei malignen Knochengeschwülsten durchgeführt. Eine große physiotherapeutische Einheit hilft bei der Nachbehandlung der Unfallverletzten.

Die *Chirurgische Poliklinik* (Leiter: Hartmuth Frobenius) gehört zu den großen Einrichtungen ihrer Art. Zwischen 70 000 und 80 000 Einzelbehandlungen werden jährlich durchgeführt. Ein Großteil betrifft die Notfalleingriffe, aber auch Behandlungen im Rahmen der speziellen Ambulanzen. Ein besonderes Schwergewicht wurde durch die Etablierung einer Handchirurgie entwikkelt, die sich in erster Linie mit frischen Handverletzungen, rekonstruktiven Eingriffen an der Hand und Replantationen beschäftigt. In der Chirurgischen Ambulanz sind weiterhin eine Schockeinheit (ca. 500 Patienten pro Jahr) und eine Reihe von Spezialambulanzen integriert, die die chirurgische Gastroenterologie, chirurgische Onkologie, Gefäßchirurgie, Varizenchirurgie, endokrine Chirurgie, Mammachirurgie und Proktologie mit einbeziehen. Ein Schwergewicht stellt die spezielle Frakturenambulanz dar, die eine frühe Entlassung der traumatologischen Patienten durch Überführung in ambulante Nachtherapie erlaubt und die doch häufig notwendige nachgehende Physiotherapie ermöglicht. Der Aufgabenbereich der Chirurgischen Poliklinik in Heidelberg und der Region wird dadurch unterstrichen, daß es sich um die einzige notfallchirurgische Einrichtung überhaupt handelt, die außerhalb der normalen Arbeitszeiten voll funktionsfähig ist. Assoziiert an die Chirurgische Poliklinik ist der Notarztwagen HD 10, mit dem allein durch die Ärzte der Chirurgischen Klinik über 1000 Noteinsätze pro Jahr gefahren werden.
Das klinische Laboratorium der Chirurgischen Universitätsklinik und die Blutbank haben neben den Routineaufgaben der klinischen Chemie in einer großen operativen Klinik vor allen Dingen eine weit entwickelte Transfusionsmedizin zu verfolgen, um optimale Blutkomponenten rasch und sicher liefern zu können. Einen weiteren Schwerpunkt bildet die Erkennung und Verlaufskontrolle von Tumoren mit sogenannten Tumormarkern. Schließlich dient zur Unterstützung der endokrinen Chirurgie ein radioimmunologisches Labor mit der Möglichkeit, Parathormon und andere Peptidhormone zu bestimmen.

Die Ziele der *akademischen Chirurgie* werden in wissenschaftlichen Arbeitsgruppen verfolgt. Dazu gehören die Arbeitsgruppen für Pathophysiologie und chirurgische Intensivtherapie, chirurgische Endokrinologie, chirurgische Onkologie, chirurgische Gastroenterologie, Gefäßchirurgie und Traumatologie. Ähnlich einer wissenschaftlichen Netzplanung setzen sechs sehr aktive wissenschaftliche „Teams" die Schwerpunkte, organisieren Tagungen und Arbeitssit-

zungen zum „Wissenstransfer“. Sie helfen bei dem absolut notwendigen Bemühen, zusätzliche Mittel für die Forschung zu gewinnen und pflegen weit über
die Grenzen führende Kontakte. Jährlich werden über 200 Arbeiten publiziert
und ebensoviele Vorträge gehalten. Nicht wegzudenken aus der wissenschaftlichen Arbeitskonzeption der Klinik ist die enge Zusammenarbeit mit dem Deutschen Krebsforschungszentrum, die ganz im Sinne seines Gründers K.H. Bauer
verstanden wird.

Abteilung für Kinderchirurgie des Chirurgischen Zentrums

ROLAND DAUM

Die Kinderchirurgie in Heidelberg ist eine Disziplin, die keineswegs so jung ist, wie in Laienkreisen, aber auch unter Medizinern angenommen wird. Die Überleitung einer de facto selbständigen Sektion in eine mit allen Mitteln ausgestattete selbständige Abteilung, auch de jure, erfolgte zwar erst 1966 — der erste Lehrstuhl für Kinderchirurgie wurde sogar erst 1974 als 3. Lehrstuhl in Deutschland geschaffen — die Wurzeln reichen jedoch ins letzte Jahrhundert zurück.

Nachforschungen ergaben, daß der Beginn organisierter Tätigkeit auf dem Gebiet der Kinderchirurgie in das Jahr 1884 zu datieren ist. Der Pädiater von Dusch, der zugleich eine chirurgische Ausbildung genossen hatte, gründete zu diesem Zeitpunkt eine selbständige kinderchirurgische Abteilung, die wohl als älteste Deutschlands anzusehen ist.

Wenn eine kontinuierliche Entwicklung dieser Abteilung, die 1984 ihren 100. Jahrestag feierte, unterbrochen wurde, und dadurch eine Reifung auf operativem und wissenschaftlichem Gebiet nach dem Tode des letzten Kinderchirurgen Benno Schmidt im Jahre 1935 ausblieb, so ist dies auf mehrere Ursachen zurückzuführen.

In erster Linie wurde verkannt, daß der kindliche Organismus auch und insbesondere bei chirurgisch bedeutsamen Krankheitsbildern besonderen Gesetzmäßigkeiten unterliegt. Das Kind ist kein kleiner Erwachsener. Zum zweiten müssen in dem alten medizinischen Prinzip „alles in einer Hand" nicht nur Vorteile, sondern auch Nachteile gesehen werden, die Fortschritte gerade in der sich anbahnenden Spezialisierung verhindert haben. Eine 3. Ursache, die eine Weiterentwicklung in der Kinderchirurgie in Heidelberg und in Deutschland hemmte, ist in der gesellschaftlichen Bedeutung des Kindes schlechthin zu sehen.

Während man in Frankreich, England, Italien und in osteuropäischen Ländern sehr früh erkannte, welch wichtige Bedeutung dem Kind beizumessen ist, kann nicht geleugnet werden, daß bis in unsere Tage hinein die Lobby des Kindes einem Vergleich zu anderen Ländern leider nicht standhält.

Die zögernde Etablierung kinderchirurgischer Abteilungen in Deutschland geben ein beredtes Zeugnis. Die Abkehr von der Vorstellung Platos, daß neugeborene Kinder den Tieren gleichzusetzen seien und der Schritt, den Kindermord und dem Aussetzen mißgestalteter Kinder ein Ende zu setzen, war der Beginn eines langen Weges, an dessen Ende heute unsere Vorstellungen über den Wert des neugeborenen Lebens stehen.

Die Kinderchirurgie in Heidelberg hat 3 Wurzeln, nämlich in der Frauenklinik, der Kinderklinik (Luisenheilanstalt) und der Chirurgischen Klinik. Selbstverständlich bestehen interdisziplinäre Verzahnungen der verschiedenen Kliniken untereinander, insbesondere zwischen der Luisenheilanstalt und den Chirurgischen Kliniken, da die ersten Kinderchirurgen Mitarbeiter der jeweiligen Lehrstuhlinhaber der Chirurgischen Kliniken waren.

Bevor auf die kinderchirurgischen Anfänge in den einzelnen Kliniken eingegangen werden soll, muß ein Mann in Heidelberg, Franz Anton May, besonders gewürdigt werden, denn er war nicht nur ein Motor für die Medizinische Fakultät der Heidelberger Universität schlechthin, sondern auch der Nestor der Pädiatrie und Kinderchirurgie. Vor Franz Anton May sind Berichte über kranke Kinder und deren Unterbringung nicht zu finden. Seit 1575 bestand ein Waisenhaus in Handschuhsheim, das im hinteren Teil des Hauses erkrankte Kinder aufnahm. Auch 3 konfessionelle Spitäler im 18. Jahrhundert − ein katholisches, ein lutherisches und ein reformiertes − nahmen mit größter Wahrscheinlichkeit auch Waisenkinder auf. Die Medizinische Fakultät der Universität Heidelberg hat über Jahrhunderte hinweg die Entwicklung der Pädiatrie vernachlässigt. Erst May, 1742 in Heidelberg geboren, versuchte, die Lücke zu schließen. Er wurde 1773 außerordentlicher Professor, und 1787 erhielt er einen Ruf auf einen Medizinischen Lehrstuhl in Heidelberg. 1805 veranlaßte May die Übersiedlung der Mannheimer Gebäranstalt nach Heidelberg. Zu dieser ersten Klinik wurden bald im selben Hause (Dominikaner-Kloster, Ecke Hauptstraße − Brunnengasse) weitere Kliniken installiert, so die Poliklinik, 1815 die Medizinische Klinik. 1818 wurde unter Maximilian von Chelius eine Chirurgische Klinik bezogen. Es ist bekannt, daß in allen Kliniken kranke Kinder aufgenommen und behandelt wurden, in der Chirurgischen Klinik wurden auch Operationen durchgeführt.

Aufgrund eines Regierungserlasses, der die Aufnahme von Kindern in Spitäler verbot, wurde mit größter Wahrscheinlichkeit die Etablierung einer Kinderabteilung verhindert.

Kinderchirurgische Tätigkeit in der Frauenklinik

May befaßte sich im 5. Teil seines „Stolpertus" (1787) mit der Problematik Neugeborener. In seinem 5. Kapitel nimmt er zu den Problemen der „Fehler beim Behandeln der Kinderkrankheiten kurz nach der Geburt" Stellung. Es ist dies die erste Publikation aus der Heidelberger Fakultät, die sich mit Kindern überhaupt befaßt.

1810 trat May zurück. Es wurde sein Schwiegersohn, Karl Nägele, gewählt, der ein Kolleg über Kinderkrankheiten ankündigte und auch einige Semester lang las. 1830 gab Nägele das Lehrbuch „Geburtshilfe für Hebammen" heraus. Nach diesem Lehrbuch wurden täglich von 4−5 Uhr Vorlesungen abgehalten über „Geburtshilfe mit Inbegriff der wichtigsten Krankheiten der Schwangeren, Wöchnerinnen und Neugeborenen". In seinem Lehrbuch sind auch kleinere Kapitel zu finden, die sich mit einigen krankhaften Zuständen der neugeborenen Kinder befassen, ohne daß jedoch auf die Therapie eingegangen wird.

Ob zu diesem Zeitpunkt chirurgische Eingriffe an Neugeborenen durchgeführt wurden, ist nicht bekannt; jedoch hat Ferdinand Adolf Kehrer, der 4. Ordinarius für Geburtshilfe in Heidelberg, Arbeiten über selbst durchgeführte Operationen an Neugeborenen publiziert. So brachte er 1883 eine Arbeit heraus mit dem Titel „Zur Therapie der nekrotisierenden Druckmarken der kindlichen Kopfhaut". Kehrer berichtet auch über größere Eingriffe, wie z. B. die operative Korrektur der Hirnwasserbrüche. Er beschreibt auch einen Fall eines Kindes mit einer Anal- und Rektumatresie, bei dem ein Anus praeter naturalis angelegt wurde.

Leider wurden sämtliche Krankenblätter und Operationsbücher aus der damaligen Zeit vernichtet, so daß keine weiteren Berichte vorliegen.

Kinderchirurgische Tätigkeit in der Luisenheilanstalt

Wie bereits erwähnt, war Theodor von Dusch, 1824 in Karlsruhe geboren, eine besonders interessante Persönlichkeit, da er sowohl eine chirurgische Ausbildung bei Chelius als auch eine Ausbildung für Innere Medizin absolvierte. Nach Gründung der Kinderheilanstalt wurde ihm 1860 die Stelle des Ärztlichen Direktors übertragen. Bereits im Wintersemester 1856/57 hielt er einmal wöchentlich bereits eine Vorlesung über „Einige der wichtigsten Krankheiten der Kinder". Dusch hat als erster in Heidelberg die Tracheotomie bei Diphtherie durchgeführt. Er erkannte, daß die Kinderchirurgie keine Chirurgie en miniature ist, sondern innerhalb der Chirurgie eine Besonderheit darstellt. Bereits 1860 wurden in seiner Klinik 10 Operationen durchgeführt. Die operativen Eingriffe nahmen an Zahl und Größe stetig zu. Ab 1864 führte die Klinik die Bezeichnung Luisenheilanstalt zu Ehren der Großherzogin Luise von Baden. Nach mehrmaligen Umzügen kaufte Dusch ein größeres Gebäude, das heutige Haus Bunsenstr. 4.

Gustav Simon − seine Persönlichkeit wird später noch zu würdigen sein − der 1867 auf den Chirurgischen Lehrstuhl nach Heidelberg berufen worden war, übernahm nach dem letzten Umzug die Operationen in der Kinderklinik. Im Operationskatalog sind ein Luftröhrenschnitt, eine Hasenscharteoperation, eine Amputation des Oberschenkels und dergleichen erwähnt.

Simon starb 1876. Danach wurden die Operationen von verschiedenen chirurgischen Assistenten vorgenommen, insbesondere von Lossen.

1884 wurde Hermann Lossen, außerordentlicher Professor für Chirurgie, zum Leiter der Chirurgischen Abteilung der Luisenheilanstalt ernannt. Er ist wohl der erste Vertreter der Kinderchirurgie in Heidelberg und Leiter der ersten selbständigen kinderchirurgischen Abteilung Deutschlands. 1890 wurde Hermann Lossen sogar zum 2. Direktor der Kinderheilanstalt ernannt. Lossen war Assistent des chirurgischen Lehrstuhlinhabers Simon, der nach dem Tode seines Lehrers auch mit der Leitung der Chirurgischen Klinik beauftragt wurde. Nach dem Rücktritt Lossens im Jahre 1907 übernahm bis 1909 Max Jordan die Leitung der Kinderchirurgischen Abteilung, danach bekleidete Georg Benno Schmidt bis 1932 dieses Amt. Leider fand sich nach dem Rücktritt von Benno Schmidt kein kinderchirurgischer Nachfolger, so daß die Abteilung in der Luisenheilanstalt nicht mehr aufrechterhalten werden konnte. Die Operationen wurden in der Folgezeit von Oberärzten oder Assistenten der Chirurgischen Klinik durchgeführt, bis 1949 die Abteilung in der Luisenheilanstalt endgültig geschlossen wurde.

Für die weitere Entwicklung der Kinderchirurgie muß dies leider als großer Nachteil angesehen werden.

Kinderchirurgische Tätigkeit in der Chirurgischen Klinik

1817 wurde Maximilian Chelius von der Universität zum apl.-Professor ernannt, im Jahre darauf wurde die erste Chirurgische und gleichzeitig Ophthalmologische Klinik unter seiner Leitung errichtet. Seit dieser Zeit wurden von den chirurgischen Ordinarien immer wieder Operationen an Kindern vorgenommen, auch während der Zeit, als von Dusch in der Luisenheilanstalt eine Kinderchirurgische Abteilung eingerichtet hatte. In den Publikationen der Ordinarien finden sich immer wieder Berichte über chirurgische Maßnahmen bei Kindern. Chelius gab Jahresberichte heraus, in denen über diese Eingriffe an Kindern berichtet wurde, wie z. B. Phimosenoperationen, Entfernung von Nasen-Rachen-Polypen und dergleichen. Es werden auch Hasenscharten-Operationen erwähnt, Entfernung verhärteter Halsdrüsen, Lösung des Zungenbändchens und die Trennung verwachsener Finger. Auch die Eröffnung eines verschlossenen Mastdarms wird erwähnt. Die Jahresberichte werden bis zum Jahre 1835 publiziert. Auch der Nachfolger von Chelius, Karl Otto Weber, der 1865 nach Heidelberg berufen wurde, operierte Kinder. Er berichtet über operative Eingriffe bei Wolfsrachen und führt dabei aus, daß er bereits 1859 bei einem 6 Wochen alten Kind den operativen Verschluß einer Gaumenspalte vorgenommen hatte. Er läßt dabei nicht unerwähnt, daß es der erste gelungene Versuch war, eine Gaumenspalte in diesem Alter zu korrigieren. Es liegen sehr aufschlußreiche ausführliche Operationsberichte vor, die durch die Wiedergabe in der ersten Person Singular auch heute noch besonders eindrucksvoll erscheinen. Der Nachfolger Webers, Gustav Simon, der im Jahre 1868 einen Ruf nach Heidelberg annahm, führte 1869 die erste erfolgreiche Nierenexstirpation bei einer Frau durch und schuf damit die Voraussetzungen für die Nierenchirurgie auch beim Kind.

Der nächste Nachfolger auf dem Lehrstuhl der Chirurgie in Heidelberg war Vinzenz von Czerny, der von 1877 bis 1905 an der Chirurgischen Klinik in Heidelberg tätig war. Aus dem Jahresbericht 1897 ist zu ersehen, daß Czerny eine große Anzahl von Kindern operiert hat, wobei die Leistenbrüche mit an erster Stelle stehen. Sein Verfahren über die innere Bruchsackraffung wird auch heute noch erwähnt. Wenn dieses Verfahren nicht mehr zur Anwendung kommt, so war es doch richtungsweisend für andere Korrekturmaßnahmen des Leistenbruches. Albert Narath, der 1906 einen Ruf nach Heidelberg annahm, beschrieb eine besondere Operationsmethode der Varikocele. Auch befaßte er sich mit der konservativen Behandlung der Luxatio coxae congenita. Bereits

157

1910 wurde der Lehrstuhl vakant, es wurde Max Wilms als Nachfolger Naraths berufen.

Wilms nimmt insofern eine Sonderstellung bei den Kinderchirurgen ein, als er sich besonders mit der pathologischen Anatomie der Mischgeschwülste der Niere im Kindesalter befaßte. Diese Tumoren, Nephroblastome, sind in der ganzen Welt unter seinem Namen bekannt. Wilms berichtet in seinem Buch über die genannten Tumoren über mehrere Kinder, die er selbst operiert hat. Er beschäftigte sich mit einem weiteren, typisch kinderchirurgischen Problem, der Operation der hypertrophischen Pylorusstenose. Er wies bereits damals schon mit Nachdruck darauf hin, die Kinder mit einer derartigen Erkrankung einer Operation zuzuführen, und zwar in all den Fällen, in denen nach kurzer Beobachtungszeit keine Besserung eintritt. Auch von Wilms liegt aus dem Jahre 1910 ein Jahresbericht vor, in dem über eine Vielzahl von operativen Eingriffen berichtet wird (Hasenscharten, Gaumenspalten, Leistenbrüche, Nabelbrüche, Hodenhochstand etc.).

Zum Nachfolger Wilms wurde Eugen Enderlen am 30. 5. 1918 auf den Lehrstuhl nach Heidelberg berufen. Er befaßte sich, was die Kinderchirurgie angeht, mit der Blasenekstrophie und beschrieb die Entstehung der Bauch-Blasen-Genitalspalte. In einer Publikation gibt Enderlen eine Übersicht über die bisher versuchten Behandlungsmethoden der Blasenekstrophie.

Nach Enderlen folgte 1934 in der Reihe der Chirurgischen Lehrstuhlinhaber Martin Kirschner. Unter seiner Aegide entstand eine der schönsten, modernsten Kliniken Deutschlands, die durch ihre Bauweise bis in unsere heutige Zeit bauliche Veränderungen innerhalb der Klinik zuließ.

Für die Kinderchirurgie von Bedeutung sind seine Veröffentlichungen über die Operation nach Weber-Ramstedt bei der spastischen Pylorushypertrophie. Auch er unterstreicht mit Nachdruck, daß eine operative Behandlung der konservativen überlegen ist, da die Sterblichkeit den Komplikationen bei konservativer Behandlung angelastet werden muß. Kirschner führte den Eingriff der Pyloromyotomie in der Weise durch, wie er auch heute noch vorgenommen wird. Schon damals schreibt er, daß Spätschäden nach der Operation nach seinen Untersuchungen nicht nachgewiesen werden können. Kirschner befaßte sich auch mit der Operationsmethode bei umbilikalen und epigastrischen Hernien im Kindesalter. Auch auf dem Gebiet der Gaumenspalten-Operation waren seine Vorstellungen und Ansichten zukunftsweisend. So hielt er die postoperative Sprachübungsbehandlung für ebenso wichtig wie die Operation selbst.

Eine weitere Methode, die sich mit der Fixation oder Extension von Frakturen befaßt, ist das Einschießen von Bohrdrähten, ein Verfahren, das auch heute noch seinen Namen trägt (Drahtextension nach Kirschner, Kirschner-Drahtspickung).

1943, nach dem Tode von Kirschner, wurde Karl Heinrich Bauer auf den Lehrstuhl für Chirurgie in Heidelberg berufen. Sein Werk, sein Wirken und seine Persönlichkeit lassen sich wohl kaum in einigen Sätzen zusammenfassen. Bauer war auf allen Gebieten der Chirurgie tätig und wurde dank seines überragenden Könnens und seiner Persönlichkeit zweimal zum Präsidenten der

Deutschen Gesellschaft für Chirurgie gewählt. Daß die Gründung des Deutschen Krebsforschungszentrums nach seiner Emeritierung auf seine Initiative zurückgeht, ist Ausdruck seiner starken Persönlichkeit und seiner unermüdlichen Schaffenskraft.

Für die Kinderchirurgie wesentlich war seine Methode zur Verhinderung der Erblindung beim Turmschädel: die zirkuläre Craniotomie. Zwar wird dieser Eingriff heute nicht mehr durchgeführt, doch die Vorstellung einer Operationsmethode, die bei prämaturer Synostosierung der Schädelnähte Kinder vor einer Erblindung retten kann, war die Grundlage für neuere operative Maßnahmen auf diesem Gebiet.

1962 übernahm Fritz Linder als Ordinarius die Chirurgische Klinik. Mit der Aufnahme seiner Tätigkeit in Heidelberg beginnt eine neue Ära in der Kinderchirurgie. Er beauftragte seinen Mitarbeiter Hecker, der sich bereits in Berlin intensiv mit der Kinderchirurgie befaßt hatte, mit dem Aufbau einer kinderchirurgischen Abteilung. Linder war es auch, der sehr früh erkannte, daß auch auf anderen Gebieten der Chirurgie eine Spezialisierung unumgänglich war, um mit anderen Ländern Schritt zu halten.

Hecker konnte seinen Vorstellungen und Ideen freien Lauf lassen, dank der großzügigen Unterstützung Linders. Aus der ehemaligen Kinderstation wuchs mehr und mehr eine kinderchirurgische Abteilung, die sich sehr bald einer nationalen und internationalen Reputation erfreute. Innerhalb weniger Jahre wurde besonders die Neugeborenenchirurgie ausgebaut, es wurde ein sog. Inkubatorzimmer eingerichtet, ein Kindergarten, eine Milchküche und vieles mehr. Aus der Kinderstation wurden 3 Stationen – eine Mädchenstation, eine Bubenstation und eine Säuglingsstation –. Besonders die Neugeboreneneinheit entwickelte sich mehr und mehr zu einem Schwerpunkt. Schon nach kurzer Zeit war die kinderchirurgische Abteilung de facto eine selbständige Abteilung. 1966 wurde durch Initiative Linders auch de jure die Abteilung verselbständigt. Hecker wurde durch Berufungsverfahren zum Vorstand ernannt. 1969 nahm Hecker einen Ruf auf den Lehrstuhl für Kinderchirurgie in München an – der 1. ordentliche Lehrstuhl der Universität Deutschlands. Sein Nachfolger wurde Daum, der seit 1963 die Abteilung mit aufbaute. 1974 wurde ein Lehrstuhl für Kinderchirurgie geschaffen, auf den Daum berufen wurde.

Die Abteilung wurde weiter ausgebaut. So entstanden aus den angrenzenden Dachgeschossen Funktions- und Arbeitsräume. 1978 wurde eine moderne Intensiv-Einheit mit 6 Betten etabliert, 1984 konnte eine seit Jahren geplante Mutter-Kind-Einheit mit 4 Zimmern eingeweiht werden. Die Abteilung verfügt über 60 Betten. Im Laufe der Zeit haben sich besondere Schwerpunkte in der klinischen und experimentellen Forschung herauskristallisiert, so die Behandlung bösartiger Geschwülste, die operative Therapie der Neugeborenen, der Pfortaderhochdruck, die Probleme der Milzchirurgie.

Besonders nachahmenswert ist eine intensive Zusammenarbeit mit der Univ. Kinderklinik auf dem Gebiet der Onkologie, der Neonatologie, mit der Univ. Frauenklinik auf dem Sektor der pränatalen Diagnostik und mit dem Deutschen Krebsforschungs-Zentrum auf nuklearmedizinischem Gebiet.

Die Abteilung hat sich ganz auf das kranke Kind und die Familie eingestellt. Neben der Möglichkeit, Mütter mit aufzunehmen, ist seit vielen Jahren die ganztägige Besuchszeit eingeführt, auch in den Räumen für Neugeborene. Es wurde ein Spielzimmer für kranke Kinder eingerichtet. Neben einer Kindererzieherin ist eine Lehrerin tätig, die bei lang liegenden Kindern Nachhilfeunterricht erteilt. Eine Kinderpsychologin steht zur Verfügung, die in besonders schweren Fällen die Kinder auf die operativen Eingriffe vorbereitet.

Insgesamt stehen dem Abteilungsleiter 8 Oberärzte und Assistenten und 32 ausgebildete Kinderkrankenschwestern zur Seite.

Abteilung für Spezielle Thoraxchirurgie des Chirurgischen Zentrums

WOLFGANG SCHMITZ

Bereits 1913 hat der damals 29 Jahre alte deutsche Chirurg E. Jeger seine Monographie über „Die Chirurgie der Blutgefäße und des Herzens" veröffentlicht. Darin heißt es: „Der Gedanke, daß es mit der Zeit gelingen könnte, kongenitale Mißbildungen des Herzens, Herzklappenfehler und dergleichen einer operativen Behandlung zugänglich zu machen, wird bislang von den meisten Autoren als Phantasterei betrachtet. Es wäre selbstverständlich durchaus unwissenschaftlich, heute schon in dieser Beziehung bestimmte Hoffnungen auszusprechen. Genauso unwissenschaftlich aber wäre es, heute der Herzchirurgie schon jede Zukunft abzusprechen."

Die Chirurgie des Herzens und der thorakalen Gefäße begann in Deutschland um 1946/1950 (Blalock-Taussig-Anastomosen), nachdem Blalock 1944 zum ersten Mal die Anastomose zwischen Schlüsselbeinarterie und Lungenschlagader erfolgreich durchgeführt hatte. Es ist erstaunlich, daß schon kurze Zeit nach der Währungsreform mit den damals möglichen Eingriffen am Herzen und den thorakalen Gefäßen begonnen wurde. Man muß sich vergegenwärtigen, daß die cardiologische Diagnostik bei diesen Anfängen auf Anamnese und Untersuchungsbefund, Auskultation, allenfalls gestützt auf Phonokardiographie und Röntgenbefunde, angewiesen war. Herzkatheteruntersuchungen erfaßten nur das rechte Herz, wobei hämodynamische Quantifizierungen methodisch noch sehr schwierig waren. Die Angiokardiographie steckte noch in ihren Anfängen. Am Anfang der 50er Jahre wurden bereits die ersten stenosierten Herzklappen und Aortenisthmusstenosen in einigen Universitätskliniken in Deutschland operiert.

In Heidelberg hatte K. H. Bauer mit seinen Oberärzten M. Schwaiger und E. Holder 1953/54 erste Schritte in dieses neue Gebiet gewagt. So wurden am 12. 9. 1953 die erste Aortenisthmusstenose, am 23. 11. 1957 die erste Mitralstenose und am 27. 7. 1954 der erste Ductus apertus persistens operativ korrigiert. Schon frühzeitig hatte sich F. Linder, ehemaliger Oberarzt von K. H. Bauer und seit 1951 Ordinarius für Chirurgie an der Freien Universität in Berlin, mit der Herzchirurgie befaßt und die gleichen Operationen bereits 1952 in Berlin durchgeführt. Intrakardiale Eingriffe unter Sicht waren zu Beginn der 50er Jahre noch nicht möglich. Die zunehmende Erfahrung und die genaue Diagnostik von Kranken mit angeborenen Herzfehlern, damals vor allem Vorhof- und Ventrikelseptumdefekte, machten die Grenzen der geschlossenen Herzchirurgie deutlich.

Nach ausführlichen experimentellen Arbeiten gelang im Februar 1955 Derra in Düsseldorf der Verschluß eines Vorhofseptumdefektes mit Hilfe der

161

Oberflächenkühlung; hiermit wurde der Beginn der offenen Herzchirurgie mit Hilfe der Hypothermie in Deutschland markiert.

Mit dem Verschluß von Vorhofseptumdefekten vom Sekundumtyp und Valvulotomien der verengten Pulmonalklappe folgten 1956 neben Linder in Berlin noch weitere Herzchirurgen. Linder führte ab 1956 11 transaortale Operationen unter Anwendung der Hypothermie bei meist kongenitalen Aortenklappenstenosen ohne Todesfall durch.

Die mögliche Bedeutung der extrakorporalen Zirkulation für die Herzchirurgie wurde in Deutschland früh erkannt. Mehrere Arbeitsgruppen in Deutschland konzentrierten sich dann in den 50er Jahren auf bereits für die extrakorporale Zirkulation verfügbare Systeme und strebten für den klinischen Einsatz ihre Verbesserung in Tierversuchen an. So haben auch Spohn, Kolb, Heinzel und Kratzert 1957 – 58 in Heidelberg die Versuche mit der Herz-Lungen-Maschine nach Crafoord-Senning vorgenommen und darüber auf dem Deutschen Chirurgenkongreß 1958 berichtet. F. Linder und Mitarbeiter begannen ebenfalls 1957 in Berlin mit Untersuchungen über verschiedene Oxygenatorformen und verwendeten schließlich Longmires Modifikation des Gitter-Oxygenators von Kay und Gaertner.

Während die Operationen mit der extrakorporalen Zirkulation in Heidelberg damals nicht über das experimentelle Stadium hinauskamen, gelang Zenker in Marburg im Februar 1958 mit seinen Mitarbeitern die erste erfolgreiche offene Herzoperation mit extrakorporaler Zirkulation am Menschen in Deutschland. Es handelte sich um einen Vorhofseptumdefekt mit Pulmonalstenose.

Noch im gleichen Jahr, im Oktober 1958, begann auch Linder mit der Einführung der extrakorporalen Zirkulation. Er operierte unter Mithilfe des amerikanischen Herzchirurgen Maloney einen Ventrikelseptumdefekt mit Pulmonalstenose. Die damals verwendete Herz-Lungen-Maschine war ein Mark-Gibbon-Apparat.

Als F. Linder am 1. 2. 1962 als Nachfolger von K. H. Bauer den Lehrstuhl für Chirurgie in Heidelberg übernahm, hatten er und seine Mitarbeiter fast 1000 Operationen, darunter 230 mit der Herz-Lungen-Maschine, am Herzen und den thorakalen Gefäßen durchgeführt.

Durch diese Erfahrungen, die aus Berlin nach Heidelberg mitgenommen werden konnten, gelang es Linder schnell, mit seinem herzchirurgischen Team (W. Schmitz, M. Trede, H. H. Storch, D. Krumhaar) ein neues kardiochirurgisches Zentrum an der Universitätsklinik Heidelberg aufzubauen. Schon am 7. 3. 1962 wurde die erste Operation mit Hilfe der Herz-Lungen-Maschine durchgeführt, wobei der Verschluß eines Vorhofseptumdefektes vorgenommen wurde. Zu den angeborenen Herzfehlern kamen durch die Entwicklung von künstlichen Herzklappen bald erworbene Herzfehler. So wurde die erste künstliche Herzklappe in Mitralposition (Starr-Edwards-Prothese) am 13. 3. 1963 durch den damaligen ersten Oberarzt W. Schmitz implantiert. Am 9. 5. 1964 erfolgte die erste Implantation einer Aortenklappenprothese.

Bedingt durch den starken Geburtenrückgang in Deutschland seit Ende der 60er Jahre hat sich das Verhältnis bald deutlich zugunsten erworbener Vitien verschoben. So war die zweite Hälfte der 60er und die erste Hälfte der 70er Jahre die große Zeit der „Herzklappenchirurgie". Die Operationsfrequenz in der Chirurgischen Klinik nahm von Jahr zu Jahr zu, besonders aber nach Gründung der eigenen Abteilung für Spezielle Thoraxchirurgie (Herzchirurgie) am 1. 10. 1969 unter der Leitung von W. Schmitz. 1974 wurde W. Schmitz zum ordentlichen Professor ernannt und war damit einer der ersten drei Lehrstuhlinhaber für Herzchirurgie in Deutschland.

Während 1962 nur 87 Herzoperationen – davon 23 mit der Herz-Lungen-Maschine – durchgeführt werden konnten, waren es 1969 schon 535 – davon 184 mit der Herz-Lungen-Maschine. Bis zum 31. 12. 1984 wurden bei stetig steigender Operationszahl über 2500 prothetische Herzklappen-Operationen durchgeführt. Zur Implantation gelangten überwiegend alloplastische Herzklappenprothesen, in den letzten Jahren wurden mit steigender Frequenz verbesserte Bioprothesen bei gegebener Voraussetzung verwendet. Ende der 70er Jahre eröffnete sich ein neues Gebiet für die Herzchirurgen – die Coronarchirurgie.

Die coronare Herzerkrankung kann mit Fug und Recht als eine Seuche des „20. Jahrhunderts" bezeichnet werden. Obwohl in den letzten Jahrzehnten vieles gegen ihre verheerenden Auswirkungen unternommen wurde, besteht diese Erkrankung fort. Es ist erstaunlich, daß wir erst seit Ende der 60er Jahre über das Mittel verfügen, diese Krankheit beim lebenden Menschen zu diagnostizieren und in ihrem Ausmaß, ihren unmittelbaren Auswirkungen und ihrem Verlauf quantitativ zu erfassen, nämlich seit der Einführung der selektiven Coronariographie durch Sones. Erst 1968 wurde ein wirksames Verfahren zur operativen Behandlung der coronaren Herzkrankheit entwickelt, als Favaloro seine Technik der aorto-coronaren Überbrückung veröffentlichte. Bereits 1970 haben wir die erste aorto-coronare Bypass-Operation in Heidelberg vorgenommen. In zunehmendem Maße wurde die Coronarchirurgie seit 1975 ausgebaut.

Bis 1979 war die Entwicklung der Coronarchirurgie durch den immer größer werdenden Anteil der 3-Gefäßerkrankungen und durch die Forderung nach einer „so vollständig wie möglichen Revascularisation" geprägt. Problematisch und immer noch unzureichend gelöst war damals das Problem des diffusen Befalls sämtlicher Coronararterienäste.

Ein Alternativverfahren mußte gesucht und erprobt werden, wobei sich die „Sequential-Bypass-Technik" anbot, die Coronaräste zweiter und sogar dritter Ordnung in das Revascularisationsschema einbezog. Daß der eingeschlagene Weg der richtige ist, zeigt die weitere Verminderung der Operationsletalität, obwohl inzwischen Patienten mit schwerem, diffusen 3-Gefäßbefall, hochgradig eingeschränkter Ventrikelfunktion oder gar notfallmäßig Patienten nach akutem Myocardinfarkt operiert werden. Die nahezu uneingeschränkte Operationseuphorie der Anfangsjahre mußte unter dem Einfluß zum Teil berechtigter Kritik und vor allem unter Berücksichtigung der großen Fortschritte der medikamentösen Therapie in den letzten Jahren einer abwägenden Haltung weichen. Konservative und chirurgische Verfahren sind heute keine Alternativen mehr, sondern ergänzen sich harmonisch zum Wohle des Patienten.

Neben der chirurgischen Therapie angeborener und erworbener Herzfehler sowie der Coronarchirurgie hat die Behandlung von Erregungsbildungs- und Leitungsstörungen des Herzens ihren festen Platz.

Zur Behandlung bradykarder Herzrhythmusstörungen wurde 1958 von Senning der erste Herzschrittmacher implantiert. In Heidelberg haben wir im Sommer 1962 den ersten Herzschrittmacher eingesetzt.

Anfangs standen nur voluminöse, starrfrequente Aggregate, die in Narkose in die Bauchdecke eingepflanzt werden mußten, zur Verfügung. In den letzten beiden Dezennien ist nun eine dreifache Entwicklung abgelaufen: Die Indikation hat sich erweitert und verändert, die Operationstechnik wurde vereinfacht und die Technologie ist soweit fortgeschritten, daß komplizierte Schaltungen auf kleinstem Raum mit langlebigen Energiequellen verbunden sind.

Seitdem wird das Spektrum durch andere Formen der Herzschrittmachertherapie wie die Behandlung tachykarder oder komplexer Rhythmusstörungen mit programmierbaren Aggregaten oder epikardialer Defibrillatoren erweitert. Insgesamt wurden bisher in unserer Abteilung fast 4000 Herzschrittmachersysteme implantiert. Da die Implantation fast ausschließlich in örtlicher Betäubung vorgenommen wird, gibt es kaum Gegenindikationen, was sich auch im steigenden Altersdurchschnitt der Patienten dokumentiert.

Unter Ausschöpfung der derzeit vorhandenen räumlichen und personellen Kapazität werden pro Jahr etwa 1200 Herzoperationen, davon fast 700 Operationen mit der extrakorporalen Zirkulation vorgenommen. Die für Ende 1987 geplante Erweiterung der Abteilung um einen 3. OP-Saal läßt eine Steigerung auf ca. 1000 Eingriffe pro Jahr mit der Herz-Lungen-Maschine möglich werden.

Jede Operation am offenen Herzen stellt eine Gemeinschaftsleistung zahlreicher Spezialisten dar. Beteiligt sind vor allem der kardiologische Internist und Pädiater mit der präoperativen Diagnostik und der Nachbehandlung. Der Anaesthesist und der Physiologe mit der intra- und postoperativen Überwachung der biologischen Daten. Der Hämatologe und Serologe, wenn die Blutbeschaffung schwierig ist oder Gerinnungsstörungen vorliegen, und nicht zuletzt der Arzt und Kardiotechniker, der die Herz-Lungen-Maschine überwacht. Auch die eigentliche Operationsgruppe kann nur einen Teil der gesamten Arbeit leisten, deren Bewältigung als beispielhaft für eine Medizinische Teamleistung angesprochen werden kann.

Abteilung für Urologie
des Chirurgischen Zentrums

LARS RÖHL

Die traditionsreiche Geschichte der Heidelberger Urologie ist eng mit der der Chirurgischen Klinik verknüpft und beginnt mit Maximilian Josef von Chelius (1794–1876), der als 23jähriger den Ruf auf den Lehrstuhl für Chirurgie und Ophthalmologie in Heidelberg erhalten hatte. Gemeinsam mit der Medizinischen und Geburtshilflichen Klinik war die erste Chirurgische Klinik 1818 als akademisches Hospital im Gebäude der ehemaligen Marstall-Kaserne eingerichtet worden. Am Weihnachtsabend des Jahres 1825 führte Chelius hier die erste dokumentierte urologische Operation durch, die Exstirpation eines „in der Weiche gelegenen, szirrhösen Hodens". Die Krankengeschichte und Einzelheiten über die Operation an dem damals 20jährigen Stephan Wolf sind in den Heidelberger Klinischen Annalen festgehalten. In einer 1826 von Chelius publizierten Übersicht wurden noch weitere urologische Eingriffe beschrieben: Die Behandlung von Hydrozelen durch Schnitt bzw. Punktion, die Beseitigung einer „Verwachsung der Harnröhrenmündung" (Phimose?) und die operative Entfernung von Blasensteinen bei zwei Patienten von einem „Seitenschnitt".

Im Jahre 1843 wurde die Chirurgische Klinik in das ehemalige Jesuiten-Kollegium in der Seminarstraße verlegt. Ein weiterer Pionier der Urologischen Chirurgie war hier Gustav Simon (1824–1876), der 1867 den Nachfolger von Chelius, Karl Otto Weber (1827–1867) ablöste, der die Leitung der Chirurgischen Klinik 1865 übernommen hatte.

Gustav Simon eröffnete mit der im Jahre 1869 durchgeführten, in die Medizingeschichte eingegangenen ersten erfolgreichen Nephrektomie die Tore zur modernen Nierenchirurgie. Die Behandlung von Nierenerkrankungen war bis dahin der Inneren Medizin vorbehalten gewesen. Durch zahlreiche Versuche an Hunden hatte Simon gezeigt, daß die Entfernung einer Niere vom Organismus toleriert wird, sofern die Restniere gesund ist. Nach Erarbeitung der Nephrektomietechnik an der Leiche wagte Simon den entscheidenden Schritt, indem er vor einem großen Auditorium zugereister Ärzte und Studenten am 2. August 1869 bei der 46jährigen Margaretha Kleb in Chloroformnarkose die linke Niere entfernte und damit die Patientin von einer Harnleiter-Scheiden- und -Hautfistel befreite, die nach einer Harnleiterläsion einer 1½ Jahre zuvor durchgeführten Entfernung der Gebärmutter aufgetreten war und die Patientin in einen „beklagenswerten Zustand" gebracht hatte. Simon führte die Operation in 40 Minuten von einem Lumbalschnitt aus durch, mit einem Blutverlust von nur 50 ml. Da die Patientin aus Offenbach stammte und nach der Entlassung aus der Klinik immer wieder anreisen mußte, um auf Simons Wunsch den erfolg-

165

reichen Verlauf der Operation zu demonstrieren, nahm die Patientin schließlich eine Stelle in der Küche der Klinik an, so daß sie für eine Vorstellung vor Ärzten und Studenten jederzeit zur Verfügung stand. 1871 führte Simon in Heidelberg die erste Nephrektomie bei einer infizierten, durch Steine blockierten Niere durch und publizierte 1871 seine umfassenden urologischen Erfahrungen in seinem Buch „Chirurgie der Nieren".

Den damaligen hervorragenden operativ-technischen Fortschritten und Fähigkeiten standen allerdings die deletären Folgen von Wundinfektionen und Sepsis gegenüber, denen viele Patienten erlagen. So berichtete Vincenz Czerny (1842–1916) zwei Jahre nach Übernahme der Leitung der Chirurgischen Universitätsklinik, 10 Jahre nach Simons erster Nephrektomie, daß bis 1879 weltweit nur zwei weitere erfolgreiche Nephrektomien durchgeführt worden waren. Czerny selbst publizierte 1879 im Zentralblatt für Chirurgie eine weitere erfolgreiche Nephrektomie bei einer 32jährigen Frau mit einer vereiterten Sackniere (Pyonephrose). Daß die Patientin die Operation überlebte, schrieb Czerny in erster Linie einer energischen Antisepsis zu (Auswaschen der Wunde mit 5%iger Chlorcin-Lösung, Tamponade der Wundhöhle mit Thymolgaze).

In den folgenden Jahren führte Czerny zahlreiche Nephrektomien bei Hydronephrosen, Nierenzysten und 1882 erstmals auch bei einer 38jährigen Patientin mit einem großen Nierentumor durch. Als lokale antiseptische Maßnahmen wurden Karbol- und Sublimatlösungen verwendet. Die Erfahrungen der Nierenchirurgie wurden in einer rasch zunehmenden Anzahl von Publikationen dokumentiert (Czerny, Transactions of the International Medical Congress, London 1881; Heidelberger Dissertation von de Jong: „Beiträge zur Nierenexstirpation", 1885). Das weltweite Interesse an der Nierenchirurgie wird auch durch die Publikation von Billroth belegt („Über Nierenexstirpation", Wiener Medizinische Wochenschrift, 1884, Nr. 23–25). Eine ausführliche Beschreibung der von Czerny unter verschiedenen Indikationen durchgeführten Eingriffe an der Niere ist in der Publikation von E. Herczel („Über Nierenexstirpation", Beiträge zur klinischen Chirurgie VI, 1876) nachzulesen. In dieser Veröffentlichung ist auch die erste erfolgreiche, von Czerny durchgeführte partielle Nierenresektion bei einem Angiosarkom der Niere beschrieben, die am 16. 11. 1887 durchgeführt wurde. Bei der Operation und histologischen Untersuchung wurde bereits auf die den Tumor umgebende Kapsel aus Bindegewebe hingewiesen. Damit bahnte sich ein Wandel von der Nephrektomie zur organerhaltenden Nierenchirurgie an, die derzeit das vordringlichste Ziel der modernen Nierenchirurgie darstellt.

Das Interesse Czernys an der urologischen Chirurgie beschränkte sich jedoch nicht auf die Niere: 1887 führte Czerny als erster eine erfolgreiche Totalexstirpation eines Prostatakarzinoms, 1893 als erster die Entfernung eines kindskopfgroßen sarkomatösen Tumors der Samenblase vom Damm her durch. Auch die Assistenten Czernys, auf die sich das Engagement für die Urologie übertrug, leisteten Pionierarbeit. Besonders hervorzuheben ist Friedrich Voelcker (1872–1955), der als Oberarzt Czernys und späterer Lehrstuhlinhaber für Chirurgie in Halle noch in Heidelberg die ischio-rektale Operationsmethode zur Prostatektomie entwickelte und mit seinen Arbeiten über die Chromozystoskopie einen wichtigen Grundstein für die funktionelle Nierendiagnostik legte. Weiterhin gebührt Voelcker das Verdienst, erstmals die Röntgenanatomie des Nierenbeckens durch retrograde Instillation von kontrastgebenden Flüssigkeiten in die oberen Harnwege dargestellt zu haben. Im Jahre 1904 publizierte Voelcker seine bahnbrechende Schrift über die Chromozystoskopie und in den folgenden Jahren die berühmten Arbeiten über die Röntgenanatomie der Blase und des Nierenbeckens. Letztere Arbeiten wurden zusammen mit Alexander von Lichtenberg (1880−1950) erstellt, der damals Assistent der Heidelberger Chirurgie war und später in Berlin auf diesem Gebiete weiterarbeitete und schließlich Ende 1920 die intravenöse Kontrastdarstellung der Harnwege in die Klinik einführte.

Als Nachfolger Czernys übernahm 1906 Albert Narath (1864−1924) die Leitung der Heidelberger Chirurgie, gefolgt von Max Wilms (1867−1918), der die Klinik 1910−1918 leitete. Max Wilms war vorher schon in Leipzig als hervorragender Nierenchirurg bekannt gewesen, nicht zuletzt wegen seiner grundlegenden Arbeiten über den kindlichen Mischtumor der Niere, der nach ihm benannt wurde. Als weitere urologische Pionierleistung entwickelte Wilms u.a. eine Technik zur perinealen Prostatektomie. Das urologische Engagement von Eugen Enderlen (1863−1940), dem Nachfolger von Max Wilms, wird belegt durch eine Reihe von Arbeiten über Blasenerweiterungsplastiken unter Verwendung von Netz- und Dünndarm. Unter Martin Kirschner (1879−1942), der 1933 aus Tübingen auf den Lehrstuhl der Heidelberger Chirurgie berufen wurde, entstanden in den Jahren 1933−1939 die Grundbauten der jetzigen Gebäude der Chirurgischen Klinik im Neuenheimer Feld, wobei bereits damals eine urologische Ambulanz und Station eingeplant wurden. Wesentliche Beiträge über die Klinik und Chirurgie der Prostata dokumentieren Kirschners Interesse für die Urologie.

1943, nach dem Tode von Kirschner, übernahm Karl-Heinrich Bauer (1890−1978) die Heidelberger Chirurgie. K.H. Bauers dynamische, engagierte Beiträge zur Weiterentwicklung der Chirurgie, insbesondere der chirurgischen Onkologie, begründeten und befruchteten durch zahlreiche Arbeiten auch die weiteren Fortschritte auf urologischem Gebiet. So geht u.a. auch die Hypophysenausschaltung auf K.H. Bauer zurück, mit der beim metastasierenden Prostatakarzinom oft noch Tumorregressionen erzielt wurden.

Nach der Emeritierung von Bauer wurde 1962 Fritz Linder von Berlin auf den Lehrstuhl der Heidelberger Chirurgie berufen. Bereits Linders Habilitationsschrift über den renalen Hochdruck bekundet das Interesse und die enge Verbindung zur Urologie, die auch in weiteren bedeutenden Arbeiten über die Chirurgie der Nebennieren, Nierenarterienstenosen, Nierenzysten und den Hyperparathyreoidismus als Ursache der Nephrolithiasis zum Ausdruck kommt. Bemerkenswert war auch der biochemische und klinische Nachweis seltener blutdrucksteigernder Nierentumoren, der 1947 in Zusammenarbeit mit der biochemischen Abteilung des benachbarten Max-Planck-Institutes gelang. Später konnte Manfred Ziegler das Renin als die wirksame pressorische Substanz dieser Geschwülste nachweisen, das sich auch in der Gewebskultur über mehrere Zellgenerationen finden ließ. Fritz Linders großes Interesse und Engagement für die Urologie war es zu verdanken, daß bei der Verselbständigung des Faches Urologie nach Homburg/Saar und Düsseldorf bereits 1960 der dritte

Lehrstuhl für Urologie in Berlin geschaffen wurde. Auch Heidelberg verdankt vor allem der Initiative und Unterstützung von Fritz Linder, daß im Rahmen einer Umstrukturierung der Klinik ein Lehrstuhl für Urologie eingerichtet wurde, auf den 1964 Lars Röhl aus Lund/Schweden berufen wurde, der seither das Fach Urologie in Krankenversorgung, Forschung und Lehre vertritt.

Die verpflichtende Tradition in der Heidelberger Urologie ist nach den vorhandenen Möglichkeiten der klinischen Krankenversorgung, Forschung und Lehre wahrgenommen. Neben einer hochqualifizierten allgemeinen Urologie wurden schwerpunktmäßig die diagnostische Urologie einschließlich der röntgenologischen Untersuchungsverfahren, die organerhaltende Nierenchirurgie, die transurethralen Operationsmethoden und die konservativen und operativen Behandlungsverfahren bei den verschiedenen Tumoren der Urogenitalorgane klinisch und wissenschaftlich bearbeitet und fortgeführt, wobei von der Heidelberger Klinik richtungweisende Impulse ausgingen. Die große Bedeutung der Nierentransplantation bei der Behandlung der terminalen Niereninsuffizienz wurde von Lars Röhl schon frühzeitig erkannt, so daß bereits am 16. 2. 1967 nach umfangreichen experimentellen Vorarbeiten die erste klinische Nierentransplantation durchgeführt werden konnte. Die Transplantationsfrequenz konnte von 10–15 in den ersten Jahren auf eine Frequenz von 60–70/Jahr gesteigert werden.

Die räumliche Trennung zwischen der Urologischen Abteilung und der Medizinischen Universitätsklinik machte die Einrichtung von Dialysebehandlungsverfahren notwendig, die ebenfalls von der Urologischen Abteilung getragen werden. Heute werden nicht nur die transplantationsgebundenen Dialysen, sondern auch chronische Dialysebehandlungen und die Behandlung des dialysepflichtigen postoperativen Nierenversagens des gesamten Chirurgischen Zentrums von der Urologischen Abteilung durchgeführt. 1970 wurden im Rahmen eines Anbaus der Chirurgischen Klinik die räumlichen Voraussetzungen für die diagnostische und ambulante Krankenversorgung verbessert, wobei die räumlichen Verhältnisse für die Dialyse jedoch noch nicht befriedigend gelöst werden konnten. Die Möglichkeiten der postoperativen Überwachung und Versorgung urologischer Patienten, insbesondere der Transplantierten, konnte durch die Einrichtung einer fachspezifischen Intensiv-Überwachungseinheit verbessert werden. Einer weiteren Steigerung der Transplantationsaktivität sind derzeit durch die räumlichen Engpässe leider Grenzen gesetzt. Ein detailliert geplanter Erweiterungsbau für die Transplantation und Dialyse konnte aus finanziellen Gründen bisher nicht realisiert werden.

Das Spektrum der diagnostischen, konservativen und operativen Urologie umfaßt heute an der Heidelberger Klinik die allgemeine Urologie einschließlich spezieller urologischer Untersuchungsverfahren wie urologische Röntgen- und Ultraschalldiagnostik, Urodynamik und moderne Operationsverfahren auf allen Gebieten, einschließlich der Kinderurologie. Neben den Schwerpunkten Nierentransplantation und Nierensteinbehandlung ist der organerhaltenden Nierenchirurgie bei Tumoren in Einzelnieren oder bilateralen Nierentumoren ein besonderes Interesse gewidmet. So wurde im Juni 1974 die erste Tumorentfernung in einer Solitärniere unter Verwendung der extrakorporalen "bench surgery" Technik auf dem europäischen Kontinent durchgeführt. Durch die

Installation eines Gerätes zur extrakorporalen Stoßwellenlithotripsie und Einführung der perkutanen Operationsverfahren an der Niere (Nephrolitholapaxie) wurden auch die Behandlungsmöglichkeiten bei der Urolithiasis dem modernsten Stand angepaßt. Die klinischen und wissenschaftlichen Forschungsgebiete sind vielfältig; geplante Forschungsvorhaben betreffen vor allem das Gebiet der Nephrolithiasis, der Urogenitalinfektionen und Uro-Onkologie.

Die urologische Abteilung verfügt derzeit über 50 Erwachsenen- und bis zu 10 Kinderbetten, die urologische Intensivüberwachungsstation über 14 Betten, die Dialysestation über 10 Behandlungsplätze. 1984 wurden über 1500 Operationen durchgeführt, davon ca. 40% größere Eingriffe und 65 Nierentransplantationen. Dem Leiter der Abteilung unterstehen 3 Oberärzte und 14 Assistenten.

Institut für Anästhesiologie der Universitätskliniken

OTTO H. JUST

> Die Beseitigung der Schmerzempfindung
> hat es uns ermöglicht, operative Eingriffe
> auszuführen, vor denen noch wenige
> Jahrzehnte vorher die kühnsten Chirur-
> gen zurückgeschreckt wären.
>
> VINCENZ CZERNY 1903

Nachdem man im Mittelalter Schlafschwämme (Spongiae somniferae) und Ex-
trakte der Mandragora-Pflanze zur Schmerzlinderung bei chirurgischen Operationen verwendet hatte, waren diese im 17. und 18. Jahrhundert in Vergessenheit geraten. Im 18. Jahrhundert beschränkte man sich auf die Beruhigung er-
regter Patienten. Der Chirurg Johann Ulrich Bilguer zum Beispiel berichtete
1763 über eine Blasenoperation: „Daß dieses Verfahren dem Patienten überaus
empfindlich war, ist nicht zu leugnen; ja er sagte beim zweiten Male, daß er lie-
ber sterben, als solches noch einmal zulassen wollte."

Die Wende brachte das Jahr 1846: In Boston konnte der Zahnarzt William
T. G. Morton am 16. Oktober 1846 öffentlich demonstrieren, daß Patienten mittels Schwefelätherinhalation vollkommen schmerzunempfindlich wurden. In
Deutschland führte der Erlanger Chirurg Johann Ferdinand Heyfelder am
24. 1. 1847 die erste Operation unter Äthernarkose durch. Daß der Äther damals jedoch nicht überall enthusiastisch aufgenommen wurde, brachte der Berliner Chirurg Johann Friedrich Dieffenbach in seiner Schrift „Der Äther gegen
den Schmerz" zum Ausdruck: „Die Aetherisation ist daher für den Kranken die
größte Erleichterung. Dem Arzte (mit Ausnahme bei Verrenkungen) immer
eine Erschwerung."

Im November 1847 führte der Gynäkologe James Young Simpson in Edin-
burgh das Chloroform in die Klinik ein, und „mit außerordentlicher Geschwin-
digkeit, den Aether überall verdrängend, machte das Chloroform seinen Sieges-
lauf durch die ganze civilisirte Welt", denn „alle, welche früher Aether ge-
athmet haben, erklären einstimmig, daß das Einathmen des Chloroforme ent-
schieden angenehmer sei ... Außer dem angenehmere Geruche des Chloroforme dürfte dies vorzugsweis von der geringeren Reizung herrühren, welche das-
selbe auf die Luftwege ausübt".

Maximilian Josef Chelius eröffnete 1818 die erste chirurgische Klinik in
Heidelberg. Vorher hatte es nur ein chirurgisches Ambulatorium gegeben.
Nachdem Chelius mehrere Jahrzehnte lang ohne Narkose operiert hatte, beschrieb er in der achten Auflage seines Handbuches der Chirurgie (1857) zum
ersten Mal seine Erfahrungen mit der Chloroformnarkose. Die „Beaufsichti-
gung der Chloroformirung übertrage man einem bestimmten und unterrichte-

ten Assistenten, welcher während der Operation seine ungetheilte Aufmerksamkeit darauf richten und zugleich die Beschaffenheit des Pulses von Zeit zu Zeit untersuchen muss". Chelius hielt es für seine „unerlässliche Pflicht, das Chloroform nur mit der grössten Umsicht in Anwendung zu bringen", d. h. er wollte sowohl die „Individualität des Kranken" als auch die „Eigenthümlichkeit des Krankheitsfalles" berücksichtigen. Er stellte deshalb Vorsichtsmaßregeln auf; die Anwendung des Chloroforms sei gefährlich und daher zu unterlassen bei „Personen mit ausgeprägtem apoplektischen Habitus, bei solchen, die in bedeutendem Grade von Schwäche aus welch immer einer Ursache, bei organischen Krankheiten des Gehirnes, des Herzens, der Lungen und der Unterleibseingeweide, bei in hohem Grade kachektischen und dyskrasischen". Auch über eine notwendige Nahrungskarenz vor Narkoseeinleitung war sich Chelius bewußt: „Nie chloroformire man Personen ... nach dem Essen; selbst wenn der Kranke ein mässiges Frühstück, z. B. Kaffee u. s. w., genossen hat, wende man das Chloroform erst mehrere Stunden nachher an, weil sonst gewöhnlich Erbrechen eintritt."

Dank solcher Vorsichtsmaßnahmen hatte Chelius bis 1857 keinen einzigen Patienten durch einen Narkosezwischenfall verloren. Er habe „bei einer sehr bedeutenden Anzahl von Chloroformierungen nur 3 Fälle beobachtet, wo Asphyxie und Gefahr drohende Zufälle eintraten". Bei zwei dieser Patienten reichten Maßnahmen wie Besprengen mit kaltem Wasser, Bürsten des ganzen Körpers, Anwendung von Salmiakgeist, um den drohenden „üblen Zufall" abzuwenden. Bei der dritten Patientin „drang ich mit dem Finger in den Mund, erhob den Kehldeckel, worauf die Kranke sich schnell erholte".

Wie Chelius (1818–64) waren auch seine Nachfolger Karl Otto Weber (1865–67), Gustav Simon (1867–76) und Vincenz Czerny (1877–1906) Anhänger der Chloroformnarkose.

Am 15. September 1884, als Vincenz Czerny Ordinarius für Chirurgie war, begann in Heidelberg der 16. Deutsche Ophthalmologenkongreß. Josef Brettauer verlas hierbei ein Referat von Carl Koller aus Wien, der in seiner „Vorläufigen Mittheilung über locale Anästhesirung am Auge" berichten ließ, daß es ihm gelungen war, mittels Cocain eine Korneal- und Konjunktivalanästhesie hervorzurufen. In Wien hatte Koller seit April 1884 an den Cocainversuchen Sigmund Freuds teilgenommen. Bei jeder Cocaineinnahme hatte er Parästhesien der Zunge und im Mundbereich bemerkt, welche ihn schließlich auf den entscheidenden Gedanken brachten. Bei einem Preis von 3 Gulden 33 Kreuzer pro Gramm Cocainpulver war es Koller jedoch nicht mehr möglich, sich eine Reise von Wien nach Heidelberg zu leisten, so daß er die triumphale Patienten-Demonstration dieser Lokalanästhesie am Nachmittag des 15. 9. 1884 an der Universitäts-Augenklinik Heidelberg nicht selbst miterleben konnte. Von der medizinischen Fakultät der Universität Heidelberg erhielt Carl Koller am 22. Februar 1929 für seine Verdienste um die Lokalanästhesie die Kußmaul-Medaille; Heidelberg sei „stolz darauf, daß diese große Entdeckung zuerst in den Mauern der Ruperto-Carola bekanntgeworden ist".

In der chirurgischen Klinik wurde die Lokalanästhesie zum ersten Mal im Juni 1895 eingesetzt. Im ersten Jahr betrug der Anteil der Lokalanästhesien in der chirurgischen Ambulanz bereits 36% aller durchgeführten Anästhesien, im Jahre 1900 schon 54,7%. Bei Anästhesien für Operationen an stationären Patienten stieg der Anteil der Lokalanästhesien von 1,7% 1895/6 auf nur 7,5% im Jahre 1900. Vincenz Czerny meinte dazu, wenn er „nicht unterrichten müsste, würde ich in der Klinik viel häufiger die lokale Infiltrationsanästhesie anwenden. Leider schreien aber die meisten Menschen beim Einstich, und auch die erzielte Anästhesie ist nicht immer so vollkommen, dass es bei der Operation stille zu geht. Da wir aber im Interesse des Unterrichts sehr häufig in der Klinik an drei Tischen arbeiten, ist die allgemeine Narkose allein im Stande, die für den Unterricht nötige Stille zu erzielen".

Wie schon erwähnt, benutzte Czerny zur Allgemeinnarkose das Chloroform. Ungefähr 95% aller Narkosen wurden im letzten Jahrzehnt des 19. Jahrhunderts mit der Chloroform-Tropfmethode durchgeführt, häufig kombiniert mit einer subkutanen Morphiuminjektion. „Schon der Erziehung wegen muss ich jungen Praktikanten die Ausübung der Narkose anvertrauen. Es ist erstaunlich, wie oft die brävsten unter ihnen alle Sekunde Tropfen für Tropfen auf die Chloroformmaske fallen lassen, wenn auch die Corneal- und Pupillarreflexe ganz erloschen sind."

Im Jahre 1900 wurde Vincenz Czerny „sehr erschüttert durch 3 Chloroformtodesfälle, welche in den Sommermonaten ziemlich rasch aufeinander folgten". In der Folgezeit ging man daher zur ACE-Mischung über (Alkohol, Chloroform, Äther). In Heidelberg wurde die Billroth-Mischung verwendet, die sich aus 3 Teilen Chloroform, 1 Teil Äther und 1 Teil Alkohol zusammensetzte. Auch wurde der Äther jetzt häufiger als Mono-Anästhetikum benutzt, nachdem er vor 1900 nur bei „hochgradiger Anämie, bei Herzschwäche und Neigung zu Ohnmacht" seine Berechtigung hatte.

Die erste Operation unter Intubationsnarkose in Heidelberg fand am 12. 1. 1905 statt. Nachdem Franz Kuhn aus Kassel die 50jährige Patientin blind orotracheal intubiert hatte, resezierte Vincenz Czerny bei ihr den linken sarkomatösen Oberkiefer. „Exzellenz Geheimrat Czerny ... war von dem Ergebnis der Demonstration an 3 Patienten sehr befriedigt und angenehm überrascht von der Leichtigkeit, mit der die Rohre von den Patienten vertragen wurden. Er hält auf Grund seiner Beobachtung die Methode für blutige Operationen an den Kiefern, dem Gaumen, der Zunge, für sehr leistungsfähig und für den Operateur wegen der Möglichkeit einer horizontalen Lage des Patienten, wegen der Herrschaft über Blutung und Atmung und in Anbetracht der auf diese Weise garantierten Ruhe des Arbeitens für äußerst angenehm."

Einen wesentlichen Beitrag zur Entwicklung der Apparatenarkose lieferte der 1. Assistent der Universitäts-Frauenklinik, M. Neu, indem er erstmals die kurz vorher von Küppers erfundenen Gasflußmesser mit Schwimmern (Rotameter) zur exakten Mischung von Lachgas und Sauerstoff benutzte. Zusammen mit Morphin- und Scopolamin-Prämedikation sollte das Verfahren „... einer Idealnarkose vielleicht näher kommen ..., als irgend ein anderes, bisher bekanntes Narkoseverfahren", wie Neu im naturhistorisch-medizinischen Verein am 26. 7. 1910 anlässlich einer Demonstration feststellte, „... während Herr Prof. Menge (der Ordinarius) die Güte hat(te), in ihr eine Alexander-Adams-Operation durchzuführen". Jedoch behinderten der Preis von Stickoxidul und

172

die doch für eingreifende Präparationen in den Körperhöhlen zu flache Narkose die weitere Verbreitung des Verfahrens.

Unter Czernys Nachfolgern Albert Narath (1906–10), Max Wilms (1910–18) und Eugen Enderlen (1918–33) nahmen die reinen Chloroformapplikationen weiterhin rapide ab, die ACE-Mischung hatte mit 41% aller Anästhesien 1910 ihren Höhepunkt, und die Äthernarkosen gewannen an Terrain (1910 16%, 1920 22%, 1930 44%). Während 1906 nur 11% aller Operationen an stationären Patienten unter Lokalanästhesie durchgeführt worden waren, betrug dieser Anteil 1911 schon 42%. In Heidelberg hatte die Lokalanästhesie einen Protagonisten in Georg Hirschel, der 1911 die axilläre Methode des Plexusbrachialis-Blocks ausgearbeitet hatte.

Martin Kirschner (1934–42) war ein begeisterter Anhänger der Lokalanästhesie. Er entwickelte August Biers Spinalanästhesie aus dem Jahre 1898 weiter zu seiner „gürtelförmigen, einstellbaren und individuell dosierbaren Spinalbetäubung". Hierbei wurde dem Patienten in seitlicher Kopftieflage nach der Lumbalpunktion „Liquor abgezapft". Anschließend wurde Luft injiziert, die sich in „Form einer Blase an dem höher stehenden caudalen Ende des Duralsackes" sammelte. Durch die Wahl einer hypobaren Lokalanästhesielösung („Percainplombe") konnte die Anästhesieausbreitung nach kopfwärts verhindert werden, während die Luft am Ende des Duralsackes eine kaudale Ausbreitung unmöglich machte. Durch Variation der Größe der Luftblase ließ sich die Kirschnersche Spinalanästhesie quasi „gürtelförmig" einstellen. Zugunsten dieser Anästhesieform „wurde die Allgemeinnarkose für die Operationen im Bereich des Abdomens völlig verlassen und findet jetzt nur noch gelegentlich Anwendung bei kleineren Operationen als Rausch, auf besonderen Wunsch der Kranken und bei Kindern. Sonst konkurriert die Spinalanästhesie bei Laparotomien noch mit der Hochdrucklokalanästhesie". Für diese Hochdrucklokalanästhesie (H.L.A.) konstruierte Kirschner einen Apparat, der mit komprimierter Kohlensäure oder Luft betätigt wurde. Bei der örtlichen Betäubung wurde die Lokalanästhesielösung „unter einem gleichbleibenden, in der Regel auf 2 Atü eingestellten Druck durch eine Hohlnadel in und um das auszuschaltende Gewebe gepreßt". Kirschner meinte, es gäbe „kaum eine Operation, die nicht in der Hochdrucklokalanästhesie ausgeführt werden kann ... Die Wirkung der H.L.A. ist die einer weit streuenden Schrotflinte, man braucht nur ganz ungefähr in die Gegend zu halten, und schon ist der Hase tot ... Bei der H.L.A. schlägt man wie mit einer Keule in die Gegend und kein Gefühl bleibt am Leben".

Unter dieser Hochdrucklokalanästhesie wurden 1935 in Heidelberg 53,2% aller Operationen durchgeführt. Weitere 20,5% aller Patienten wurden in „gürtelförmiger" Spinalanästhesie operiert. Die Äthernarkosen waren innerhalb von 5 Jahren von 44% auf jetzt 6% zurückgegangen. Andere Anästhesieformen waren die rektale Avertinnarkose und die intravenöse Narkose mit dem Hexobarbiturat Evipan, welches seit 1932 verfügbar war.

Unter Martin Kirschners Nachfolger Karl Heinrich Bauer (1942–1962) ging der Prozentsatz der Lokalanästhesien von 43,4% auf 6,9% im Jahre 1956 zurück. K. H. Bauer war anfangs ein Anhänger der „psycheschonenden rektalen Avertin-Basisnarkose" gewesen, die mit Äther vertieft wurde. Die Barbiturat-Lachgas-Narkosen nahmen von 15,6% 1944 auf 85,9% im Jahre 1956 zu, allerdings handelte es sich dabei in zunehmendem Maße um Kombinationsnarkosen.

Die Hinwendung zur Kombinationsnarkose wurde seit 1947 durch die Mitwirkung amerikanischer Ärzte aus dem Militärhospital in Heidelberg an der Einführung moderner Anästhesietechniken begünstigt. So ist ihnen die Verbreitung der Technik der endotrachealen Intubation zu verdanken, so daß ab 1950 zusammen mit der Intubationsnarkose auch die Muskelrelaxation mit Curare Eingang in die Chirurgische Klinik fand.

Im Jahre 1950 erhielten 3,6% der Patienten Muskelrelaxantien, 2,4% wurden intubiert. Die Vorteile der Muskelerschlaffung während des chirurgischen Eingriffs führten dazu, daß 1956 bereits 46,9% aller Operierten relaxiert wurden. Dementsprechend stieg auch die Rate der über einen Endotrachealtubus kontrolliert beatmeten Patienten auf 33,6% an.

1950 beauftragte K. H. Bauer Rudolf Frey mit dem Aufbau und der Leitung einer Anästhesieabteilung an der Heidelberger Chirurgischen Klinik. Rudolf Frey war von 1947 bis 1949 in Rochester, Boston, Paris und Oxford gewesen, um sich auf Wunsch K. H. Bauers mit den dortigen Anästhesiemethoden vertraut zu machen. Er hatte anschließend in Heidelberg gemeinsam mit O. H. Just eine „Narkosestaffel" gebildet, der 1951 „außer dem Anästhesisten drei in Ausbildung begriffene Ärzte, 2 Narkoseschwestern, 1 Narkosepfleger angehörten". 1952 habilitierte er sich mit einer experimentellen Untersuchung über den Wirkungsmechanismus der Muskelrelaxantien. Im Jahre 1960 nahm Rudolf Frey einen Ruf nach Mainz an, wo der erste Lehrstuhl für Anästhesiologie in Deutschland geschaffen worden war.

Am 1. 3. 1962 kehrte Otto Heinrich Just mit Fritz Linder, dem Nachfolger von K. H. Bauer, aus Berlin nach Heidelberg zurück, wo er bereits von 1949 bis 1951 tätig gewesen war. Er hatte in Berlin an dem neu geschaffenen Klinikum der Freien Universität (Westend-Krankenhaus) eine Anästhesieabteilung aufgebaut und sich als erster in Deutschland mit der kontrollierten intraoperativen Hypotension sowie mit der kontrollierten Hypothermie, angewandt sowohl bei Herzoperationen und neurochirurgischen Eingriffen, als auch in der postoperativen und posttraumatischen Phase, einen Namen gemacht. Ferner führte er regelmäßige Anästhesiekolloquien für alle Krankenhäuser in Berlin durch.

Er habilitierte sich 1956 über das Thema „Herzstillstand und Wiederbelebung". Noch aus der Berliner Zeit stammt die Entwicklung der Braunüle, einer Venenverweilkanüle aus Kunststoff, die einen wesentlichen Fortschritt in der Infusionstechnik darstellte.

Aus seiner experimentellen und klinischen Tätigkeit konstruierte er ein patientengesteuertes Gerät zur Oberflächenhypothermie für Operationen und Intensivbehandlung, und entwickelte ein Kombinationsgerät zur elektrischen Herz-Wiederbelebung, bestehend aus einem Defibrillator zur Behandlung des Kammerflimmerns und einem Herzschrittmacher zur direkten und transkutanen Stimulation. Das elektrische Herz-Wiederbelebungsgerät war die Grundlage für die Entwicklung der heute gebräuchlichen Defibrillatoren und verschiedener externer und interner Schrittmachertypen.

Die Abteilung für Anästhesiologie des jetzigen Zentrums Chirurgie übernahm unter seiner Leitung (1. 3. 1962) die anästhesiologische Versorgung sämtlicher operativ und diagnostisch tätigen Kliniken der Universität mit Ausnahme der Frauenklinik und der Stiftung Orthopädie. Im September 1963 wurde der Lehrstuhl für Anästhesiologie geschaffen, und O. Just auf diese Position berufen.

Die postoperative Patientenversorgung wurde durch neuzeitliche und großzügige Ausstattung eines Aufwachraumes, sowie die Betreuung der Intensivtherapieeinheiten zusammen mit den operativen Fächern, ab 1970 mit dem Betrieb einer eigenen Beatmungsstation mit jetzt 12 Betten den Erfordernissen steigender Operationsdauer und Schwere des Eingriffs angepaßt. Die gemeinsame wissenschaftliche Bearbeitung von Problemen des Blutersatzes, der gesteuerten Hypothermie und Hypotension, der Beatmung unter Narkosebedingungen und Verbesserung der Anästhesieverfahren für Großeingriffe förderte besonders die operativen Erfolge von Spezialdisziplinen wie der Herzchirurgie und der Neurochirurgie. 1977 wurde eine Anästhesieambulanz als Sektion der Abteilung errichtet, in welcher Patienten mit chronischen Schmerzzuständen wie Trigeminusneuralgie oder Migräne teils mit herkömmlichen Regionalanästhesietechniken, teils mit Akupunktur behandelt werden.

Auf *wissenschaftlichem Gebiet* wurden neben umfassender Darstellung der klinischen Entwicklung des Faches im Experiment Probleme des Blutvolumenersatzes, der Pathophysiologie des hypovolämischen Schocks, des Flüssigkeitshaushaltes bei Säugling und Kleinkind und der Atemfunktion des Säuglings unter Narkosebedingungen bearbeitet. Seit einigen Jahren werden Fragen des Gehirnstoffwechsels unter Hypoxämie und Hypotension, sowie einer möglichen cerebralen Schutzwirkung von Anästhetika bei solchen Ereignissen in gemischten Gruppen bearbeitet. Hieraus ergaben sich Beiträge zur Behandlung des Schädel-Hirn-Traumas und cerebraler Minderdurchblutung nach Kreislaufstillstand. Aus der intraoperativen Akupunktur zur Einsparung von Narkosemitteln wurde die sogenannte Elektrostimulationsanästhesie mittels paravertebralen Klebeelektroden zu einem gängigen Verfahren entwickelt.

Im Jahre 1984 wurden von acht Oberärzten und 48 Assistenten 13 782 Anästhesien in 13 regelmäßig versorgten Einrichtungen des Klinikums ausgeführt, die Beatmungsstation versorgte 346 Patienten. Die Allgemeinanästhesie wird in 94% der Fälle angewendet, Regionalanästhesien als Peridural- oder Spinalanästhesie und Nervenblockaden der oberen Extremität umfassen 6% der Verfahren. In 64% werden die Allgemeinanästhesien als Kombination von volatilen Anästhetika mit Muskelrelaxantien, in 46% als Neuroleptanalgesie in der Kombination von Opioid-Analgetika, Neuroleptika und Muskelrelaxantien, ergänzt durch Stickoxidul, in mehreren Varianten geübt. Die Weiterentwicklung dieser in Ansätzen bereits zu den Zeiten von R. Frey benutzten Verfahren zusammen mit verbesserter Patientenüberwachung haben das Operationsalter vom Frühgeborenen der 30. Schwangerschaftswoche bis zum 105jährigen ausgedehnt und den operativen Disziplinen Operationszeiten weit über 12 Stunden zu bieten erlaubt. Die Abteilung für Anästhesiologie erweist so täglich die Brückenfunktion des Faches, in der eigenen Weiterentwicklung zum Fortschreiten der anderen Disziplinen beizutragen.

Abteilung Röntgendiagnostik
des Chirurgischen Zentrums

PAUL GERHARDT

Am 23. Januar 1896 sprach W. C. Röntgen anläßlich der Sitzung der Medizinisch-Physikalischen Gesellschaft in Würzburg über seine Entdeckung, eine „neue Art von Strahlen". Diese wurden nach einem Vorschlag des Anatomen Kölliker „Röntgenstrahlen" genannt.

Die Entdeckung war revolutionär. Schon 1896 erschienen hierzu 50 Bücher bzw. Monographien und 1000 Einzelveröffentlichungen. Auch in Heidelberg wurde umgehend nach Bekanntwerden der „Röntgenstrahlen" mit ihrer Anwendung begonnen. Dies geschah in der Chirurgischen Universitätsklinik unter dem Direktorat von Vincenz Czerny.

Die erste Publikation über die Röntgendiagnostik in Heidelberg stammt aus dieser Klinik von W. Petersen. In der Münchner Medizinischen Wochenschrift 43 aus dem Jahre 1896 berichtete er über „Chirurgisch-Photographische Versuche mit den Röntgenstrahlen".

Für seine Arbeiten benutzte er eine Bunsensche Zink-Kohlen-Tauchbatterie von 9 Elementen, einen Ruhmkoffschen Induktionsapparat von 8 cm Funkenlänge und eine birnenförmige Hittorfsche Röhre von 25 cm Länge. Seine Versuche galten der Fremdkörperlokalisation.

Im Jahresbericht der Heidelberger Chirurgischen Klinik wird erstmalig 1903 von Engelken aus dem Röntgenlaboratorium mitgeteilt.

Es wurde geklagt, „daß infolge Sparsamkeitsrücksichten erst nach und nach die neueren Errungenschaften der Technik eingeführt werden konnten. Bis 1902 seien die Experimente mit Röntgenstrahlen unbefriedigend gewesen. Erst die Mitteilungen von Albers-Schönberg gaben Veranlassung, mit diesen Sparsamkeitsrücksichten zu brechen. Geheimrat Czerny sei nach entsprechenden Veröffentlichungen von Albers-Schönberg bereit gewesen, notwendigen Anschaffungen zuzustimmen".

Besondere Beachtung fand aus der Chirurgischen Klinik eine Veröffentlichung von F. Voelcker, der zusammen mit von Lichtenberg in der Münchner Medizinischen Wochenschrift vom 4. 7. 1905 über „Die Gestalt der Menschlichen Harnblase im Röntgenbild" berichtete.

Durch einen Katheter wurde eine 2%ige kolloidale Silberlösung in die Harnblase injiziert. Die mit einer „mittelweichen" Röhre und einer sogenannten Albers-Schönberg-Blende angefertigten Röntgenaufnahmen waren von „aller nur wünschenswerten Klarheit".

1907 wurde von den gleichen Autoren über Darstellungen des Nierenbeckens mit Hilfe eines Ureterkatheters berichtet, und 1909 trug Voelcker anläßlich des 38. Kongresses der Deutschen Gesellschaft für Chirurgie über die Röntgendiagnostik des erweiterten Nierenbeckens vor.

Unter dem Direktorat der Professoren A. Narath von 1906–1910 und
M. Wilms von 1910–1918 wurden die Arbeitsbedingungen im Röntgenlabora-
torium durch Umbaumaßnahmen verbessert und von Wilms wurde 1911 eine
Röntgentherapie eingerichtet.

In einem großen Raum wurde an einem nicht umlegbaren Durchleuch-
tungsgerät und an drei anderen Arbeitsplätzen mit Buckyblende geröntgt.

1934 wurde von M. Kirschner, Direktor der Klinik von 1933–1943, der
Nachtdienst für die zwei im Röntgenraum tätigen Gehilfinnen eingeführt.

Unter dem Direktorat von K. H. Bauer und besonders mit der Übernahme
der Klinik durch F. Linder wurde die „Röntgenabteilung" wesentlich erweitert.
Besonders mit der Einführung der Angiographie und der transhepatischen
Cholangiographie durch W. Wenz gewann die Röntgenabteilung bei intensiver
Patientenversorgung auch eine wissenschaftliche Reputation.

1974 erfolgte die Umwandlung in eine selbständige Abteilung des Zentrums
für Chirurgie der Universität Heidelberg und 1980 die Berufung des Ärztlichen
Direktors der Abteilung zum Lehrstuhlinhaber für Röntgendiagnostik.

Im Laufe der Jahre wurden notwendige apparative Erneuerungen und
räumliche Erweiterungen durchgesetzt. 1978 konnte auf der Basis einer Stiftung
ein Computertomographiegerät angeschafft werden, das 1985 durch ein modernes Gerät ersetzt wurde. Gleichzeitig erfolgte der Einbau eines neuen Gerätes
für die digitale Angiographie, so daß an drei Arbeitsplätzen Gefäßdarstellun-
gen durchgeführt werden können.

Neben der Diagnostik mit ionisierenden Strahlen hat die Sonographie zunehmend Bedeutung erlangt. Bis zu 50 Patienten werden derzeit an einem Tag
untersucht, wobei neben der Gefäßdiagnostik und der Akutversorgung der Patienten schwerpunktmäßig Fragestellungen im Rahmen der Onkologie und der
Urologie vorliegen.

Im Verbund des Zentrums ist eine enge Zusammenarbeit mit allen dazuge-
hörenden Abteilungen gewährleistet, so daß zwischen der Indikationsstellung zur
Untersuchung und deren Ergebnis-Mitteilung in der Regel ein kürzestmögli-
cher Zeitraum liegt.

Von den zur Abteilung gehörenden neun ärztlichen Mitarbeitern wird ein
intensiver Unterricht für Studenten durchgeführt. Dieser erfolgt in Form von
Kursen und Vorlesungen.

Ein gemeinsames Fort- und Weiterbildungsprogramm, das „Heidelberger
Röntgenkolloquium", wird mit Radiologen anderer Kliniken durchgeführt.

Durch Röntgenkonferenzen mit einzelnen klinischen Abteilungen ist der
fachliche Austausch ständig gewährleistet.

Derzeitige *wissenschaftliche Arbeitsprogramme* betreffen die B-Bild-Sono-
graphie der extracraniellen Arteria carotis unter dem Einfluß des Rauchens,
den Nachweis von fokalen Lebererkrankungen unter Berücksichtigung des
Histogramms und den Vergleich des Auflösungsvermögens der Angiographie
mit dem Großfilm, der Mittelformattechnik und der digitalen Subtraktionsan-
giographie.

Die bildgebende Diagnostik bei Rektumkarzinomen ist ein wissenschaftliches Programm, das zusammen mit dem Deutschen Krebsforschungszentrum
Heidelberg bearbeitet werden soll.

Abteilung für Experimentelle Chirurgie des Chirurgischen Zentrums

KONRAD MESSMER

Die Abteilung für Experimentelle Chirurgie wurde 1965 auf Initiative von F. Linder als selbständige Abteilung an der Chirurgischen Universitätsklinik Heidelberg gegründet. Zum Leiter der Abteilung wurde J. Schmier, Schüler des Physiologen H. Rein (Göttingen/Heidelberg) berufen. Da die Gesamtnutzfläche von 50 m² für die Forschungsprogramme der Abteilung nicht ausreichend waren, erfolgte 1968 der Umzug in den 6. Stock des Zoologischen Instituts. Bei einer Gesamtnutzfläche von 200 m² standen dort 2 Laboratorien, 2 Assistentenzimmer sowie das Büro und Sekretariat des Abteilungsleiters zur Verfügung. 1970 erfolgte der Umzug ins „Landfriedhaus", welches von der Universität zur Unterbringung verschiedener Institute angemietet worden war. Die Gesamtnutzfläche konnte auf 400 m² erweitert werden, außerdem konnte eine Feinmechanisch-Elektronische Werkstatt eingerichtet werden.

1972 wurde J. Schmier nach Ablehnung eines Rufes auf den Lehrstuhl „Klinische Physiologie" an der Universität Düsseldorf auf den neu eingerichteten Lehrstuhl für Experimentelle Chirurgie berufen. 1975 war dann − nach 3 Provisorien − der endgültige Umzug ins Neuenheimer Feld möglich, wo der Abteilung für Experimentelle Chirurgie im Gebäude No. 347 im 2. OG eine Gesamtnutzfläche von 750 m² zur Verfügung gestellt wurde. Neben dem Abteilungsleiter waren hier 3 wissenschaftliche Mitarbeiter, 2 Medizinisch-Technische Assistentinnen, 2 Technische Angestellte und 1 Sekretärin tätig.

Nach dem Tode von J. Schmier übernahm im Jahre 1976 dessen langjähriger Mitarbeiter U. Mittmann, der sich an dieser Abteilung für das Fach Experimentelle Chirurgie habilitiert hatte, die Kommissarische Leitung der Abteilung bis zur Berufung von K. Meßmer zum neuen Lehrstuhlinhaber und Direktor der Abteilung für Experimentelle Chirurgie des Chirurgischen Zentrums der Universität Heidelberg im Jahre 1981. K. Meßmer ist Schüler des ersten Lehrstuhlinhabers für Experimentelle Chirurgie in der Bundesrepublik, W. Brendel (München).

Schwerpunkte der *wissenschaftlichen Arbeiten* in der Abteilung für Experimentelle Chirurgie waren zunächst − in enger Kooperation mit klinischen Kollegen bzw. Arbeitsgruppen − die Pathophysiologie der Koronarinsuffizienz, die pharmakologische Beeinflussung des akuten Koronarverschlusses sowie Pathomechanismen des kardiogenen Schocks. Von 1967−1969 wurden Arbeiten über die Pathophysiologie des hämorrhagischen Schocks und des Arteria mesenterica superior Schocks durchgeführt. Die Untersuchungen über die Koronardurchblutung und Koronarinsuffizienz wurden durch Prüfung herz- und koronarwirksamer Pharmaka wie Nitroglyzerin, Betablocker und Alphablocker erweitert. Als neue Schockmodelle wurden 1971–1975 der Schock durch Infusion klinischer Dosen von Noradrenalin sowie Modelle des traumatischen Schocks bzw. des traumatisch-hämorrhagischen Schocks entwickelt. Die Untersuchungen über Koronardurchblutung, Sauerstoffverbrauch und regionale Myokarddurchblutung bei akutem und chronischem Myokardinfarkt wurden ergänzt durch die Analyse der Kreislaufwirkung der Calciumantagonisten Nifedipin und Cinepazide.

Von 1975–1981 waren Schwerpunkte der experimentellen Arbeiten die Pathogenese und Pathophysiologie der Schocklunge, Untersuchungen zur koronaren Revaskularisation (aorto-koronarer Bypass), die Effektivität kardioplegischer Lösungen und die Myokardprotektion bei Myokardischämie, therapeutische Anwendungsmöglichkeiten des spezifischen Antithrombins Hirudin sowie experimentelle Myokardhypertrophie und weiterhin der Einfluß volatiler Anästhetika auf die regionale Myokardfunktion.

Mit Übernahme des Lehrstuhls durch K. Meßmer konnte die Zahl der wissenschaftlichen und technischen Mitarbeiter erhöht und die Einrichtung der Abteilung verbessert werden.

Seither bestehen an der Abteilung für Experimentelle Chirurgie 4 verschiedene Arbeitsgruppen, die in Zusammenarbeit mit Mitarbeitern aus anderen Abteilungen des Zentrums für Chirurgie bzw. Innere Medizin tierexperimentelle Untersuchungen mit dem Ziel der Verbesserung der Therapie chirurgisch Kranker durchführen.

1. Chirurgische Pathophysiologie (K. Meßmer und Mitarbeiter)

– Chronische experimentelle arterielle Verschlußkrankheit (Kompensationsmöglichkeiten und therapeutische Beeinflußbarkeit durch Hämodilution, Prostaglandine und vasoaktive Pharmaka)
– Pathophysiologie der Endotoxinämie
– Quantitative Endotoxinelimination im hyperdynamen septischen Schock durch Immunabsorption
– Rechtsventrikuläre Funktion und ventrikuläre Interdependenz bei Beatmung mit positiv-endexspiratorischem Druck
– Beeinflussung des Reperfusionsschadens nach prolongierter partieller Ischämie

2. Experimentelle Schockforschung (U. Brückner und Mitarbeiter)

– Posttraumatische respiratorische Insuffizienz: experimentelle Untersuchungen am Modell des protrahierten Schocks (Heidelberger Schockmodell)
– Bedeutung vasoaktiver Peptide im Schock
– Regionaler Metabolismus bei experimenteller Myokardischämie
– Einfluß volatiler Anästhetika auf das ischämische Herz

3. Mikrozirkulation (K. Meßmer, W. Funk und Mitarbeiter)

– Die Bedeutung der Vasomotion für die Funktion der Mikrozirkulation
– Einfluß der Hämodilution auf die nutritive Gewebsperfusion und Gewebsoxygenierung

– Effekte von Opioidhormonen auf die Mikrozirkulation
– Einfluß volatiler Anästhetika auf die Mikrozirkulation
– Vaskularisierung von Milz- und Myokardimplantaten
– Mikrozirkulation bei akuter Pankreatitis

4. Biosignal- und Datenverarbeitung (R. Schosser, H. Zeintl)

– Biosignalerfassungs-, verarbeitungs- und -auswertesystem auf der Basis eines Echtzeitmethodenbanksystems
– Literaturinformationssystem
– Rechnergestützte Auswertung von Durchblutungsmessungen mit radioaktiven Microspheres
– Quantitative Mikrozirkulationsuntersuchungen mit computergestützter Bildanalyse
– Rechnergestützte Erfassung und Auswertung von Gewebe-pO_2-Messungen

Die Mitarbeiter der Abteilung für Experimentelle Chirurgie [Wissenschaftliche Mitarbeiter (5), Medizinisch-Technische-Assistentinnen (4), Technisches Personal (3), Sekretärinnen (2), Stipendiaten (2) und Doktoranden (10)] führen eigene Forschungsprogramme durch. Sie stehen jedoch auch Forschungsgruppen aus klinisch-chirurgischen Abteilungen bei der Planung, Durchführung sowie Auswertung von Versuchen zur Seite und übernehmen Dienst- und Fachaufsichtsaufgaben.

Neben den eigenen Forschungsprogrammen der Abteilungen werden in dieser zentralen Einrichtung eigene Projekte anderer Abteilungen des Zentrums für Chirurgie bzw. des Zentrums für Innere Medizin (Kardiologie) durchgeführt. Diesen Forschungsgruppen stehen sowohl die Operationsräume, die wissenschaftlichen Apparaturen und Methoden sowie die Mitarbeiter der Abteilung für Experimentelle Chirurgie zur Unterstützung und Beratung zur Verfügung. Kooperative Forschungsprogramme werden derzeit durchgeführt mit den Abteilungen für Allgemeinchirurgie, Anästhesiologie, Kardio-Chirurgie, Kardiologie und Kinderchirurgie, dem Fachbereich Informatik der Fachhochschule Heilbronn, dem Anatomischen Institut der TU München, dem Department for Applied Mechanics and Engineering Sciences, La Jolla, CA/USA, und dem International Institute for Microcirculation, Tucson, AZ/USA.

Abteilung für Neurochirurgie des Chirurgischen Zentrums

STEFAN KUNZE

Das Fach Neurochirurgie entwickelte sich entweder aus der Neurologie heraus, indem der Neurologe auch die operative Entfernung des von ihm diagnostizierten Tumors übernahm (z.B. Otfrid Förster in Breslau) oder, wie hier in Heidelberg und den meisten anderen Universitäten, durch die zunehmende Spezialisierung der Operationsverfahren und eigene wissenschaftliche Fragestellungen aus der Allgemeinchirurgie. Die erste Operation eines Hirntumors erfolgte in Heidelberg am 21. 11. 1890 durch den Chirurgen Vincenz von Czerny.

Ein wichtiger Schritt zur Entwicklung der Neurochirurgie in Heidelberg geschah im Jahre 1947, als K.H. Bauer (Ordinarius für Chirurgie in Heidelberg von 1943–1962) dem wissenschaftlichen Assistenten Ernst Klar die Leitung einer neurochirurgischen Spezialabteilung an der Chirurgischen Klinik übertrug. Ernst Klar stammt aus der Schule des Breslauer Neurologen und Neurochirurgen Otfrid Förster. Im Jahre 1965 entstand erstmals ein eigener Lehrstuhl für Neurochirurgie an der Universität Heidelberg. Klar wurde auf diesen berufen. Nach seinem Tode vertrat Helmut Penzholz seit dem Jahre 1968 den Neurochirurgischen Lehrstuhl. Er war ein Schüler von Otfrid Förster (Breslau) und Arist Stender (Berlin). Seit 1960 oblag ihm die Leitung der Neurochirurgischen Abteilung des Krankenhauses Neukölln in Berlin. Nach der Emeritierung von Helmut Penzholz wurde 1982 Stefan Kunze auf den Lehrstuhl für Neurochirurgie berufen. Er ist ein Schüler von Wolfgang Schiefer (Erlangen), der aus der Schule von Wilhelm Tönnis stammt.

Bisher ist die Neurochirurgische Abteilung im Erdgeschoß der Chirurgischen Klinik untergebracht. Eine Modernisierung der ehemals großen Krankensäle in kleine Krankenzimmer wurde 1972/1973 durchgeführt. Seitdem bestehen diese Krankenzimmer in unveränderter Form.

Ende des Jahres 1982 wurde der Beschluß gefaßt, die Neurochirurgie zusätzlich im 1. Bauabschnitt des Neuklinikums (sog. Kopfklinik) unterzubringen. Die Fertigstellung dieses Neubaus ist für 1986 geplant.

In der Heidelberger Neurochirurgie wird das ganze Spektrum neurochirurgischer Operationen durchgeführt. Zu den Schwerpunkten gehört die Behandlung von Hirntumoren, Hirngefäßmißbildungen sowie die mikrovasculäre Dekompression des Nervus trigeminus bei Trigeminusneuralgie. Die Hirntumoren können heute in jeder Lokalisation einem operativen Eingriff zugeführt werden. Bei den in der Mittellinie gelegenen Raumforderungen ist z.T. eine vollständige Exstirpation nicht möglich. In solchen Fällen wird die histologische Diagnose durch eine stereotaktische Biopsie geklärt. Danach kann das weitere

181

Behandlungsschema, z. B. Nuklidimplantation, stereotaktische Einmalbestrahlung oder externe Bestrahlung gezielt festgelegt werden. Bei den Hirngefäßmißbildungen, speziell den Aneurysmen, bevorzugen wir die Frühoperation; die guten klinischen Ergebnisse bestärken uns in diesem Vorgehen. Durch die mikrovasculäre Dekompression über eine Freilegung des Kleinhirnbrückenwinkels und Aufsuchen des Nervus trigeminus an seiner Eintrittsstelle in den Hirnstamm kann bei Trigeminusneuralgien Schmerzfreiheit erreicht werden. Diese Methode wurde erstmals von Dandy 1925 beschrieben und später von Jannetta 1967 propagiert.

Die Neurochirurgische Klinik verfügt über eine stereotaktische Arbeitsgruppe unter der Leitung von V. Sturm. Es werden stereotaktische Biopsien, Radionuklideinlagerungen sowie stereotaktische Einzelbestrahlungen durchgeführt.

Der *wissenschaftliche Schwerpunkt* liegt auf dem Gebiet der Neuroonkologie. Dieses Projekt wird wesentlich am Tumorzentrum Heidelberg/Mannheim in Zusammenarbeit mit dem Deutschen Krebsforschungszentrum durchgeführt.

Folgende Teilaspekte werden im Rahmen dieses Programms bearbeitet:
- Die stereotaktische Behandlung von Hirntumoren in Form von Biopsien und Bestrahlung.
- Die interstitielle Chemotherapie, die sich noch im Experimentierstadium befindet.
- Die Prognose maligner Hirntumoren anhand von klinischen Daten und neurohistochemischen Verfahren.

Zu den klinischen Projekten gehören:
- Erfahrungen mit der mikrovasculären Dekompression bei Trigeminusneuralgie,
- die Frühoperation bei Aneurysmablutungen unter besonderer Berücksichtigung der Behandlung von Hirngefäßspasmen,
- Untersuchungen der spezifischen und unspezifischen Immunantwort bei Hirntumorpatienten.

Frauenklinik

FRED KUBLI

Die Anfänge der Frauenheilkunde als akademischer Disziplin in Heidelberg gehen auf das Jahr 1805 zurück. Damals wurde auf Betreiben des kurfürstlichen Leibarztes Franz Anton May die „zur Ausbildung der Hebammen und Verhütung des Kindsmordes" 1766 gegründete Hebammenschule von Mannheim nach Heidelberg verlegt. Franz Anton May wurde der erste Heidelberger Ordinarius für Geburtshilfe und die entsprechende klinische Einrichtung war das „Accouchir", eine Entbindungsanstalt für sozial Unterprivilegierte und uneheliche Schwangere. Aus heutiger Sicht ist die Geschichte dieser klinischen Einrichtung über nahezu 80 Jahre eher leidvoll, gekennzeichnet durch mehrfache Ortswechsel in der Altstadt, mit den wichtigsten Stationen ehemaliges Dominikanerkloster und Kaserne im Marstall, und fürchterliche baulich-hygienische Zustände, charakterisiert durch folgendes Original-Zitat: „Im Badezimmer fehlt ein Ofen, so daß das Zimmer im Winter nicht benutzt werden kann. Da aber oft sehr unreinliche Personen in die Anstalt gebracht werden, welche sofort einer gründlichen Reinigung dringend bedürfen, so sollte dem Mangel abgeholfen werden. Der Regen dringt an verschiedenen Stellen in die Zimmer ... Die Abtrittrohre sind sämtliche verfault ..."

Im Gegensatz dazu waren Format und akademische Leistung der ersten Lehrstuhlinhaber beeindruckend. Franz Anton May (1805–1810) war nicht nur ein hervorragender Geburtshelfer und akademischer Lehrer, sondern auch ein umfassender, in heutiger Diktion „gesundheitspolitischer", Denker. Sein Schwiegersohn und Nachfolger Franz Karl Naegele (1810–1851) war einer der bedeutendsten Geburtshelfer seiner Zeit, und das von ihm entwickelte Zangenmodell – die Naegele-Zange – wird heute noch vielfach verwendet. Auf Naegele folgte in einer schwierigen Berufung Wilhelm Lange (1851–1881), der allerdings geringere akademische Spuren als seine Vorgänger hinterließ.

Die Geschichte der modernen Gynäkologie und Geburtshilfe, gleichzeitig die Geschichte der Heidelberger Universitäts-Frauenklinik an ihrem gegenwärtigen Standort, beginnt mit Franz Adolf Kehrer (1881–1902). Kehrer hatte eine Tätigkeit als praktischer Arzt und ein eingehendes Studium der Physiologie hinter sich und war Lehrstuhlinhaber in Gießen, als er 44jährig den Ruf nach Heidelberg annahm. Der Name Kehrers ist untrennbar verbunden mit der heute weltweit geübten Technik des Kaiserschnitts – querer Eröffnung des Uterus im unteren Uterinsegment und nachfolgende Peritonisierung mit dem Blasenperitoneum – die er erstmals am 25. Sept. 1881 in Meckesheim praktizierte. Kehrer war entscheidend beteiligt an der Loslösung der operativen Gynäkologie aus der Chirurgie und gehörte somit zu den eigentlichen Begründern unseres heutigen Faches, und dies geschah in freundschaftlicher Verbundenheit und offensichtlich ohne jede Probleme mit dem großen Chirurgen Czerny, der seinerseits ein Pionier auf dem Gebiet der vaginalen Hysterektomie, der Entfernung des Uterus auf vaginalem Wege, war.

Kehrer hatte als Bedingung für die Annahme der Berufung den Neubau einer Frauenklinik gestellt. So entstand der Kern der heutigen Universitäts-Frauenklinik – als „Altbau" dieser Klinik im äußeren Erscheinungsbild praktisch unverändert – innerhalb zwei Jahren mit Gesamtkosten von knapp 300 000,– DM und konnte zu Beginn des Winter-Semesters 1884 dem Betrieb übergeben werden. Kehrer verdanken wir einen detaillierten Bericht über Entstehung und Einrichtung der Frauenklinik und die klinischen Vorkommnisse während der ersten fünf Jahre – das letztere eine modernen Erfordernissen entsprechende Leistungsstatistik. Die Klinik hatte 114 Betten, die Zahl der Geburten lag zwischen 200 und 300 pro Jahr, in gleicher Größenordnung die Zahl der jährlich behandelten gynäkologischen Patientinnen. Die perinatale Sterblichkeit lag bei 7 bis 8%, d.h. etwa 10mal höher als heute; die mütterliche Mortalität betrug 7 auf 1000 und lag damit 100mal höher als heute.

Kehrer gab 1902 die Leitung der Klinik an Alfons von Rosthorn (1902–1908) ab, der allerdings bereits wenige Jahre später einen Ruf nach Wien annahm. In das selbe Jahr fiel übrigens die durch administrative Probleme verzögerte formale Eingliederung der Frauenklinik in das akademische Krankenhaus, d.h. das Universitäts-Klinikum. Unter Rosthorn wurde ein Erweiterungsbau der Klinik nach Westen, enthaltend den großen Hörsaal und die Operationssäle, vollendet.

1908 bis 1930 leitete Carl Menge die Geschicke der Klinik. Menge war ein sehr gebildeter, musisch interessierter Mann und ein großer Gynäkologe mit besonderen Interessengebieten im Bereich der Bakteriologie und der Strahlentherapie. Sein Name ist auch heute noch in der Fachwelt ein Begriff. Unter Menge verdoppelte sich die Bettenzahl der Klinik auf über 200; auf seine Zeit geht auch der Ankauf einiger Häuser an der Bergheimer Straße, die noch heute von der Klinik benutzt werden, zurück.

Heinrich Christian Eymer (1930–1934) hatte die Leitung der Universitäts-Frauenklinik nur 4 Jahre lang inne, bevor er einem Ruf nach München folgte, wo er dann 20 Jahre lang Direktor der Universitäts-Frauenklinik war. Unter Eymer, der sich Zeit seines Lebens intensiv mit der Strahlentherapie der Carcinome befaßte, erfolgte der Ausbau der Röntgenstation der Frauenklinik.

Hans Runge (1934–1964) war 30 Jahre lang Lehrstuhlinhaber und Direktor der Klinik. Er war der Vater einer starken und weit verzweigten Schule und er hat mit seinen Schülern das Bild der deutschen Frauenheilkunde in der Nachkriegszeit entscheidend mitgeprägt. Sein persönliches wissenschaftliches Werk war vielfältig. Die Beschreibung der kindlichen Erscheinungsform der Placentarinsuffizienz (Dysmaturität) machte seinen Namen weit über die Grenzen unseres Kontinents hinaus zu einem Begriff.

Auf Runge geht die Erweiterung des Bettenhauses zurück, die er bereits 1935 beantragt hatte, auf deren Realisierung er aber bis zum 25. 1. 1952 warten mußte.

Unter Runge stiegen die Geburtenzahlen ständig an und erreichten unter seinem Nachfolger Josef Zander (1964–1970) im Jahre 1965 mit 2500 Geburten ihren absoluten Höhepunkt.

Ähnlich wie Eymer folgte Zander nach relativ kurzer Amtszeit einem Ruf nach München. In den 6 Jahren seines Ordinariates erfolgten aber entscheidende Weichenstellungen für die weitere Entwicklung der Klinik und wurden wesentliche Grundlagen für ihre heutige Struktur gelegt. So erreichte Zander den Bau eines großdimensionierten Hormonlabors und schuf damit die entscheidenden Vorbedingungen für die spätere Bildung der Abteilung für gynäkologische Endokrinologie. Er richtete das zytologische Labor als zentrale zytologische Untersuchungsstelle für Nordbaden ein, und im Bereich der Ambulanzen wurde durch die Einführung zahlreicher Spezialsprechstunden das heute vorhandene vielgefächerte Spektrum vorbereitet. Schließlich begann unter Zander 1968 der Neubau eines Funktionstraktes enthaltend Ambulanzen, Operationssäle und Kreißsäle, dessen Fertigstellung sich infolge mannigfaltiger Schwierigkeiten allerdings bis 1977 hinzog.

Der Weggang Zanders fiel zeitlich mit dem Beginn der Unruhen an der Universität zusammen. Nach einem kommissarischen Direktorat durch Hans Lau wurden Lehrstuhl- und Klinikleitung 1971 von dem Autor übernommen.

Die Entwicklung der letzten 15 Jahre ist wesentlich gezeichnet durch den tiefgreifenden Wandel im Selbstverständnis akademischer Institutionen und ihrer Träger, im Verhältnis zwischen universitärer und nicht akademischer Medizin und zwischen Medizin und Gesellschaft überhaupt. Für die Klinik bedeutete dies nach innen die Einrichtung der Abteilungsstruktur und der kollegialen Leitung, nach außen eine zunehmende Konzentration auf die Zentrumsfunktion, d.h. Erbringung medizinischer Leistungen, die besondere Kompetenz und/oder personell-apparativen Aufwand verlangen.

Die Klinik ist z. Z. in folgende Abteilungen gegliedert:

- Allgemeine Gynäkologie und Geburtshilfe mit Poliklinik (F. Kubli), umfassend die Mehrzahl der Betten der Klinik, die Ambulanzen mit Ausnahme der abteilungsspezifischen Spezialambulanzen sowie die Funktionsbereiche Kreißsaal, Operationssäle und klinisches Labor. Die Abteilung funktioniert als Kernklinik.
- Gynäkologische Endokrinologie (B. Runnebaum)
- Gynäkologische Morphologie (H. Rummel)
- Gynäkologische und geburtshilfliche Radiologie (D. von Fournier)

Über die spezifischen klinischen und wissenschaftlichen Aktivitäten der Spezialabteilungen wird gesondert berichtet.

Der Stellenplan der Klinik weist 40 Ärzte bzw. wissenschaftliche Mitarbeiter aus, wovon 5 auf die Anästhesie entfallen.

Die Zahl der Betten betrug bis 1982 149 und wurde 1983 im Rahmen des Krankenhausbedarfsplanes auf 142 reduziert. Die Belegung ist wechselnd, insgesamt aber relativ hoch (> 90% seit 1983).

In der *Geburtshilfe* haben die Geburten entsprechend einem bundesweiten Trend seit Mitte der 60er Jahre abgenommen und sind heute bei ca. 1300 Geburten eingependelt. Wichtig erscheint jedoch die zunehmende Konzentration von Risikoschwangerschaften, wobei die Zahl der Kinder unter 1500 g und der zeitlich definierten Frühgeburten in den letzten 10 Jahren um 50% zugenommen, die Zahl schwerer Mißbildungen sich seit 1977 verdoppelt hat. Dies reflektiert den Auftrag der Klinik, als perinatales Zentrum für Hochrisikofälle zu funktionieren. Die volle Funktionsfähigkeit als perinatales Zentrum hat die Klinik allerdings erst 1986 durch die Einrichtung einer neonatalen Intensiveinheit innerhalb der Frauenklinik, was dem Wegfall des gefährlichen Transportes schwerkranker Neugeborener und der damit verbundenen Trennung von Mutter und Kind bedeutet, erreicht. Auf der anderen Seite des Spektrums versuchen wir den potentiellen Risiken, die mit dem modischen Trend zur Hausgeburt verbunden sind, dadurch zu begegnen, daß wir von einem sog. alternativen Kreißsaal die Möglichkeit zur Geburt ohne primären ärztlichen Beistand und mit minimaler technischer Intervention, aber unter dem Schutz der Einrichtungen dieses Hauses, geben.

In der *operativen Gynäkologie* deckt die Klinik ein weites Spektrum ab, von den supraradikalen Operationen über die typischen gynäkologischen Eingriffe, die ablative und rekonstruktive Chirurgie der Brust bis zur rekonstruktiven Mikrochirurgie. Auch hier haben sich Verschiebungen ergeben mit relativer Abnahme der typischen gynäkologischen Operationen und markanter Zunahme komplizierter onkologischer Eingriffe sowie der Brustchirurgie. Insgesamt hat die Zahl der Operationen von 2500 im Jahre 1972 auf ca. 4200 im Jahre 1983 zugenommen, wobei vor allem in jüngster Zeit eine relative Zunahme der großen und ein Stagnieren der kleinen Operationen zu beobachten ist.

Die *gynäkologische Onkologie* bildet einen entscheidenden Schwerpunkt klinischer Tätigkeit. Die Universitäts-Frauenklinik Heidelberg führt gegenwärtig jährlich über 600 Primärbehandlungen gynäkologischer Malignome durch, d.h. jeden Tag kommen mindestens zwei neue Carcinome zu ihrer ersten Behandlung, die in der Mehrzahl der Fälle eine operative ist. Die Zahl der Nachfolge- und Sekundärbehandlungen beträgt ein Mehrfaches. Hier wiederum haben sich im Lauf der letzten 10 Jahre Verschiebungen in der Verteilung der Krankheitsbilder ergeben. So ist das invasive Cervix-Carcinom in seiner Frequenz stark rückläufig. Dagegen haben entsprechend einer apparenten allgemeinen Häufigkeitsentwicklung die Brustkrebse massiv zugenommen und stehen mit gegen 300 Primärbehandlungen pro Jahr an der Spitze unseres onkologischen Krankengutes. Die Funktion der Frauenklinik als onkologisches Zentrum ist in besonders hohem Maße getragen durch die reibungslose, sich ergänzende Zusammenarbeit zwischen den einzelnen Abteilungen der Klinik, aber auch dem engen interdisziplinären Verbund mit den involvierten anderen Universitätskliniken und Instituten.

Die *ambulante Tätigkeit* sei lediglich durch einige aktuelle Zahlen charakterisiert: In der allgemeinen Ambulanz liegt die Frequenz bei 10 000, in der Schwangerenambulanz bei 3200 Untersuchungen pro Jahr, für beide Einrichtungen sind die Frequenzen verglichen mit früheren Jahren rückläufig. Demgegenüber hat sich der Durchgang durch die onkologische Ambulanz gegenüber 1972 verdoppelt und liegt heute bei 7200 Untersuchungen pro Jahr. Ähnlich ist die Entwicklung in der Brustsprechstunde und der Sprechstunde für rekonstruktive und ästhetische Chirurgie der Brust. Dramatisch ist die Entwicklung in der Ultraschalldiagnostik, in der die Zahl der Untersuchungen gegenüber 1973 um das 5fache, von rund 2000 auf über 10 000 pro Jahr angestiegen ist. Die Zahl der für die pränatale Diagnostik durchgeführten Amniozentesen in der Frühschwangerschaft lag 1983 bei 730.

Die *Forschung* ist weitgehend an den klinischen Schwerpunkten orientiert. Sie ist in der Geburtshilfe schwieriger geworden und in hohem Maße an die Fortschritte der Technologie gebunden. Untersuchungen zur Analyse und Bedeutung der fetalen Herzfrequenz und zum Einsatz computergestützter Analysesysteme in der Geburtshilfe bildeten über viele Jahre einen entscheidenden Schwerpunkt. Aktuelle Forschungsprojekte sind Untersuchungen zu den intrauterinen Verhaltensmustern (Schlaf−Wach-Phasen) und ihrer Modifikation durch Komplikationen und äußere Stimuli. Die Untersuchungen erfolgen im chronischen fetalen Tierversuch und am Menschen mittels Ultraschall. Im Vordergrund wissenschaftlicher Aktivität steht weiterhin − ebenfalls ultraschallgebunden und in enger Zusammenarbeit mit dem Institut für Humangenetik − die Früherfassung fetaler Fehlbildungen, insbesondere auch durch Chorionbiopsien in der Frühschwangerschaft.

In der Onkologie bildet die Erforschung prätherapeutischer Tumortestung als Grundlage individualisierter Primärtherapie ein wichtiges Thema. Klinisch-wissenschaftliche Schwerpunkte sind die kombinierte chirurgisch-chemotherapeutische Behandlung des fortgeschrittenen Ovarial-Carcinoms und die seit 1977 durchgeführte primär brusterhaltende Therapie beim Mamma-Carcinom im kontrollierten Versuch. Die Klinik ist aktiv an zahlreichen multizentrischen Therapiestudien beteiligt und ist federführend für die einzige z. Z. international anerkannte Studie zur adjuvanten Therapie des Mamma-Carcinoms.

Klinische und wissenschaftliche Aktivitäten sind darauf ausgerichtet, einer großen Tradition unter veränderten Bedingungen gerecht zu werden.

Abteilung für Gynäkologische Endokrinologie

Benno Runnebaum

An der Frauenklinik Heidelberg hat Josef Zander 1964 ein Hormonlaboratorium und eine Hormon- und Sterilitätssprechstunde aufgebaut. Er hat seinerzeit Hormonbestimmungsmethoden eingeführt, die aus dem 24-Stunden-Harn die Gonadotropinaktivität, die 17-Ketosteroide und die 17-Hydroxycorticosteroide extrahierten. Die Steroidhormone wurden photometrisch bestimmt. Die Gonadotropinextrakte wurden jungen weiblichen Mäusen injiziert und aus der Zunahme des Uterusgewichtes die Gonadotropinaktivität im Urin errechnet. Mit Hilfe dieser Methoden war eine Einteilung von Zyklusstörungen möglich.

Auf Initiative von J. Zander wurde ein neues Hormonlaboratorium gebaut, welches 1969 bezogen werden konnte. Im gleichen Jahr erhielt J. Zander einen

Ruf an die I. Frauenklinik in München. Mit Zander gingen 1970 einige Assistenten aus der endokrinologischen Gruppe nach München, zu denen auch ich gehörte. Im Jahre 1971 hat die Universität Heidelberg als Vierte in Deutschland eine selbständige Abteilung für gynäkologische Endokrinologie eingerichtet. Diese Abteilung habe ich nach Berufung als Abteilungsleiter im September 1971 übernommen.

In die *Hormonsprechstunde* werden vornehmlich Patientinnen überwiesen mit verschiedenartigen Zyklusstörungen. Hier spielen Krankheitsbilder wie Gonadendysgenesie, Intersexualität und Androgenisierung eine besondere Rolle. Durch den Einsatz der Radioimmunoassays ist heute eine schnelle und differenzierte Diagnostik möglich. In den letzten Jahren ist auch im Rahmen der Hormonsprechstunde eine spezielle Sprechstunde für Störungen in der Pubertät eingerichtet worden. Ebenfalls erfolgt eine differenzierte Diagnostik bei Frauen mit starken Störungen im Klimakterium, die häufig in Verbindung mit anderen Erkrankungen auftreten (Adipositas, Stoffwechselerkrankungen, Migräne).

In der *Sterilitätssprechstunde* erfolgt eine systematische Abklärung aller Sterilitätsfaktoren. Eine subtile Zyklusdiagnostik zur Analyse der Follikelreifung und der Gelbkörperfunktion durch Hormonanalysen und durch spezielle Funktionsteste ist die erste Maßnahme. Besondere Beachtung findet auch die Abklärung des Cervixfaktors mit Ausschluß einer immunologischen Ursache durch verschiedene Spermien-Penetrationsteste sowie durch Antikörperbestimmungen. Diese Untersuchungen werden gemeinsam mit der Abteilung für Andrologie der Universitäts-Hautklinik durchgeführt. In den letzten Jahren sind Störungen im Bereich der Eileiter häufiger zu finden. Hierzu wurden in der Abteilung verschiedene diagnostische Verfahren überprüft, die jeweils in einem bestimmten Stadium der Abklärung eingesetzt werden wie Pertubation, Hysterosalpingographie und Laparoskopie mit Chromopertubation. Eine bestimmte Gruppe von Ehepaaren, wo die Frau durch Eileiterentzündung oder durch Eileiterschwangerschaft die Tuben verloren hat oder diese verschlossen sind, wird seit Ende des Jahres 1983 durch in vitro Fertilisierung und den Embryotransfer behandelt. Die Follikelreifung wird durch Gonadotropine beschleunigt und der Eisprung zu einem bestimmten Zeitpunkt ausgelöst. Die Follikelreifung wird durch Hormonbestimmungen sowie durch Ultraschallmessungen der Follikelgröße verfolgt. Die Eizellen werden durch Punktion bei der Bauchspiegelung gewonnen. Die Auffindungs- und Befruchtungsrate der Eizellen pro Bauchspiegelung beträgt bei uns zur Zeit 70%. Es werden gewöhnlich pro Behandlung 2−3 Embryonen etwa 48−72 Stunden nach der Eizellgewinnung übertragen. Die Schwangerschaftsrate liegt bei 10−20%. Der limitierende Faktor für den Eintritt der Schwangerschaft ist der Uterus selbst, da die kontrollierenden Faktoren für die Aufnahme der Embryonen im Uterus noch nicht bekannt sind.

Bei Störungen in der Frühgravidität steht eine differenzierte Diagnostik zur Verfügung. Im Rahmen einer prospektiven Studie an 1000 Frauen wurden Hormonparameter erarbeitet, die frühzeitig eine Beurteilung der verschiedenen endokrinen Systeme erlauben. Ab der 6. bis 7. Schwangerschaftswoche kann durch Ultraschall nachgewiesen werden, ob ein vitaler Fetus vorhanden ist. Bei Störungen in der Frühgravidität handelt es sich meistens um irreversible Störungen, die heute durch Einsatz von Hormonbestimmungen und Ultraschall sehr früh erkannt werden können, so daß unnötige Hormonbehandlungen entfallen.

Es stehen unserer Abteilung 12 Betten zur Verfügung. Hier werden vornehmlich Abklärungen von Sterilitäts- und Aborturschen, Diagnostik bei Störungen in der Frühgravidität und endokrine Funktionsteste bei verschiedenen Krankheitsbildern durchgeführt. Als operative diagnostische Maßnahmen kommen in erster Linie die Hysteroskopie und die Laparoskopie zur Anwendung. Tubenplastische Operationen durch Mikrochirurgie erfolgen in der Kernklinik. Ferner werden Frauen stationär behandelt durch in vitro Fertilisierung und Embryotransfer.

Im Hormonlaboratorium sind in den Jahren 1972 bis 1974 die radioimmunologischen Bestimmungsmethoden aufgebaut worden. Es werden hier eine Reihe von Proteo- und Steroidhormonen bestimmt wie Prolaktin, FSH, LH, β-HCG, SP1, Progesteron, Östrogene, Androgene sowie das Sexualhormon-bindende Globulin (SHBG). Ebenfalls sind in dieser Zeit die Verfahren wie Gelelektrophorese und radioimmunologische Methoden aufgebaut worden zur Bestimmung von Steroidhormonrezeptoren in verschiedenen Geweben. Der Rezeptorgehalt im Krebsgewebe erlaubt eine Aussage über die Hormonabhängigkeit und damit über die Prognose sowie über die Wahl der Therapie. Für manche Steroidhormone werden die Antikörper selbst hergestellt. Die Qualität der Radioimmunoassays wird chromatographisch und zum Teil gaschromatographisch überprüft. Für die Frauenklinik einschließlich des Klinikums werden pro Jahr 50 000 Routinebestimmungen und für die klinische Forschung nochmals die gleiche Anzahl an Analysen durchgeführt.

In der *klinischen Forschung* unserer Abteilung werden zur Zeit Studien zur pulsatilen Sekretion von Proteo- und Steroidhormonen in der Follikel- und Gelbkörperphase des Zyklus durchgeführt. Ferner erfolgen prospektive Studien zur Prüfung der Wirkung von verschiedenen Substanzen auf die Eierstocksfunktion. Weitere Studien beschäftigen sich mit der Analyse des Cervixfaktors bei Ehesterilität. Hier sollen neue immunologische Bestimmungsmethoden bewertet werden. Diese Untersuchungen erfolgen zum Teil gemeinsam mit der Andrologie der Universitäts-Hautklinik. Ferner wird eine spezielle Diagnostik bei Androgenisierungserscheinungen der Frau erarbeitet, die neue Gesichtspunkte für die Behandlung ergeben soll. Gemeinsam mit der Medizinischen Klinik werden Stoffwechseluntersuchungen der Lipide, Kohlenhydrate und Androgene bei hormonaler Kontrazeption durchgeführt. Im Rahmen der in vitro Fertilisierung und des Embryotransfers erfolgen Studien zur Dynamik der Follikelreifung, wobei insbesondere Ultraschall und Hormonbestimmungen zum Einsatz kommen.

In jüngster Zeit gelang es, ein neues Regulationsmodell zur Progesteronsynthese der menschlichen Plazenta zu erstellen. Dabei wurden eine Reihe von Enzymen charakterisiert, die ebenfalls für die Diagnostik anderer endokriner Störungen Bedeutung haben. Ferner befassen wir uns mit der Steuerung der Gonadotropinsekretion, wobei Hypophysenzellen von verschiedenen Tierspezies kultiviert und angereichert werden. Es geht zunächst um die Frage der intrazellulären Regulation der Gonadotropinsekretion unter dem Einfluß von verschiedenen Hormonen. Weiterhin beschäftigt uns die intraovarielle Regulation der

Steroidbiosynthese bei der Follikelreifung. Im Rahmen dieser Studien werden Granulosazellkulturen unter dem Einfluß verschiedener Substanzen, die an der Follikelreifung beteiligt sind, studiert. Auf diese Weise sollen neue Einblicke in die Abläufe der Follikelreifung sowie der Reifung der Eizelle gewonnen werden.

Abteilung für Gynäkologische Morphologie

HARTMUT HANNS RUMMEL

Die Abteilung für Gynäkologische Morphologie wurde 1975 als selbständige klinische Einheit innerhalb der Univ.-Frauenklinik Heidelberg gegründet. Sie setzt die an der Heidelberger Klinik durch v. Rosthorn (1902—1908) begründete und von H. Runge (1934—1964) fortgeführte morphologische Tradition fort. Die moderne Gynäkologie ist nicht nur im Bereich der Onkologie notwendig auf die Anwendung morphologischer Methoden angewiesen. Wesentliche Entwicklungen innerhalb des Fachgebietes sind in den letzten Jahrzehnten durch die gynäkologische Morphologie ermöglicht und unterstützt worden. Dies gilt z. B. im Rahmen der Reproduktionsmedizin durch die verfeinerte Zyklusdiagnostik, im Bereich der Prävention durch die breite Anwendung cytologischer Screening-Methoden und essentiell bei der Erarbeitung therapeutischer Strategien in der gynäkologischen Onkologie.

Bereits unter der Klinikleitung von J. Zander, der einer auf E. Wertheim zurückreichenden Schule entstammte, wurde die gynäkologische Morphologie an der Univ.-Frauenklinik Heidelberg tatkräftig gefördert und ausgebaut. Diese Entwicklung fand ihren organisatorischen Ausdruck in der Errichtung einer selbständigen klinischen Abteilung für Gynäkologische Morphologie.

Die *gynäkologische Cytodiagnostik* stellt eine für die moderne Gynäkologie unerläßliche Methode im Rahmen der Vorsorge, der therapiebegleitenden Überwachung und der Tumornachsorge dar. Im cytologischen Laboratorium der Abteilung für Gynäkologische Morphologie sind neben den dort tätigen ärztlichen Mitarbeitern 5 nichtärztliche, technische Mitarbeiterinnen eingesetzt. Neben der exfoliativen, gynäkologischen Cytodiagnostik wird insbesondere die Cytologie der Mammapunktate betrieben. Seit der Gründung der Abteilung wurden in diesem Laboratorium weit über 300 000 cytologische Untersuchungen durchgeführt, davon betrafen etwa 50% auswärtige Einsendungen.

Bei der Weiterbildung der Assistenten der gesamten Klinik nimmt die Einarbeitung in die cytologische Diagnostik eine auch in der Weiterbildungsordnung festgelegte zentrale Rolle ein.

Das *histologische Laboratorium* der Abteilung verfügt wie das cytologische Laboratorium über eine 1982 im Zuge einer Neugestaltung der Laborräume installierte, moderne technische Ausstattung.

Neben der parallel zu dem umfangreichen Operationsbetrieb der Klinik laufenden, sehr stark in Anspruch genommenen Schnellschnittdiagnostik werden sämtliche Operationspräparate aus der operativen Gynäkologie vor allem im Bereich der Onkologie nach topographischen Gesichtspunkten aufgearbeitet. Seit der Gründung der Abteilung wurden über 50 000 histologische Untersuchungen durchgeführt. Der tatsächliche Umfang der Tätigkeit des Laboratoriums wird aber nur dann verständlich, wenn der hohe Anteil umfangreicher Serienschnittuntersuchungen und Spezialfärbungen berücksichtigt wird. Neben den ärztlichen Mitarbeitern sind in dieser Einheit der Abteilung 3 nichtärztliche Mitarbeiterinnen tätig.

Im Bereich der allgemeinen Poliklinik, welche der Abteilung für Allgemeine Geburtshilfe und Gynäkologie organisatorisch unterstellt ist, wird eine Spezialsprechstunde zur Früherfassung und Abklärung gynäkologischer Malignome betrieben. Darüber hinaus dient diese Sprechstunde auch zur Weiterbildung in der Kolposkopie, die in der deutschen und österreichischen Gynäkologie traditionsgemäß große Bedeutung hat und neuerdings auch in den USA in zunehmendem Maße zum Einsatz gelangt. Der Abteilung stehen zur klinischen Abklärung suspekter morphologischer Befunde aus der oben erwähnten Spezialsprechstunde bzw. der allgemeinen Poliklinik 12 Betten zur Verfügung. Neben diagnostischen Curettagen bei spezieller Fragestellung, Konisationen und primären Hysterektomien bei suspekter Differentialcytologie werden dort sämtliche gynäkologisch-onkologischen Operationen einschl. der Wertheimschen Radikaloperation des Cervixcarcinoms vorgenommen. Darüber hinaus ist das umfangreiche Krankengut der Abteilung auch ein wesentlicher Faktor bei der operativen Ausbildung der in der Rotation begriffenen Assistenten der Gesamtklinik. Die Bettenstation wird in Personalunion mit der Abteilung für Gynäkologische Endokrinologie betrieben.

Bezüglich der *wissenschaftlichen Tätigkeit* wird auf dem Felde der gynäkologischen Cytologie in den letzten Jahren die bereits unter J. Zander begonnene, prospektive Differentialcytologie cervikaler Frühveränderungen weiter ausgebaut, daneben stellte die Cytodiagnostik uteriner Sarkome einen weiteren Schwerpunkt empirischer Forschung dar. In enger Kooperation mit dem Deutschen Krebsforschungszentrum wurden impulscytofotometrische Untersuchungen bei gynäkologischen Tumoren mit dem Ziel eines vertieften Einblickes in die Zellkinetik (S-Phasenaktivität) betrieben.

Auf dem Gebiet der gynäkologischen Histopathologie beschäftigten sich die Mitarbeiter der Abteilung in den letzten Jahren mit morphologisch-klinischen Fragen der Metastasierung gynäkologischer Carcinomerkrankungen, insbesondere beim Endometrium- und Mammacarcinom. Probleme der gynäkologischen Paidopathologie sowie klinisch-morphologische Untersuchungen an seltenen Ovarialgeschwülsten (z.B. beim endodermalen Sinustumor) stellten weitere Schwerpunkte dar.

Daneben wurde in enger Kooperation mit dem DKFZ der Versuch unternommen, durch computergestützte interaktive Bildanalyse (Gewebetextur) zu einer Objektivierung pathologisch-histologischer Diagnosen zu gelangen.

Die dargestellte, sehr umfangreiche und im Bereich der Routinediagnostik termingebundene Arbeitsbelastung mußte bisher neben dem Ärztlichen Direktor der Abteilung von einem Oberarzt und 3 Assistenten getragen werden. Hierbei ist auch die angesichts der steigenden Studentenzahl nicht gering zu schätzende Belastung durch die intensive Beteiligung aller Mitarbeiter der Abteilung an der Lehre im Rahmen von Vorlesungen und des Gruppenunterrichtes zu berücksichtigen.

Die Aufrechterhaltung der bisherigen Leistung, die Verfolgung der laufenden und die Entwicklung geplanter Forschungsvorhaben wird daher wesentlich von einer Verbesserung der Personalstruktur abhängig sein.

Abteilung Gynäkologisch-Geburtshilfliche Radiologie

DIETRICH VON FOURNIER

Zur Geschichte der Gynäkologischen Radiologie in Heidelberg: Die Heidelberger Frauenklinik behandelte als eine der ersten deutschen Kliniken seit 1912 gutartige und bösartige Erkrankungen des Genitale mit Radium-126. Eymer berichtete 1912 als erster im Weltschrifttum über die Kontaktbestrahlung von Entzündungen, von Genitaltuberkulose und von Blutungsstörungen. Menge und Dietel entwickelten in den zwanziger Jahren die „Heidelberger Methode" der Kontakttherapie, mit der Eymer (1930) beim Gebärmutterhalskrebs gleichgute Ergebnisse durch die alleinige Bestrahlung wie durch die Radikaloperation erreichte.

Unter Runge (1934–1964) wurden in gemeinsamer Arbeit mit der Heidelberger Strahlenklinik im internationalen Vergleich bei der Kontaktbestrahlung des Endometriumkarzinoms Ergebnisse erzielt, welche an der Spitze lagen. Gemeinsam mit Becker und Scheer (1952) aus der Heidelberger Strahlenklinik wurde mit Runge und Wimhöfer (1949) für die Packmethode beim Endometriumkarzinom erstmals die Kobalt-60-Perlenkette eingeführt. Die enge Zusammenarbeit mit der Heidelberger Strahlenklinik führte unter anderem zur Ersteinführung von verschraubten Radiumstrahlern (Stift mit Platte) und zur Erstbeschreibung der Bestrahlung bei klimakterischen Blutungen. Unter Runge (bis 1964) und Zander (1964–1970) wurde anstelle der konventionellen Röntgenbestrahlung eine eigene Kobalt-60-Teletherapie-Einrichtung erstmals für eine Frauenklinik in Deutschland aufgestellt.

Ebenfalls gemeinsam mit Becker und Werner aus der Heidelberger Strahlenklinik führte Runge 1958 die Mammographietechnik erstmals in Deutschland wieder ein, nachdem diese Technik, 1913 in Berlin erstmals von Salomon beschrieben, in Vergessenheit geraten war.

Zur gemeinsamen Benutzung für die Heidelberger Strahlen- und Frauenklinik wurde unter Zander und Becker ein 42-MeV-Kreisbeschleuniger angeschafft, so daß unter Zander alle modernen Techniken für die Kontaktbestrahlung und Teletherapie gynäkologischer Krebse zur Verfügung standen.

Unter Kubli (seit 1971) gewann die spezielle Röntgendiagnostik der Brust mit Einführung der operativen Behandlung gutartiger und bösartiger Brusterkrankungen zunehmend an Bedeutung, wobei zusätzliche Techniken der Brustdiagnostik wie: elektronische Thermographie, Flüssigkristall-Thermographie,

Sonographie der Brust und Regulations-Thermographie zusätzlich neu eingeführt wurden. Durch v. Fournier und Kubli wurde 1974 erstmals in Deutschland die Radium-Technik durch Langzeit-Nachladetechnik als das moderne
Verfahren für optimalen Strahlenschutz ersetzt.

Die umfangreichen Aufgaben in Kontakttherapie, Bestrahlung mit offenen
Nukliden, äußerer Teletherapie und spezieller Röntgendiagnostik veranlaßten
Kubli (1976), die selbständige Klinische Abteilung für Gynäkologische Radio-
logie zu gründen.

Klinische Tätigkeit: Die Abteilung führt in die Diagnostik sämtliche Röntgen-
Nativaufnahmen zur Operationsvorbereitung, postoperativen Kontrolle und
Diagnostik von Rezidiven und Metastasen durch. Spezielle Techniken (Aufnahmen bei Schwangeren und unter der Geburt, Cystographien, Hysterosal-
pingographien) werden auch wissenschaftlich weiterentwickelt. Mit 3 Mammo-
graphiegeräten wird in der Klinik ein umfangreiches Kollektiv erfaßt, wobei
1984 circa 300 Mammakarzinome neu diagnostiziert wurden.

Mit der Telekobaltbestrahlung wurden 1984 12 000 Bestrahlungseinstellun-
gen durchgeführt, wobei wegen der begrenzten Bettenzahl der Abteilung (9 Sta-
tionsbetten, 6 Betten für Kontakttherapie) die Teletherapie zu 90% ambulant
durchgeführt wird.

Die Spezialsprechstunden für Brusterkrankungen werden gemeinsam mit
der Kernklinik durchgeführt. Für die Radiologische Bettenstation steht jeweils
ein Stationsarzt und ein Oberarzt zur Weiterbildung aus der Kernklinik zur
Verfügung.

Forschung: In der Diagnostik von Brusterkrankungen werden klinisch die
neuesten Entwicklungen der Mammographietechnik einschließlich Xerogra-
phie erprobt, ebenso die neueste Ultraschalltechnik gemeinsam mit der Kernklinik. In der Strahlentherapie wurden neue Applikatoren und Bestrahlungstechniken mit Nachladegeräten entwickelt und klinisch erstmals eingeführt.
Für die Organerhaltung bei Brustkrebs wurde eine neue Technik für interstitielle Bestrahlung entwickelt, welche vor der klinischen Anwendung steht. Zur
Erforschung der natürlichen Wachstumsgeschwindigkeit von Brustkrebs wurde
das umfangreichste klinische Material der Gesamtliteratur in Zusammenarbeit
mit vielen auswärtigen Instituten gesammelt. Experimentelle Transplantationen
menschlicher Tumorzellen auf Tiere zur Beobachtung von Wachstumseigen-
schaften werden gemeinsam mit dem Deutschen Krebsforschungszentrum Heidelberg durchgeführt. Weitere Forschungsgebiete sind die adjuvante Gestagen-
therapie beim Endometriumkarzinom, die adjuvante Behandlung mit Gestage-
nen und Antiöstrogenen bei Brustkrebs, die Kombination von Strahlentherapie
mit Chemotherapie, die Erfassung hormoneller Faktoren, die die Mastopathie
(gutartige Brusterkrankungen) beeinflussen, die hormonelle Behandlung der
Mastopathie und die Früherkennung von Brustkrebs mit Röntgentechniken.

Der Schwerpunkt der Forschung liegt im onkologischen Bereich, speziell in
der Früherkennung und Behandlung von Brustkrebs, wobei mit kleineren diagnostizierten Tumordurchmessern die Brusterhaltung mit anschließender
Strahlentherapie eine zunehmende Form der Therapie geworden ist. Eines der

umfangreichsten Patientenkollektive in Deutschland wurde gemeinsam mit der Kernklinik auf diese Weise diagnostiziert und behandelt.

An größeren multizentrischen Therapiestudien ist die Abteilung insbesondere beteiligt auf den Gebieten der Bestrahlung beim Zervixkarzinom, der adjuvanten Hormontherapie beim Endometriumkarzinom und der Chemotherapie und Strahlentherapie beim Mammakarzinom.

Lehre: Die Studentenausbildung auf dem speziellen Gebiet der Strahlentherapie und Röntgendiagnostik innerhalb der Gynäkologie wird von der Abteilung durchgeführt.

Auf diesem Gebiet werden auch alle Assistenzärzte der Klinik zur Facharztweiterbildung ausgebildet und durchlaufen einen festen Zeitraum ihrer Ausbildung dieser Abteilung.

Hals-Nasen-Ohrenklinik

Hans-Georg Boenninghaus

1841 erfand der Kreisphysikus F. Hofmann den in der Mitte perforierten Hohlspiegel, mit dessen Hilfe die Untersuchung der Organe Hals, Nase und Ohr möglich wurde. Der spanische Gesanglehrer Garcia beobachtete kurz danach mit einem zweiten Spiegel die eigenen Stimmbänder. Nach dem Ausbau dieser Untersuchungsmethoden ließen sich ab Mitte des vorigen Jahrhunderts Krankheiten des Fachgebietes diagnostizieren und behandeln. Hinzu kam später die direkte Untersuchung von Kehlkopf, Luftröhre und Speiseröhre durch starre beleuchtete Rohre. 1897 konnte so der erste Bronchialfremdkörper entfernt werden.

Wie überall in Deutschland entwickelte sich auch in Heidelberg die Ohrenheilkunde getrennt von der Nasen-Kehlkopfheilkunde. Der erste Lehrer der Otologie war Salomon Moos, habilitiert für Pathologische Anatomie, der 1873 ein Ambulatorium in der Seminarstraße 2 einrichtete. Sein Nachfolger K. A. Passow konnte 1896 eine Ohrenklinik mit 14 Betten eröffnen. Er plante den Bau der heutigen Hals-Nasen-Ohrenklinik Thibautstraße/Ecke Voßstraße, wurde aber vor der Fertigstellung der Klinik 1901 an die Charité berufen.

A. Juracz, ein Assistent Friedreichs, habilitiert für Innere Medizin, widmete sich damals in seiner Sprechstunde speziell den Nasen-, Hals- und Kehlkopfkrankheiten. Weil er seine Wünsche nach einer Klinik nicht verwirklichen konnte, folgte er 1908 dem Ruf nach Lemberg.

Unter W. Kümmel, der 1902 die damals neugebaute Ohrenklinik übernahm, wurde nach dem Weggang von Juracz 1908 das Fach in Heidelberg vereint. Die Gründe für den Zusammenschluß des Faches zur Hals-Nasen-Ohrenheilkunde waren einmal die gemeinsame Untersuchungstechnik der im Kopf-Halsbereich versteckt liegenden Organe, vor allem aber der Zusammenhang der schleimhautausgekleideten Räume der oberen Luftwege und des Ohres mit zahlreichen übergreifenden Krankheitserscheinungen. Seit 1920 ist das Fach Hals-Nasen-Ohrenheilkunde Prüfungsfach im Medizinischen Staatsexamen. Die Nachfolger Kümmels, der 28 Jahre bis 1930 die Klinik leitete, waren K. Beck (bis 1942), A. Seiffert (bis 1954), W. Kindler (bis 1965) und seitdem H.-G. Boenninghaus. Im geplanten und im Bau befindlichen Kopfklinikum im Neuenheimer Feld wird die Hals-Nasen-Ohrenklinik 80 Krankenbetten und alle für eine moderne Hals-Nasen-Ohrenheilkunde erforderlichen diagnostischen und therapeutischen Einrichtungen und Fortbildungsmöglichkeiten erhalten. Die Mindestweiterbildungszeit der Assistenten betrug bisher 3 Jahre, seit kurzem ist sie um ein Jahr verlängert worden. Die Klinik hat zur Zeit zwei Abteilungen: Allgemeine Hals-Nasen-Ohrenheilkunde mit Poliklinik (H.-G. Boenninghaus) und Stimm- und Sprachstörungen sowie Pädaudiologie (G. Wirth). Außer den Abteilungsleitern arbeiten in der Klinik 4 habilitierte Oberärzte und 21 akademische Mitarbeiter, darunter Ingenieure, Physiker und Psychologen.

Ohrerkrankungen – Gehör und Gleichgewicht

Während bis nach dem 2. Weltkrieg die entzündlichen Erkrankungen des Ohres mit ihren lebensbedrohenden Komplikationen im Schädelinneren die Indikationen für die operativen Eingriffe am Ohr darstellten, sind seit der Einführung der Antibiotika und dem dadurch bedingten Rückgang der Entzündungen die für das Gehör funtionserhaltenden und funktionsverbessernden Ohroperationen ganz in den Vordergrund getreten. Die Tympanoplastiken und die Operationen am fixierten Steigbügel bei der Otosklerose zur Gehörverbesserung wurden erleichtert durch die frühzeitige Anwendung des Operationsmikroskopes. Bei diesen operativen Eingriffen werden Trommelfelldefekte plastisch verschlossen und die durch Ohreiterungen zerstörten oder durch Erkrankungen fixierten Gehörknöchelchen rekonstruiert oder durch Kunststoffe (z. B. Keramik) ersetzt. So lassen sich auch Verletzungsfolgen oder Mißbildungen im Bereich des Mittelohres mit dadurch bedingter Schalleitungsschwerhörigkeit beheben und das Hörvermögen verbessern.

Die Konstruktion elektroakustischer Geräte (Audiometer) hat die Diagnose der Hörstörungen erheblich verbessert. Ein wichtiges Forschungsvorhaben der Klinik ist die Entwicklung der objektiven Audiometrie mit der Messung der spezifischen nervalen und cerebralen Reaktionen auf Hörreize, der akustisch evozierten Potentiale. Im elektronisch-akustischen Laboratorium arbeiten Ärzte, Ingenieur und Physiker mit Hilfe von Computern gemeinsam an der Aufgabe, Sitz und Ursache der Hörstörung im Bereich der gesamten Hörbahn zu erkennen. Die Methode der objektiven Audiometrie eröffnet auch neue Möglichkeiten der Früherfassung und der Hörgeräteversorgung frühkindlicher und kindlicher Hörstörungen.

Eine ähnliche Förderung erfährt die Erforschung der Funktion und der pathologischen Zustände des Ohrgleichgewichtsorganes durch Verfeinerung der Vestibularisprüfungen. Die Neurootologie hat gerade kürzlich neue Impulse durch Erkenntnisse bei Weltraumexperimenten bekommen. Sie bedürfen weiterer Klärung, weil wohl manche bisherigen Vorstellungen über den Funktionsablauf im Gleichgewichtssystem revidiert werden müssen. Die Vestibularisdiagnostik wird zur Zeit an der Klinik mit Hilfe einer Rechneranlage auf eine neue Basis gestellt. Damit soll eine erheblich bessere Auswertung der Informationen, die durch die verschiedenen Reizmöglichkeiten des Gleichgewichtsorganes anfallen, möglich werden, um bei Patientenuntersuchungen und bei der Erforschung insbesondere zentralvestibulärer Störungen zu neuen Erkenntnissen zu kommen.

Wissenschaftliche Programme laufen im histochemischen Laboratorium mit Untersuchungen des Hörorganes bei Stoffwechselstörungen und toxischen Schäden. Es sollen dadurch Innenohrveränderungen nachgewiesen werden, die zu Schwerhörigkeiten führen.

Onkologie

Die Therapie der Malignome im Kopf-Halsbereich ist ein Schwerpunkt der Krankenversorgung in der Hals-Nasen-Ohrenklinik. Neben dem Kehlkopfkrebs wird in den letzten Jahren eine erhebliche Zunahme der Carcinome in Mundhöhle und Rachen beobachtet. In gemeinsamen Studienprojekten mit der Univ. Mund-, Zahn- und Kieferklinik Heidelberg wurde ein neues Therapiekonzept entwickelt, das aus drei Schritten besteht. Die als „Heidelberger Schema" unterdessen verbreitete primäre antineoplastische Chemotherapie wird den bisher bewährten operativen Eingriffen und der nachfolgenden Strahlentherapie vorangestellt. Ziel der bei bestimmten Indikationen erfolgversprechenden Chemotherapie ist eine Voll- oder Teilremission des Tumors zur Verbesserung der folgenden operativen Möglichkeiten und der Funktionserhaltung. Die operative Tumorentfernung steht im Fachgebiet nach wie vor an erster Stelle, wobei dank der Vorbehandlung und der modernen Anästhesieverfahren heute wesentlich umfassender und dabei risikoloser an Mundhöhle, Rachen, Kehlkopf und den großen Speicheldrüsen operiert werden kann. Besonderer Wert wird auf die Nachsorge der Tumorpatienten und auf die Stimmrehabilitation kehlkopfoperierter Kranker gelegt.

Untersuchungen, gemeinsam mit dem Pathologischen Institut der Universität, zur Bestimmung der Zellteilungsrate sollen weiteren Aufschluß über Wachstum und Prognose der Malignome geben. Im speichelchemischen Laboratorium wird den Auswirkungen des akuten und chronischen Zigarettenrauchens auf die Speicheldrüsenfunktion nachgegangen. Die Hemmung der Speichelsekretion hat nachweisbare Veränderungen der Mundschleimhaut zur Folge, was zusätzlich zu der direkten Einwirkung der cancerogenen Substanzen im Zigarettenrauch eine Rolle bei der Entstehung der Mundhöhlen- und Rachencarcinome spielen dürfte. Die Untersuchung von Sekretionsstörungen bei toxischen, entzündlichen und tumorösen Erkrankungen hat zu wichtigen differentialdiagnostischen Erkenntnissen geführt.

Plastische Chirurgie und Unfallchirurgie

Im Rahmen der Tumorchirurgie und mit dem Ziel, die dabei operativ gesetzten notwendigen Defekte primär zu decken und die Funktion der Organe möglichst zu erhalten oder wiederherzustellen, hat die rekonstruktive plastische Chirurgie ein zunehmendes Gewicht erlangt. Dazu kommt die in den letzten Jahren weiterentwickelte fachgebundene korrektive plastische Chirurgie im Bereich des Gesichtes, der Nase und der Ohrmuscheln. Die Unfallverletzungen und die Beseitigung der Folgezustände nach Schädelbasisbrüchen des Ohres und der Nasennebenhöhlen sowie die Beseitigung von Kehlkopf- und Luftröhrenstenosen sind weitere Schwerpunkte in der Klinikarbeit. Durch die Intensivmedizin werden heute eine Reihe von Patienten mit schweren Unfällen gerettet. Die gelegentlich nicht zu vermeidenden Folgezustände an Kehlkopf und Luftröhre müssen nicht selten in Zusammenarbeit mit der Thoraxchirurgischen Klinik in Rohrbach in sehr umfangreichen plastischen Operationen behoben werden.

Die Erfahrungen hierüber fanden in Monographien und zahlreichen Publikationen ihren Niederschlag.

Allergologie

1965 wurde die elektronische Nasenwiderstandsmessung in der Klinik eingeführt. Zunächst nur zur Funktionskontrolle vor und nach Nasenoperationen gedacht, wurde sie für eine Arbeitsgruppe allergologisch tätiger Hals-Nasen-Ohrenärzte Ausgangspunkt einer Vielzahl wissenschaftlicher Arbeiten mit allergologischem, immunologischem und atemphysiologischem Inhalt.

Lehre und Weiterbildung

Pro Semester werden 250−300 Studenten im Kursus der allgemeinen klinischen Untersuchungen und im Praktikum der Hals-Nasen-Ohrenheilkunde ausgebildet. Die Assistenten können an der Klinik neben der Weiterbildung zum Hals-Nasen-Ohrenarzt die Zusatzbezeichnungen „Plastische Operationen", „Allergologie" sowie „Stimm- und Sprachheilkunde" erwerben. Es werden regelmäßig Fortbildungsveranstaltungen ausgerichtet, an denen Hals-Nasen-Ohrenärzte und Allgemeinärzte aus Heidelberg und aus der näheren und weiteren Umgebung teilnehmen.

Stimm- und Sprachheilkunde

GÜNTER WIRTH

Die Abteilung für Stimm- und Sprachheilkunde sowie Pädoaudiologie hat außer der Patientenbetreuung die Aufgabe, Logopädieschüler auszubilden. Das wissenschaftliche Interesse gilt der Entwicklung von Untersuchungsmethoden (Tests) zur Erkennung auditiver Teilleistungsstörungen als Ursache der verzögerten Sprachentwicklung bei Kindern und der Entwicklung von Methoden zur gezielten Behandlung bei zentralen kindlichen Sprachstörungen.

Augenklinik

Wolfgang Jaeger

Historischer Rückblick

Bis zur Mitte des 19. Jahrhunderts war die Augenheilkunde ein Teilgebiet der Chirurgie. In Heidelberg war Maximilian Joseph Chelius der letzte, der bis zum Jahr 1864 die gemeinsame Professur beider Fächer innehatte. Sein „Handbuch der Augenheilkunde zum Gebrauch bei seinen Vorlesungen" nennt ihn – neben zahlreichen anderen Titeln und Ehrenmitgliedschaften – „ordentlichen öffentlichen Professor der Chirurgie und Augenheilkunde, Direktor der Chirurgischen und Augenkranken-Klinik zu Heidelberg".

Daß sich die Augenheilkunde nach der Mitte des 19. Jahrhunderts – früher als die meisten anderen Spezialfächer – von der Chirurgie gelöst hat, war zwei wichtigen Umständen zu verdanken:

1. Die Erfindung des Augenspiegels durch Hermann v. Helmholtz im Jahre 1850 brachte eine rasch wachsende Fülle neuer Erkenntnisse. Die mit dem Augenspiegel neu entdeckten Krankheitsbilder gehörten zum größten Teil gar nicht mehr in das Chirurgische Fachgebiet, sondern knüpften enge Beziehungen zur Inneren Medizin und Neurologie.

2. Gerade um die Mitte des 19. Jahrhunderts hatten sich in den wichtigsten europäischen Ländern geniale Persönlichkeiten der Augenheilkunde zugewandt: In England W. Bowman, in Holland C. Donders, in Österreich F. v. Arlt, in der Schweiz Friedrich Horner und in Deutschland Albrecht v. Graefe.

Alle diese Ereignisse stehen in enger Beziehung zu Heidelberg: Helmholtz hat zwar den Augenspiegel noch in seiner Königsberger Zeit entdeckt, kam jedoch anschließend als Professor für Physiologie nach Heidelberg. Unter seinen Heidelberger Schülern befand sich auch Hermann Knapp, der 1865 der erste Professor für Augenheilkunde in Heidelberg wurde.

Ein anderes Ereignis kam der Entwicklung der Augenheilkunde in Heidelberg ebenfalls zugute: Im Jahre 1857 traf sich auf Anregung Albrecht v. Graefes in Heidelberg erstmalig ein durch seine wissenschaftliche Arbeit verbundener Freundeskreis (Bowman, Donders, Arlt, Horner und Graefe). Graefe hatte Heidelberg als Treffpunkt vorgeschlagen, da er hier auf der Reise von Berlin in die Schweiz regelmäßig Station machte und Heidelberg für die Freunde aus London, Utrecht, Wien und Zürich etwa in der Mitte lag. Die Versammlungen nahmen allmählich festere Formen an, insbesondere nachdem Helmholtz nach Heidelberg übergesiedelt war. Man gab sich Statuten und konstituierte sich

1863 zur „Ophthalmologischen Gesellschaft Heidelberg". Während es früher schon eine Reihe allgemeinmedizinischer Gesellschaften gegeben hatte, war die „Ophthalmologische Gesellschaft Heidelberg" die erste wissenschaftliche Fachgesellschaft der Welt – zunächst übrigens noch mit ausgesprochen internationalem Charakter. Erst nach dem Ersten Weltkrieg wurde sie in „Deutsche Ophthalmologische Gesellschaft" umbenannt.

Knapp war nicht nur der erste Professor für Augenheilkunde in Heidelberg, er richtete auch die erste Augenklinik in Räumen eines Privathauses in der Heidelberger Hauptstraße ein. Als sich allerdings der versprochene Neubau einer Augenklinik immer weiter hinausschob, beschloß Knapp, Heidelberg zu verlassen. Er wanderte nach New York aus, wo er eine Augenklinik gründete und die erste Generation der amerikanischen Ophthalmologen ausbildete. So leitet sich die amerikanische Ophthalmologie über Knapp und Helmholtz von Heidelberg her – eine Tatsache, die noch heute von amerikanischen Augenärzten mit Stolz erwähnt wird.

Nachfolger Knapps in Heidelberg wurde Otto Becker. 1878 konnte er den von ihm geplanten Neubau der Heidelberger Augenklinik im Gelände des damaligen alten Botanischen Gartens einweihen. Dieser Bau aus rotem Sandstein in der Bergheimer Straße stellt auch heute noch den Kern der Augenklinik dar. Der Ruf Otto Beckers ging weit über Deutschlands Grenzen hinaus. Ärzte aus aller Welt kamen an die Heidelberger Klinik. Auch ein junger Arzt aus Manila: José Rizal, der heute auf den Philippinen als Nationalheld verehrt wird. Einer seiner Romane sowie zahlreiche Gedichte (darunter die bekannten Strophen: „An die Blumen von Heidelberg") sind während seines Aufenthaltes an der Augenklinik entstanden. Höhepunkt von Otto Beckers Wirken war 1888 der Internationale Ophthalmologen-Kongreß in Heidelberg, der die bedeutendsten Augenärzte aus der ganzen Welt in Heidelberg zusammenführte.

Im Jahre 1890 wurde Theodor Leber, ein Schüler Graefes, Direktor der Heidelberger Augenklinik. Ihm ist die Aufklärung des Blutkreislaufs und des Flüssigkeitswechsels im Auge zu verdanken. Er hat als erster eine zusammenfassende Darstellung über die Krankheiten der Netzhaut gegeben. Zahlreiche experimentelle Arbeiten wurden in dem Laboratorium, welches er an der Ostseite der Klinik hatte anbauen lassen, durchgeführt.

Nach der Emeritierung Theodor Lebers wurde August Wagenmann 1910 sein Nachfolger. Seit dieser Zeit ist der Heidelberger ophthalmologische Lehrstuhl ständig mit dem Posten des Schriftführers der Deutschen Ophthalmologischen Gesellschaft verbunden. Wagenmann ist namentlich durch seine Arbeiten über Verletzungen des Auges bekannt geworden.

Wagenmanns Nachfolger wurde Ernst Engelking, der von 1935 bis 1958 durch schwierige Kriegs- und Nachkriegsjahre die Geschicke der Heidelberger Augenklinik gelenkt hat. Der Name Engelking ist in der Wissenschaft in erster Linie mit der Erforschung der menschlichen Farbensinnstörungen verbunden. Er fühlte sich ebenso als Schüler seines ophthalmologischen Lehrers Theodor Axenfeld wie als Schüler des Physiologen Johannes v. Kries, mit dem er die Vorliebe für Kants Erkenntnistheorie und für Fragen der Logik gemeinsam hatte. Später, in der Zeit nach dem 2. Weltkrieg, als viele Studenten nach einer neuen geistigen Orientierung suchten, traf er sich mit interessierten Studenten zu Kolloquien über philosophische und naturwissenschaftliche Fragen. Für ihn war Bildung eine „Kategorie des Seins, nicht nur des bloßen Wissens und Erlebens" – wie Max Scheler, mit dem er aus seiner Kölner Zeit befreundet war, dies formuliert hat.

Nachfolger Ernst Engelkings wurde 1958 Wolfgang Jaeger. Die traditionell in Heidelberg gepflegten Forschungsbereiche (Sinnesphysiologie und Farbensinn) konnten durch seine Initiative erfolgreich fortgeführt werden. Zahlreiche neue Aufgaben in Forschung und Krankenversorgung kamen in den letzten 2½ Jahrzehnten hinzu. Auf den verschiedensten Gebieten konnten neue Wege gewiesen werden, die sich gemeinsam mit zahlreichen wissenschaftlich interessierten Mitarbeitern weiter ausbauen ließen. Die dringend notwendigen Modernisierungen des Operations-Traktes und der Poliklinik konnten durchgeführt werden, ebenso wie die Einrichtung klinisch-experimenteller Laboratorien.

Forschungsschwerpunkte

1. Ophthalmologische Sinnesphysiologie. In früheren Jahren war man der Überzeugung gewesen, daß bei Verlust des beidäugigen Sehens die Angewöhnung an das monokulare Sehen mindestens ein bis zwei Jahre dauert. Deshalb wurden auch entsprechend lange Karenzzeiten bis zur Wiedererteilung eines Führerscheins gefordert. Die Untersuchungen an der Heidelberger Augenklinik über das monokulare Tiefensehen haben demgegenüber ergeben, daß die Angewöhnung nur wenige Wochen dauert und durch irgendwelche Übungsbehandlungen nicht beschleunigt werden kann. Dementsprechend wurde die Karenzzeit für Führerscheinerteilung auf 3 Monate verkürzt.

Eine für die Verkehrsophthalmologie außerordentlich aufschlußreiche Untersuchungsmethode wurde ebenfalls an der Heidelberger Augenklinik entwickelt: Die Prüfung der Sehschärfe für bewegte Objekte. Dafür wurde ein spezielles Prüfgerät entwickelt. Die damit durchgeführten Untersuchungen haben wichtige Informationen sowohl für den motorisierten Verkehr, wie für den Flugverkehr ergeben.

Allen anderen sinnesphysiologischen Themen voran hat jedoch der Farbensinn intensive wissenschaftliche Bearbeitung gefunden. Für die Analyse der sog. „inkompletten Achromatopsien" war schon 1953 ein Konzept entwickelt worden, wonach zum Stäbchensehen jeweils noch Reste des einen oder anderen Zapfenmechanismus hinzutreten. Dieses Programm konnte knapp 30 Jahre später ausgebaut werden. Es zeigte sich, daß die erarbeitete These richtig war und darüber hinaus diese inkompletten Achromatopsien – zumindest im Großfeldsehen – häufiger waren als die kompletten.

Etwas Ähnliches gelang bei den beiden Formen der Rot-Grün-Blindheit. Schon aus früheren Berichten rot-grün-blinder Beobachter wußte man, daß im Großfeldsehen durchaus noch ein Unterscheidungsvermögen zwischen Rot und Grün vorhanden sein konnte. Ausgehend von solchen Berichten ließ sich in Kreiselversuchen nachweisen, daß ein Teil der Rot-Grün-Blinden im Großfeldsehen nur noch eine Rot-Grün-Schwäche zeigte. Dieses Ergebnis wurde in jüngster Zeit bestätigt und genauer analysiert mit Hilfe von großflächigen spektralen Gleichungen an einem Projektions-Anomaloskop.

Die entscheidenden Schritte in wissenschaftliches Neuland wurden jedoch auf dem Gebiet der erworbenen Farbensinnstörungen erreicht. So wurde z. B. bei der dominant vererbten infantilen Opticusatrophie eine erworbene Blausinnstörung aufgefunden, welche seitdem als pathognomonisch für diesen häufigsten Typus einer hereditären Opticusatrophie gilt. Da sich die meisten bisher geübten Untersuchungsmethoden auf den Rot-Grün-Sinn bezogen, bei den erworbenen Farbensinnstörungen jedoch die Störungen des Blausinns im Vordergrund stehen, war die Entwicklung eines Untersuchungsgerätes mit spektralen Farben (Tritanomaloskop, als Weiterentwicklung des Gerätes von W. Trendelenburg) erforderlich.

Eine erworbene Farbensinnstörung ist auch das allererste Symptom einer Schädigung von Netzhaut und Sehnerven bei Ethambutol-Behandlung, einem Medikament, welches aus der Behandlung der Tuberkulose nicht mehr wegzudenken ist. Ein dafür ausgearbeiteter und standardisierter Test wurde in der Heidelberger Klinik entwickelt. Er hat sich in den letzten 2 Jahren bei der Behandlung Tuberkulosekranker als sehr nützlich erwiesen.

2. Ophthalmogenetik. Die angeborenen Farbensinnstörungen sind neben dem Studium sinnesphysiologischer Fragestellungen ein höchst dankbares Feld für genetische Studien. An den Überträgerinnen für zwei verschiedene Typen der Rot-Grünsinn-Störung konnten die Vorgänge beim „Crossing over" der menschlichen Chromosomen studiert werden. Erste Versuche einer Genlokalisation waren an farbenblinden Patienten der „Kalmbacher Blutersippe" unternommen worden. Gerade diese Thematik ist in jüngster Zeit durch die Methoden der molekularen Genetik außerordentlich aktuell geworden.

Anläßlich des 1. Internationalen Kongresses für Humangenetik 1956 in Kopenhagen haben Hans Nachtsheim, Friedrich Vogel und Wolfgang Jaeger in einer Vortragspause an einem Marmortisch der Cafeteria einen Plan entwickelt, die bis dahin noch weitgehend unklare Vererbung des Retinoblastoms abzuklären. Es sollte die Deszendenz derjenigen Patienten, die in früheren Jahrzehnten in Augenkliniken operiert werden mußten, untersucht werden. Die einzigen Augenkliniken mit unzerstörtem Krankenblatt-Archiv waren damals Heidelberg, Tübingen und Erlangen. Die Untersuchungen begannen in Heidelberg und führten zu den von Friedrich Vogel aufgestellten Vererbungsregeln für das Retinoblastom, die inzwischen weltweite Anerkennung gefunden haben.

Als dann Friedrich Vogel in Heidelberg die Leitung des neu gegründeten Institutes für Humangenetik und Anthropologie übernahm, zog er mit einem Teil seines Institutes vorübergehend in eigens dafür ausgebaute Kellerräume der Augenklinik ein, – einem Beispiel der Zusammenarbeit folgend, welche von A. Francheschetti und D. Klein an der Genfer Augenklinik mit großem Erfolg schon praktiziert worden war.

Außerdem erfuhren die Augensymptome der hereditären Stoffwechselstörungen des Kindesalters gemeinsam mit der Heidelberger Kinderklinik intensive Bearbeitung. Für die beiden in den letzten 20 Jahren neu entdeckten Stoffwechselstörungen: Tyrosinämie bei Richner-Hanhart-Syndrom und Ornithinämie bei Atrophia gyrata, wurde gemeinsam von Kinderklinik und Augenklinik ein kombiniertes medikamentöses und diätetisches Behandlungsschema aufgebaut.

3. Langfristige Therapiestudien. Im Anschluß an Untersuchungen über die Adsorption und Haftfestigkeit von Medikamenten im Auge befassen sich langfristige Therapiestudien mit der Frage, ob die Cataracta diabetica und die Retinopathia diabetica in ihrem Verlauf günstig zu beeinflussen sind. Dazu war die Einführung einer speziellen Photodokumentation mit der Scheimpflug-Kamera erforderlich. Gleichzeitig wurden die Möglichkeiten einer Biometrie des vorderen Augenabschnittes mit der Scheimpflug-Kamera, im Vergleich zu einer anderen früher in der Heidelberger Klinik entwickelten Methode, untersucht.

Krankenversorgung

In der Krankenversorgung erfüllt die Heidelberger Augenklinik alle Aufgaben der modernen operativen und konservativen Therapie im ambulanten und stationären Bereich.

1. Operative Therapie. Netzhautablösung: Unmittelbar nach Einführung der Photokoagulation in die Augenheilkunde hat die Heidelberger Augenklinik diese übernommen. Auch die später vervollkommneten Geräte mit Laserstrahlen konnten in großem Umfang bei den hierzu geeigneten Eingriffen angewendet werden.

In den 60er Jahren hat Heidelberg als eine der ersten Kliniken der Bundesrepublik die modernen Methoden der operativen Behandlung der Netzhautablösung mit einbuckelnden Methoden übernommen. Paul Cibis, ein früherer Oberarzt Engelkings, war 1949 nach den USA ausgewandert und dort zu einem Pionier der Netzhaut-Chirurgie geworden. Ein Mitarbeiter der Heidelberger Klinik konnte nach zweijähriger Spezialausbildung bei Cibis dessen Methoden nach Heidelberg übertragen, eine Tradition, die seitdem fortgesetzt und insbesondere in Richtung der schon von Cibis inaugurierten Glaskörper-Chirurgie ständig weiter ausgebaut wurde.

Vorderer Augenabschnitt: In der operativen Behandlung des vorderen Augenabschnittes ist die Heidelberger Klinik, wie alle anderen Kliniken, in den 60er Jahren zu mikrochirurgischen Operationsmethoden übergegangen. Auf dem Gebiet der Linsenimplantation war Heidelberg zunächst eher zurückhaltend. Die schlechten und für das Sehvermögen der Patienten meist deletären Erfahrungen mit den ersten beiden Generationen der intraocularen Linsen der 50er und 60er Jahre waren noch zu frisch in Erinnerung. Auch die Erfahrungen mit der dritten Generation, den sog. „Iris-Clip-Linsen", haben − wie jetzt die Spätergebnisse zeigen − nicht das gehalten, was man sich ursprünglich davon versprochen hatte. Erst die Implantation der Hinterkammerlinsen scheint im Vergleich zu den früheren Linsentypen ein wesentlich geringeres Risiko darzustellen. Sie wird deshalb in ständig zunehmender Zahl an der Heidelberger Klinik durchgeführt, allerdings unter sorgfältiger Abwägung individuell vorliegender Kontraindikationen.

2. Konservative Therapie. Auch auf dem Gebiet der konservativen Therapie wurden neue Wege beschritten. Heidelberg war die erste Augenklinik, die Gefäßverschlüsse am Augenhintergrund fibrinolytisch behandelte. Dafür wurde die internistische Überwachung dieser Patienten in die Augenklinik verlegt, was auch der internistischen Betreuung der übrigen Patienten wesentlich zugute kam.

Die Erfahrungen, die dann mit der Fibrinolyse gemacht wurden, ließen allerdings die Liste der Kontraindikationen immer umfangreicher werden. Deshalb bedeutet es eine konsequente Fortführung dieser Arbeitsrichtung, daß nun durch die Einrichtung eines rheologischen Laboratoriums in der Augenklinik die Untersuchung der Fließeigenschaften des Blutes wichtige differentialdiagnostische Möglichkeiten für die Klassifikation der Gefäßverschlüsse am Augenhintergrund liefert. Darauf aufbauend lassen sich diese Gefäßverschlüsse nun auch therapeutisch sehr viel gezielter angehen.

Auch andere therapeutische Fragestellungen sind in den letzten 30 Jahren immer wieder bearbeitet worden, um daraus neue therapeutische Konzepte zu entwickeln. Experimentelle Untersuchungen über die Behandlung von Hornhautschäden durch tierische und chemische Gifte konnten die Pathogenese der Schädigung über das Fermentsystem der Hornhaut zeigen und Wege aufweisen, mit welchen therapeutischen Maßnahmen diese schädlichen Einflüsse blockiert werden können. Dadurch ergaben sich auch Verbindungen zur Gewerbe-Hygiene, mit dem gemeinsamen Ziel, Hornhautschäden in Industrie und Gewerbe zu verhüten.

Die Behandlung des „Trockenen Auges" hat in den letzten Jahren zunehmend an Bedeutung gewonnen. Die Heidelberger Augenklinik hat schon vor 11 Jahren als erste den Vorschlag von G.B. Bietti übernommen, Substanzen aus der Gruppe der Tachykinine zur lokalen Anwendung in die Therapie einzuführen. Diese Substanzen wurden ursprünglich aus Tintenfisch des Mittelmeeres gewonnen, werden inzwischen jedoch von der pharmazeutischen Industrie hergestellt. Bei den Symptomen des Trockenen Auges im Rahmen des „Sjögren-Syndroms" hat sich diese Therapie hervorragend bewährt.

Die Behandlung der Entzündungen der Gefäßhaut des Auges (Uveitis) hatte an der Heidelberger Augenklinik schon Anfang der 50er Jahre durch die Arbeiten von E. Schreck und Horst Müller neue Impulse erhalten. Die Technik der Pathogenese der Sympathischen Ophthalmie und der linseninduzierten Uveitiden wurde von E. Kraus-Mackiw in experimentellen und klinischen Untersuchungen fortgeführt. Zusätzlich zu der schon länger geübten Cortisonbehandlung werden nunmehr die Uveitiden des Kindesalters und des Jugendalters gemeinsam mit einer Spezialabteilung der Heidelberger Univ.-Kinderklinik auch mit Zytostatica behandelt. Durch den in den letzten Jahren möglichen Einsatz neuer Untersuchungsmethoden, z.B. Anwendung monoclonaler Antikörper, sind auch für die Therapie neue Ergebnisse zu erwarten.

3. Begründung der Sozialophthalmologie. Mit der Einrichtung des Lehrstuhls für Augenheilkunde im 19. Jahrhundert war der Heidelberger Augenklinik vom Großherzog von Baden die Betreuung der nahegelegenen Blindenschule Ilvesheim übertragen worden. Diese Aufgabe wird ohne Unterbrechung bis zum heutigen Tage wahrgenommen. Die Untersuchungsergebnisse werden in den sog. „Blinden-Journalen" niedergelegt. Zu der regelmäßigen augenärztlichen Überwachung der Schüler ist nun in den letzten zwei Jahrzehnten noch die schon im Vorschulalter geleistete Früherfassung und Frühbetreuung sehbehinderter und blinder Kinder hinzugekommen.

Außerdem hat es sich als notwendig erwiesen, neben den Blindenschulen auch Sehbehindertenschulen einzurichten, wobei eine dieser Sehbehindertenschulen mit einem Internat ausgestattet sein mußte, um diejenigen Schüler aufzunehmen, deren Wohnort zu weit von den in den größeren Städten eingerichteten Sehbehindertenschulen entfernt liegt. Die dazu notwendige statistische Feldstudie über die Häufigkeit der Sehbehinderung bei Kindern in Baden-Württemberg wurde ebenfalls von der Heidelberger Augenklinik geleistet. Die darauf basierende Planung hat gezeigt, daß diese Bedarfsberechnung genau den Bedürfnissen entsprach.

Hinzu kam, daß durch die Fortschritte der Optik und Elektronik eine ganz neue Ära der Unterrichtung sehbehinderter und blinder Kinder begann. Ohne augenärztliche Erfahrungen war die Erprobung und Einführung dieser neuen technischen Hilfsmittel in den Unterricht aber nicht zu leisten. Diese optischen und elektronischen vergrößernden Sehhilfen boten aber nicht nur für den Unterricht in der Schule, sondern auch für die Berufsfindung und Berufsausbildung der Blinden und Sehbehinderten ganz neue Möglichkeiten. Die Heidelberger Augenklinik war dadurch in einer besonders günstigen Situation, daß das Heidelberger Berufsförderungswerk diese Aufgabe ebenfalls in Angriff genommen hatte. Dadurch konnten gemeinsam Konzepte für die Rehabilitation hochgradig Sehbehinderter und Blinder erarbeitet werden.

Diese neu auf die Heidelberger Augenklinik zugekommenen Aufgabengebiete führten zu der Einrichtung der Sektion „Sozialophthalmologie" (Leitung: A. Blankenagel). Auf diese Weise wird durch enge Zusammenarbeit mit den Blinden- und Sehbehindertenschulen, den Rehabilitationseinrichtungen sowie den Firmen der optischen und elektronischen Industrie eine bessere Versorgung blinder und hochgradig sehbehinderter Patienten möglich gemacht.

Die optischen und elektronischen vergrößernden Sehhilfen, die sich infolge der raschen technischen Entwicklung stets weiter verbessern, bieten aber auch für ältere Patienten, deren Sehvermögen mit operativen und konservativen Methoden nicht wiederhergestellt werden kann, ungeahnte Möglichkeiten der Wiedererlangung der Lesefähigkeit und der optischen Orientierung. Aus diesem Grunde hat sich die Sektion „Sozialophthalmologie" in den letzten Jahren zunehmend zu dem entwickelt, was in den anglikanischen Ländern ein „Low Vision Department" genannt wird. Heidelberg verfügt über den größten Gerätepark optischer und elektronischer vergrößernder Sehhilfen in der Bundesrepublik (möglicherweise sogar in Europa).

4. *Einführung der Genetischen Beratung.* Historische Studien über den Wandel in den Ursachen der Erblindung im Kindesalter im Laufe der letzten 100 Jahre, welche mit Hilfe der Heidelberger Blinden-Journale möglich waren, haben ergeben, daß z. B. Erblindungen durch Hornhauterkrankungen von 30% auf 0% abgesunken waren, daß aber umgekehrt der prozentuale Anteil genetisch-bedingter Erkrankungen von etwa 20% auf 75% angestiegen war. Da es sich dabei in der Regel um Krankheitsbilder handelt, die einer Behandlung noch nicht zugänglich sind, bot sich als einzige Chance zur Verhütung dieser Formen der

Blindheit die genetische Beratung an. Heidelberg hat deshalb als erste Augenklinik gemeinsam mit dem Humangenetischen Institut eine genetische Beratungsstelle aufgebaut, mit dem Ziel, beim Auftreten einer zur Erblindung oder hochgradigen Sehbehinderung führenden Erbkrankheit die Eltern über das Wiederholungsrisiko aufzuklären und außerdem Jugendliche und deren Eltern bei der Schulentlassung aus Blinden- und Sehbehindertenschulen über das Risiko für die eigenen Nachkommen zu orientieren.

Entwicklung neuer Untersuchungsmethoden

1. Erkrankungen des Augenhintergrundes. Da es sich bei der überwiegenden Mehrzahl derjenigen Erbkrankheiten, die zur Erblindung führen, um degenerative Erkrankungen des Augenhintergrundes handelt, war eine unabdingbare Voraussetzung der Aufbau eines elektrophysiologischen Laboratoriums, welches seit 1960 zunehmend weiter ausgebaut wird.

Neue Möglichkeiten der Untersuchung des Augenhintergrundes ergaben sich dadurch, daß frühere orientierende Versuche über die Betrachtung des Augenhintergrundes im spektralen Licht nunmehr zur klinischen Anwendung gebracht werden konnten. Mit den modernen Interferenzfiltern ist eine Chromatoophthalmoskopie und Chromatophotographie möglich, die z. B. für die Unterscheidung der verschiedenen Formen hereditärer Netzhautdegenerationen wichtige Hinweise gibt. Diese Untersuchungsmethode wurde anschließend in den Infrarotbereich erweitert, wodurch Aussagen über das Verhalten der tiefen Schichten des Augenhintergrundes möglich sind, aus denen wiederum für die Prognose wichtige Schlüsse zu ziehen sind.

2. Vorderer Augenabschnitt. Für den vorderen Augenabschnitt haben sich die an der Heidelberger Augenklinik neu entwickelten Untersuchungsmethoden in erster Linie auf den Flüssigkeitsfilm konzentriert, welcher die Hornhaut und die Bindehaut bedeckt (präcornealer Film). Schon Helmholtz hat in seiner „Physiologischen Optik" eine Versuchsanordnung zur Selbstbeobachtung dieses präcornealen Films angegeben. Über eine erstmals in der Klinik geübte Anwendung dieser Methode konnte schon 1960 berichtet werden. Es sind damit wichtige Rückschlüsse auf die Zusammensetzung des normalen und gestörten präcornealen Films möglich. Auch der präcorneale Film auf Contactlinsen läßt sich damit beobachten.

Die Untersuchungen über den präcornealen Film werden zur Zeit auf eine noch breitere Basis gestellt. Mit Hilfe der neu an die Klinik übernommenen „Impressions-Zytologie" der Bindehaut läßt sich aus den verschiedenen Arealen der Bindehaut schonend Material zur zytologischen Untersuchung gewinnen. Die physikochemische Untersuchung der oberflächlichen Lipidschicht des präcornealen Films wird gemeinsam mit dem Max-Planck-Institut für Physikalische Chemie in Göttingen durchgeführt und hat neue Daten über erstaunliche Stabilität und zudem Verformbarkeit dieser Schicht ergeben.

1975 wurde in der Heidelberger Augenklinik durch die Klinikumsverordnung des Kultusministeriums Baden-Württemberg die Abteilungsgliederung eingeführt. Die „Abteilungsgruppe" Augenklinik besteht seitdem aus der Abteilung für Allgemeine Augenheilkunde und Poliklinik (W. Jaeger) und den beiden Spezialabteilungen für Orthoptik, Pleoptik und Motilitätsstörungen (E. Kraus-Mackiw) und für Klinische Experimentelle Augenheilkunde (E. Alexandridis). Die Abteilung für Orthoptik, Pleoptik und Motilitätsstörungen hat die seit 1962 schon bestehende Ausbildungsstätte für Orthoptistinnen übernommen, welche unter der Verantwortung der Deutschen Ophthalmologischen Gesellschaft geführt wird.

Die Augenklinik wird in Kürze in das Kopfklinikum im Neuenheimer Feld umziehen. Dort werden Voraussetzungen gegeben sein, die insbesondere für die Unterbringung der Patienten diejenigen Verbesserungen und Modernisierungen bringen, die bisher im Altklinikum nicht möglich waren.

Die *Abteilung für Orthoptik, Pleoptik und Motilitätsstörungen* (E. Kraus-Mackiw) hat die Diagnose und Behandlung sog. angeborener und später auftretender Fehlstellungen der Augen mit den daraus resultierenden Beeinträchtigungen des binokularen Sehens zur Aufgabe. Besonderes Augenmerk gilt der Analyse von Ursache und Folge motorischen Fehlverhaltens nach 1. primär motorischen Ursachen, 2. primär sensorischen Ursachen, die sekundär motorische Fehlleistungen bewirken und 3. primär motorischen Ursachen, die aufgrund notwendig werdender sensorischer Hemmungsvorgänge reaktiv noch zusätzliche motorische Fehlleistungen hervorrufen.

Die Abteilung hat die Ausbildungsstätte für Orthoptistinnen übernommen, welche 1962 im Auftrag der Deutschen Ophthalmologischen Gesellschaft begründet wurde und auch weiterhin unter der Verantwortung der Deutschen Ophthalmologischen Gesellschaft geführt wird.

Die *Abteilung für Klinische Experimentelle Ophthalmologie* (E. Alexandridis) wurde eingerichtet, um der Bearbeitung von Problemen der retinalen Sinnesphysiologie in engem Kontakt mit der Klinik ein besonderes Schwergewicht zu verleihen. Deshalb sind der Abteilung die folgenden Laboratorien eingegliedert, welche die Prüfung der Sinnesfunktion der Netzhaut zur Aufgabe haben:

1. Das Laboratorium für Elektrodiagnostik (Elektroretinographie und Elektrookulographie). Erst mit Hilfe dieser Untersuchungen ist die Früherkennung und Früherfassung der erblich degenerativen Netzhauterkrankungen und ihrer Differentialdiagnose möglich. Auch bei jedem Verdacht auf Netzhautschädigung kann man die Netzhautfunktion mit Hilfe dieser Methode objektivieren.

2. Das Laboratorium für Pupillographie. Die Objektivierung der Netzhautfunktion mit Hilfe der Pupille bildet eines der Forschungsgebiete der Abteilung. Dazu wurde auch ein tragbares, infrarot-reflektometrisches Pupillographiegerät entwickelt, welches als Heidelberg-Pupillograph bekannt ist. Mit Hilfe dieses Gerätes ist auch die objektive pupillographische Perimetrie möglich

geworden. Außerdem werden Pupillenstörungen bei Opticuserkrankungen, bei Erkrankungen der oberen Sehbahn und beim Diabetes analysiert.

Auf experimentellem Gebiet konnte unter Hinzuziehung der technischen Möglichkeiten anderer Institute erstmals bei einem Patienten mit Exenteratio orbitae eine Ektoprothese mit synchronbeweglichem elektronisch gesteuertem künstlichem Oberlid konstruiert werden.

Entsprechend der wissenschaftlichen Aufgaben der Abteilung ist der Leiter dieser Abteilung klinisch auf dem Gebiet der operativen Behandlung der Netzhautablösung tätig. Auch der Rekonstruktion der Lider und der Orbitadefekte wird besondere Aufmerksamkeit gewidmet.

Klinik für Zahn-, Mund- und Kieferheilkunde

KURT KRISTEN

Seit dem 1. Oktober 1895 ist die Zahnheilkunde an der Ruperto-Carola Unterrichtsfach; die Vorlesungen für die Gesamtzahl von 12 Studierenden begannen am 28. Okt. 1895. Die Gründung des Heidelberger Zahnärztlichen Institutes 1895 – knapp nach der Eröffnung der 1. Deutschen universitären Ausbildungsstätte in Berlin 1884 – ist zweifelsfrei dem damaligen Chirurgischen Lehrstuhlinhaber Vincenz Czerny zu danken. In seiner Autobiographie „Aus meinem Leben" ist festgehalten: „Ich trug gerne den praktischen Befürnissen Rechnung und bot zur selbständigen Entwicklung der Zahnheilkunde ... die Hand." Das neugegründete Institut war in wenigen Räumen des Pavillon I der damaligen Chirurgischen Klinik, der heutigen Unversitäts-Hautklinik, untergebracht. Die Leitung hatte K. Jung (1895–1901).

Die „Illustrierte Festchronik" der V. Säcularfeier der Universität Heidelberg enthält auch eine Abbildung des 1855 geschaffenen Akademischen Krankenhauses Heidelberg, das aus der Vereinigung von Augenklinik, Chirurgischer Klinik und Medizinischer Klinik entstanden war und 1886 mit Frauenklinik, Psychiatrie (Irrenklinik) und Pathologie bereits eine stattliche Ausdehnung hatte.

In seinem „Bericht über die Thätigkeit am Zahnärztlichen Institut der Grossh. Bad. Universität zu Heidelberg während des ersten Jahres seines Bestehens (W.-S. 1895/96 und S.-S. 1896)" schreibt Jung:

„Zur Ausübung der praktischen Arbeiten standen demselben vorerst zur Verfügung: 5 Operationsstühle, ebensoviele Bohrmaschinen, das nöthige Instrumentarium für die Extraction und die complette Einrichtung eines technischen Ateliers, welche Hilfsmittel im Laufe der Zeit aus den eingehenden Mitteln wesentlich vervollkommnet werden konnten. So wurden weitere 2 Operationsstühle und Bohrmaschinen, 1 Lachgas-Sauerstoffapparat, 1 besonderer Extractionsstuhl für die Narkose (nach Busch), Schränke für die Sammlungen, 1 Balancier für Stanzarbeiten und anderes mehr angeschafft, bei passender Gelegenheit auch eine Anzahl zahnärztlicher medizinischer Werke als Grundlage einer Bibliothek erworben, die zur Zeit schon die stattliche Zahl von 116 Bänden aufweist."

Das Patientenmaterial am Institut wird dank der Fürsorge von Geheimrat Czerny als reichlich und gut bezeichnet, die Gesamtzahl der Hilfesuchenden betrug 3500. Wie andere die Heidelberger Verhältnisse sahen, geht aus den „Lebenserinnerungen" von Hermann Euler hervor, dem späteren Altmeister unseres Faches und Begründer der „Breslauer Schule", der sich 1904 als Student der Zahnheilkunde in Heidelberg inscribiert hatte. Er fand das Institut „räumlich mehr als bescheiden". Aber: „es gehörte, wie man zu sagen pflegt, eben doch dazu und wurde auch durchaus als ein Bestandteil der Gesamtkliniken bewertet, wie jeder andere Bestandteil auch". Das schon immer gute Einvernehmen mit den anderen Kliniken wurde von Euler vor allem auf die Persönlichkeit von Gottlieb Port (1867–1918) zurückgeführt, der am 1.04.1901 von München nach Heidelberg berufen worden war, nachdem Jung 1899 einen Ruf nach Hamburg angenommen hatte. Vertretungsweise hatte der damalige erste Assistent, Gunzert, die Institutsgeschäfte besorgt. Port, der von unverwüstlicher Konstitution gewesen sein soll, war unermüdlich bestrebt, den Ruf des Zahnärztlichen Institutes der Ruperto-Carola zu heben. Als er 1907 den Ruf als Direktor des Zahnärztlichen Institutes der Universität Leipzig ausschlug, verlieh ihm der Großherzog den Orden vom Zähringer Löwen; eine weitere Folge war, daß endlich mit dem längst erforderlichen Neubau des Zahnärztlichen Institutes begonnen werden konnte, nachdem schon seit 1907 die Erdgeschoßräume der beiden Häuser Bergheimerstraße 22 und 24 für Hörsaal, Sammlungen und wissenschaftliches Laboratorium hatten genutzt werden können.

Über den Neubau in der Hospitalstraße hat Euler in der „Deutschen Zahnärztlichen Wochenschrift" 1909 ausführlich berichtet. Nicht ganz so optimistisch lautet die spätere Einschätzung des 1. Assistenten des Institutes Hoffmann, der die Kombination eines alten Gebäudes mit dem Neubau, „die durch ihre vielen Verwinkelungen labyrinthähnlich anmutet und jede Übersicht verlieren läßt", wenig glücklich genannt hatte; er meinte, daß der Badische Staat bei energischem Eingreifen doch die Mittel zu einer großzügigeren Anlage nicht verweigert hätte. Noch heute befinden sich Konservierende, Chirurgische und Prothetische Abteilung in dem 1908 errichteten Neubau in der Hospitalstraße.

Port, der 1906 Extraordinarius der Universität geworden war, sah sich während des 1. Weltkrieges vor neue große Aufgaben gestellt. In den Institutsräumen eröffnete er ein Lazarett für Kieferverletzte mit zunächst 20 Betten, eine Zahl, die sich gar bald als zu gering erwies. Durch seinen Einfluß bei den Militärbehörden – Port war fachärztlicher Beirat für Zahn- und Kieferkrankheiten beim Sanitätsamt des XIV. Armeecorps – gelang es jedoch rasch, 2 weitere Lazarette mit zusammen 180 Betten für Kieferverletzte bereitzustellen.

In der Frühe des 31. Oktober 1918 erlag Gottlieb Port völlig unerwartet nach nur kurzem Krankenlager einer Grippe. 17 Jahre hindurch hatte er die Geschicke des Heidelberger Institutes geleitet, mit seinem Tod hatte die damalige Zahnärztliche Welt einen großen Verlust erlitten. Noch heute ist der „Zahnärztliche Index" ein Nachschlagewerk, das für die frühe zahnärztliche Literatur als mustergültig anzusprechen ist. Der Port-Euler, Lehrbuch der Zahnheilkunde, hat Generationen von Studierenden der Zahnheilkunde begleitet. Als Nachfolger von Port wurde am 1. Januar 1919 der damals 35jährige Johann Ahrens berufen, der leider schon 1920 einer tückischen Krankheit erlag.

Unter seinem Nachfolger Georg Blessing (1882–1942) wurde 1927 das Institut in „Zahnärztliche Klinik und Poliklinik" umbenannt, nachdem im Hause Bergheimerstraße 22 durch Verlegung der Hausmeisterwohnung in das Dachgeschoß des Neubaues in der Hospitalstraße Platz für eine kleine, aber dauernde Bettenstation geschaffen worden war; dies war gleichsam die Geburtsstunde der Heidelberger „Kieferklinik". Die Amtszeit von Blessing war geprägt durch den Andrang vieler Studierender nach dem 1. Weltkrieg, so daß infolge Platzmangels Kurse mehrschichtig abgehalten werden mußten.

Nach der Emeritierung von Blessing im Jahre 1933, er war damals erst 51 Jahre alt, ging die Leitung der Klinik vorübergehend auf den Oberarzt Weissenfels über, in dessen Wirkungsperiode Teile der Klinik renoviert, eine keramische Abteilung neu eingerichtet und die Röntgenausrüstung erneuert wurden.

Im Jahre 1935 hatte Karl Friedrich Schmidhuber (geb. 21. 02. 1895 in Stuttgart, gestorben 23. 08. 1967 in Köln) den Ruf auf den Ordentlichen Lehrstuhl für Zahn-, Mund- und Kieferheilkunde angenommen. Er war zunächst Schüler des bekannten Chirurgen Hehnle in Dortmund und hatte sich 1928 in Bonn unter Professor Kantorowicz für Zahnheilkunde habilitiert. Sein besonderes Bemühen galt dem Ausbau der Heidelberger Klinik und speziell der Erweiterung der Bettenstation, so daß aus den ursprünglichen 3 Häusern ein geschlossenes, einheitliches Ganzes geschaffen werden konnte. Dadurch, daß die beiden Häuser in der Bergheimerstraße aufgestockt wurden, entstand auch nach außen hin ein einheitliches Bild. In dieser Zeit wurde auch der Kurssaal für die Prothetische Abteilung in seiner heutigen Form durch einen damals noch einstöckigen Anbau an die Medizinische Poliklinik in der Hospitalstraße errichtet. Durch ministeriellen Erlaß ist im Juni 1935 das Institut in „Universitätsklinik und Poliklinik für Mund-, Zahn- und Kieferkranke" umbenannt worden. Zwischen 1939 und 1945 befand sich in den Räumen des Hauses das Reservelazarett für Kiefer- und Gesichtsverletzte mit einer Außenstation in der Wilckensschule, das Schmidhuber als Oberfeldarzt leitete; einen Ruf nach Straßburg hatte er 1942 abgelehnt.

Von 1945 bis zum Frühjahr 1947 stand die Klinik unter dem Protektorat von Dr. Seifert, Direktor der Universitäts-Hals-Nasen-Ohrenklinik; sie wurde von dem damaligen 1. Assistenten und späteren Extraordinarius für Zahnärztliche Chirurgie, J. A. Köhler geleitet.

Ab 1947 wurde der Hermann-Euler-Schüler Reinhold Ritter (geboren 15. 02. 1903 in Servitus/Schlesien) Direktor der Klinik. Er gab in annähernd 25jährigem Wirken bis zu seiner Emeritierung 1971 dem Hause sein Gepräge. Durch ständige kleinere und größere Umbauten konnte zusätzlicher Raum im Hause gewonnen werden: So ist zunächst der Hörsaal aus dem Altbau in der Bergheimerstraße in eine Überbauung über der Prothetischen Abteilung verlegt worden, so daß für die Kieferorthopädie ein großer klinischer Behandlungssaal entstand. Ein Aufzug wurde im Hause eingebaut und dadurch der Krankentransport zur Bettenstation erleichtert. In den Kellerräumen der Bergheimerstraße konnte ein Phantomkurssaal und ein Kursraum der Kieferorthopädischen Technik eingerichtet werden.

Die Vergrößerung der Lehraufgaben und eine immer weiterreichende Spezialisierung auch im Bereiche der Zahn-, Mund- und Kieferheilkunde, Erkenntnisse, denen sich Ritter nicht verschloß, machten eine Neuorientierung auch in den Führungsaufgaben des Hauses notwendig. Dem Extraordinariat für Zahnärztliche Chirurgie von J. A. Köhler (1956 – 1965), folgte nach dessen Berufung als Klinikdirektor an die Universität Köln der 2. Ordentliche Lehrstuhl des Faches, den der aus Bonn berufene H. F. Overdiek 1965 einnahm. Zwischenzeitlich waren auch die Leitungsfunktionen der Prothetischen Abteilung durch Rolf Schwindling sowie der Abteilung für Kieferorthopädie durch Arnulf Stahl wahrgenommen werden; beide Stellen sind in den 70er Jahren in planmäßige Ordinariate umgewandelt worden.

Die Reform der Universität Ausgang der 60er Jahre brachte dem Hause dann ab 1971 die Abteilungsgliederung mit wechselndem geschäftsführenden Direktorat und schließlich, nach Erlaß der Klinikumsverordnung des Landes Baden Württemberg (1975) die Zentrumsgliederung; diese trägt den Besonderheiten des Faches mit seiner eigenen Studien- und Approbationsordnung Rechnung.

Das Heidelberger Zentrum wird durch die vier Kernfächer (Lehrstühle) der Zahn-, Mund- und Kieferheilkunde, repräsentiert durch je eine Abteilung, gebildet. Im Gebäude Hospitalstraße 1 befinden sich, neben der Leitung des Zentrums, die Abteilungen *Zahnerhaltung* (H. Overdiek), *Zahnersatzkunde* (P. Lenz) sowie die Ambulanz der Abteilung *Zahnärztliche Kieferchirurgie* (K. Kristen); die Krankenstationen dieser Abteilung und die OP-Räume sind seit Oktober 1972 in der ehemaligen Klinik Bergheim, Luisenstraße 1, in enger Nachbarschaft zur Universitäts-Augenklinik untergebracht.

Die Ausbildungsstätte der Vorklinischen Zahnersatzkunde, zur Abteilung 4.1.2. gehörig, befindet sich nicht mehr in den Kellerräumen der Hospitalstraße 1, sondern hat sich im Theoretikum, Gebäude 345, etabliert.

Auch die Abteilung für *Kieferorthopädie* (Gerda Komposch) ist im Sommer 1976 in das Gebäude 345 des Theoretikums umgezogen und nimmt hier zwischenzeitlich eine zukünftige Reservefläche ein. Die Arbeitsbedingungen der Kieferorthopädie wurden hierdurch zwar verbessert, aber die weite räumliche Trennung vom Haupthaus macht sich in der notwendigen Kooperation zwischen den vier Abteilungen sowohl in Krankenversorgung als auch im studentischen Unterricht als sehr belastend bemerkbar.

Die Hoffnung auf die Wiederzusammenführung des Faches „unter ein Dach" richtet sich nunmehr auf die Konzeption der Landesregierung für ein Kopfklinikum; die Grundsteinlegung hat in einer Feierstunde am 30. 5. 79 stattgefunden, die Inbetriebnahme ist für 1987 vorgesehen.

Im inneren Betrieb unseres Zentrums ist wegen der festgelegten Studien- und Approbationsordnung ein geregelter Arbeitsablauf gewährleistet. So liegen die Aktivitäten der vier Abteilungen nach wie vor in der Ausbildung der Studierenden, wobei zu den 28 Studenten pro Semester, welche nach Kapazitätsverordnung dem Hause zugewiesen sind, noch Überlastquoten hinzutreten, so daß z. T. bis zu 32 Staatsexamen-Kandidaten in persönlicher Prüfung zu betreuen sind.

Ein weiterer Schwerpunkt der Arbeit liegt in der Behandlung einer wachsenden Zahl von Patienten, die dem Zentrum oft von weit her überwiesen sind. Die Zahl der poliklinischen Neuzugänge beträgt jährlich rund 17 000, die Zahl der Patienten, welche stationäre Behandlung benötigen, hat im Jahre 1984 1250 erreicht.

Was den wissenschaftlichen Bereich anbelangt, muß es den Mitarbeitern des Zentrums hoch angerechnet werden, daß trotz der umfänglichen Belastung durch Unterrichtsverpflichtung und in der Krankenversorgung, aber auch durch zunehmende Verwaltungsaufgaben, die notwendigen Belange der Forschung nicht vernachlässigt werden; hierfür gibt der Forschungsbericht des Rektorats Zeugnis, in welchem unser Zentrum mit insgesamt 39 Forschungsvorhaben in den vier Abteilungen ausgewiesen ist.

Orthopädische Klinik

HORST COTTA

Die Geschichte der Orthopädischen Universitätsklinik Heidelberg ist mit der Entwicklung der Orthopädie und der orthopädischen Chirurgie in Deutschland eng verknüpft. Wie in Heidelberg waren zu Beginn des 20. Jahrhunderts in vielen anderen deutschen Städten zunächst Krüppelheime und vereinzelt Orthopädisch-chirurgische Universitäts-Polikliniken errichtet worden. Der Krieg – der Vater so mancher Dinge – förderte die Entstehung eigener Orthopädischer Anstalten. Hans von Bayer, der spätere erste Direktor der Orthopädischen Universitätsklinik Heidelberg, forderte bereits zu Beginn des Krieges die Gründung eines „Militärischen Sanatoriums für Amputierte und eine Zentrale für ihre Nachbehandlung". Durch seine Schrittmacherdienste war es möglich, 1918 die Orthopädische Anstalt der Universität Heidelberg als Stiftung ins Leben zu rufen. Als Aufgaben der Anstalt wurden in der ersten Satzung festgelegt:

„Wissenschaftliche Bearbeitung der Bewegungsstörungen. Behandlung und Beratung der Beschädigten und orthopädischen Kranken.
Vervollkommnung der orthopädischen, physikalischen und technischen Behandlungsmethoden.
Statistische und praktische Erhebungen über Vorzüge und Fehler der mechanischen Hilfsmittel (Prothesen, Bandagen).
Ausbildung der Mediziner in der Orthopädie.
Ausbildung von Orthopädiearbeitern und Heilgehilfen.
Erprobung der Verwendungsmöglichkeiten der Beschädigten und ihre Anlernung in der beruflichen Arbeit."

Hans von Bayer wurde 1919 zum ersten Direktor der Orthopädischen Anstalt gewählt und hat in Heidelberg seine für die Entwicklung des ganzen Faches richtungsweisende Konzeption von der funktionellen Betrachtungsweise der Orthopädischen Krankheiten erarbeitet und damit wichtige Voraussetzungen für die moderne Biomechanik geschaffen. 1930 erreichte er die Verlegung des Badischen Landeskrüppelheimes in das auf dem Schlierbacher Klinikgelände neu erbaute Wielandheim und schuf damit die Voraussetzung für eine umfassende pflegerische, soziale und medizinische Rehabilitation.

Hans von Bayer wurde 1933 entlassen. Gleichzeitig mit seiner Entlassung wurde der damalige Oberarzt der Orthopädischen Anstalt, Privat Dozent Dr. Otto Dittmar als kommissarischer Klinikdirektor eingesetzt und nach Ernennung zum planmäßigen a. o. Professor 1934 zum Klinikdirektor bestellt. Dittmar hat die Prinzipien einer umfassenden orthopädischen „Rehabilitation in einer Hand", die sich bei der Versorgung der Versehrten des 1. Weltkrieges besonders bewährt hatte, bewußt und im Benehmen mit den Berufsgenossenschaften auch auf die Arbeitsverletzungen ausgedehnt und schließlich 1935 eine Sonderstation zur Heil- und Berufsfürsorge der gewerblichen Berufsgenossenschaften errichtet. 1943 wurde von ihm die Krankengymnastikschule gegründet. Bei Kriegsende wurde Dittmar aus dem Amt entlassen.

1946 wurde Sigmund Weil, der 1935 in Breslau sein Amt aufgeben mußte, auf das Ordinariat für Orthopädie in Heidelberg berufen und zum Direktor der Orthopädischen Klinik bestellt. Durch die zahlreichen Kriegsversehrten und den Anstieg der Erkrankungsziffern nach dem Kriege war die ursprünglich für 200 Patienten ausgelegte Klinik ständig überbelegt. Sie mußte dringend erweitert werden. Es wurden Liegehallen und Balkone zur Freiluftbehandlung für Patienten mit Knochentuberkulose erbaut und die Werkstätten erweitert. Unter Weil wurde 1951 eine großzügige Kinderstation erbaut und gleichzeitig eine neue krankengymnastische Behandlungsstätte mit Gymnastiksaal und allen Einrichtungen der Hydrotherapie, wie Bewegungsbad, Laufgraben, Unterwasserdruckstrahlmassage und Sauna sowie ein Hallenschwimmbad, das im Sommer zur Liegewiese durch große Schiebetüren geöffnet werden konnte, erbaut. Bei der Einweihung im August 1952 wurde von Max Lange die Heidelberger Klinik daher als die „modernste Orthopädische Klinik Deutschlands" bezeichnet. Weil hat sich intensiv um die Systematisierung der angeborenen orthopädischen Krankheiten bemüht und zahlreiche Kapitel zum Handbuch der Orthopädie beigetragen. Von Weil wurde auch die Entwicklung der pneumatischen Armprothese vorangetrieben, die später als Heidelberger Prothese bekannt wurde.

Nach der Emeritierung Weils wurde Kurt Lindemann 1954 auf den Lehrstuhl für Orthopädie berufen. Die Klinik beherbergte zu diesem Zeitpunkt 435 Patienten und 110 „Zöglinge" des Wielandheimes. Die ständig größer werdende Raumnot konnte 1959 durch die Errichtung eines Funktionsbaues mit Röntgen-, Operations- und Laborabteilung vorübergehend entspannt werden. Dem zunehmenden Bemühen um querschnittgelähmte Patienten galt die Einrichtung eines Rehabilitationszentrums für Querschnittgelähmte und andere Schwerstbehinderte, das 1966 bezogen wurde. In Lindemanns Amtszeit fällt auch die „Contergankatastrophe". Zur Verbesserung der Unterbringung und Eingliederungsmöglichkeiten dieser schwerstbehinderten Kinder wurde eine Station für „Dysmeliekinder" 1965 eingerichtet, die sich ebenso, wie das Rehabilitationszentrum für Querschnittgelähmte zur eigenen Abteilung entwickelte.

Nach dem plötzlichen Tod Lindemanns übernahm Horst Cotta 1967 den Lehrstuhl für Orthopädie und wurde zum Klinikdirektor ernannt. Er führte die moderne rekonstruktive Chirurgie an der Klinik ein. Im Zuge dieser Weiterentwicklung der orthopädischen Chirurgie, insbesondere durch die rapide Zunahme plastischer Gelenkoperationen, ergab sich die dringende Notwendigkeit, den Operationstrakt zur Verhütung von Knocheninfektionen zu vergrößern und vor allem den septischen und Unfall-OP aus dem aseptischen Bereich zu verlegen. 1970 wurde die bei der Zunahme großer Operationen dringlich erforderliche Intensivstation eingerichtet. Ihr folgt die Gründung einer Abteilung für Anästhesie und Intensivtherapie unter Einschluß eines Blutkonservendepots sowie eines klinischen Zentrallabors, die die anästhesiologische Versorgung der Erkrankten auf den modernsten Stand der Medizin brachte. 1972 wurde zur Inten-

sivierung und Koordinierung der konservativen orthopädischen Behandlungsmaßnahmen eine Abteilung für Physiotherapie und Sportorthopädie geschaffen.

Nach 1970 konnte in Heidelberg die Behandlung und Rehabilitation von
Kindern mit angeborener Querschnittlähmung konzentriert werden. Im Mai
1972 fand in Heidelberg das 1. Internationale deutschsprachige Symposion
über diese Erkrankung statt. Die Konzentrierung der erkrankten Kinder in Heidelberg führte 1975 zur Errichtung eines von der Bundesregierung geförderten
Modellzentrums für Kinder mit angeborener Querschnittlähmung.

Auf wissenschaftlichem Gebiet wurde nach 1967 die Grundlagenforschung
intensiviert. 1969 wurde eine Abteilung für experimentelle Orthopädie – die
erste Abteilung dieser Art in der Bundesrepublik – mit den Sektionen Elektronenmikroskopie, Biochemie und Wirbelsäulenforschung eingerichtet. Gleichzeitig wurde die biochemische und sportmedizinische Forschung in diesem Bereich intensiviert. Seit 1970 hat sich die Orthopädische Universitätsklinik Heidelberg insbesondere auf dem Gebiet der morphologischen Forschung internationale Anerkennung erworben (Morphologie von Knorpelschäden, Ursachen
und Entstehung der Arthrose sowie therapeutische Möglichkeiten).

Steigende Patienten- und Operationszahlen bei kürzerem Krankenhausauf-
enthalt sind das Charakteristikum der beginnenden 80er Jahre. Heute verfügt
die Klinik über 398 klinische Betten sowie über 75 Heimplätze. 109 Betten stehen für Kinder zur Verfügung. Dem Bedarf nach einer zunehmenden Spezialisierung wurde neben der Einrichtung der vier bestehenden Abteilungen durch
die Einrichtung von Sektionen für Handchirurgie (1978, Leiter: A. K. Martini)
und für septische orthopädische Chirurgie sowie für onkologische Orthopädie
(1985, Leiter: A. Braun) Rechnung getragen. Auch mit der Einrichtung des sogenannten „Team-Systems" 1983 wurde der Tendenz zur zunehmenden Spezialisierung entsprochen. Zur Zeit existieren Spezialambulanzen für Kinderortho-
pädie, für Ultraschalldiagnostik am kindlichen Hüftgelenk, für Skoliose, für
Kinder mit angeborenen Querschnittlähmungen, für Kinder mit spastischer
Lähmung, für Kinder mit Dysmelie, für allgemeine Erwachsenen-Orthopädie,
für Patienten mit künstlichem Hüftgelenkersatz, für Erkrankungen des Venen-
systems, für Erkrankungen des rheumatischen Formenkreises, für Handchirurgie und Handorthopädie, für Unfallverletzte, für berufsgenossenschaftlich Ver-
sicherte, für Sportschäden und Sportverletzungen, für Querschnittgelähmte, für
Amputierte, für Wirbelsäulenerkrankungen, für Knochen- und Gelenkinfektio-
nen, für Tumororthopädie, für Schmerzsyndrome am Haltungs- und Bewegungsapparat. Jährlich werden ca. 35 000 Patienten ambulant untersucht und
behandelt.

Die Klinik besitzt neben der vollen Weiterbildungsermächtigung für das
Gebiet Orthopädie die Weiterbildungsermächtigung für das Teilgebiet Rheumatologie (F. U. Niethard). Es kann die Zusatzbezeichnung physikalische Therapie und Sportmedizin erworben werden. Die Klinik ist zum Verletzungsar-
tenverfahren der Berufsgenossenschaften zugelassen und besitzt eine berufsge-
nossenschaftliche Sonderstation für Schwerstunfallverletzte. Jährlich werden ca.
5000 Patienten stationär behandelt. Durchschnittlich werden etwa 5000 offene
und ca. 2000 gedeckte Eingriffe pro Jahr vorgenommen. Entsprechend diesen

großen Anforderungen hat sich in Heidelberg mit zunehmender Vergrößerung der Klinik und steigendem Personalbedarf eine „Klinikstadt" entwickelt mit 1100 Bediensteten und einem Haushaltsvolumen von 64 Millionen DM. Unter den Bediensteten steht zahlenmäßig an erster Stelle das Pflegepersonal mit 250 Personen. Zur Zeit sind 53 Ärzte an der Klinik tätig.

Der Stiftungssatzung entsprechend stellen Lehre und Forschung in der Orthopädie einen wesentlichen Eckpfeiler der Orthopädischen Universitätsklinik Heidelberg dar. Die Klinik ist mit der Ausbildung der Studierenden im Gesamtfach der Orthopädie beauftragt. Darüber hinaus sind der Klinik Lehranstalten für Krankengymnastik, für Krankenschwestern und eine Weiterbildungsstätte für Lehrkräfte der Krankengymnastik angeschlossen.

Schwerpunkte der experimentellen Forschung liegen auf dem Gebiet der Arthroseforschung – hier insbesondere der Knorpelregeneration –, der Biomechanik der Wirbelsäule, der Wachstumsprozesse der kindlichen Wirbelsäule, der neurophysiologischen Steuerung des Haltungs- und Bewegungsapparates, des alloplastischen Bandersatzes, der Gewebeklebung und der Knochenregeneration.

Schwerpunkte der klinischen Forschung sind Erkrankungen des kindlichen Hüftgelenkes, insbesondere der angeborenen Hüftgelenksluxation und -dysplasie, die idiopathische Skoliose, operative und rehabilitative Maßnahmen bei dysmelen, spastischen und Spina bifida-Kindern, operative Verfahren im Rahmen der Tumororthopädie, darunter insbesondere extremitätenerhaltende Operationsverfahren, differenzierte Indikationen der Gelenkendoprothetik, rehabilitative Maßnahmen bei Querschnittgelähmten, Diagnostik und Behandlung von Sportverletzungen und Sportschäden sowie therapeutische Möglichkeiten bei chronischen Schmerzsyndromen am Haltungs- und Bewegungsapparat.

Ab 1964 wird das Fachgebiet Anästhesie an der Orthopädischen Universitätsklinik durch einen Facharzt vertreten. Von diesem Zeitpunkt an erfolgte ein systematischer Auf- und Ausbau der Anästhesie, der natürlich eng gekoppelt war mit der Ausweitung der operativen Orthopädie und der Unfallchirurgie.

Nach Gründung einer Abteilung für Anästhesie und Intensivtherapie (H. Koch) durch Initiative und Mithilfe des Direktors der Klinik, H. Cotta, wurde der operative Bereich neu gestaltet und vergrößert sowie gleichzeitig ein großer Aufwachraum für Erwachsene und ein kleiner für Kinder in unmittelbarem Bereich des Operationstraktes geschaffen. Daneben wurde völlig neu eine Wach- und Intensivstation mit 12 Betten, ein großes Blutkonservendepot und das klinische Zentrallabor eingerichtet und dem Leiter der Anästhesieabteilung unterstellt.

Seit Gründung der Abteilung hat sich dieses weit vorausschauende Konzept in über 15 Jahren bewährt und es mußte bis heute keine Umgestaltung und Änderung trotz enormer Zunahme im operativen Sektor mehr erfolgen.

Betreut wird von der Anästhesieabteilung der gesamte operative Bereich, die prä- und postoperative Überwachung und Behandlung von Komplikationen, die Behandlung von Störungen der Atmung im Bereich des Zentrums für Querschnittgelähmte und seit kurzem der fachspezifische Einsatz (Regionale Schmerztherapie) in der neu geschaffenen orthopädischen Schmerzambulanz.

Abteilung für Physiotherapie und Sportorthopädie

GERHARD ROMPE

Die Abteilung wurde 1972 gegründet. Ihre Aufgabe liegt in der Intensivierung und Koordination der konservativen Behandlung, insbesondere der Vor- und Nachbehandlung der orthopädischen Operationen durch die verschiedenen Zweige der physikalischen Therapie sowie in der sportmedizinischen Betreuung der Bundes- und Landeskader im Rahmen der vom Deutschen Sportbund lizenzierten sportmedizinischen Untersuchungsstelle am Bundesleistungszentrum Heidelberg (in enger Kooperation mit der Abteilung für Pathophysiologie und Sportmedizin der Medizinischen Universitäts-Poliklinik – H. Weicker). Physiotherapie und Sportorthopädie gehören zum Pflichtangebot im Unterricht für Medizinstudenten und für die Studiengänge höheres Lehrfach bzw. Magister Sport. Wissenschaftliche Schwerpunkte bilden die Analyse von Sportschäden und Sportverletzungen (mit dem Ziel der Risikoverminderung) und die Validierung moderner physiotherapeutischer Verfahren.

Die Abteilung gliedert sich in 5 Funktionsbereiche: Beschäftigungstherapie; Dampf- und Massagebehandlung; Hydrotherapie; Krankengymnastik; Sportorthopädie.

Abteilung für Dysmelie und technische Orthopädie

ERNST MARQUARDT

Diese Abteilung wurde 1965 aufgrund der Contergankatastrophe errichtet und gliedert sich in: Dysmelie-Sprechstunde mit jährlich etwa 1500 Neu- und Wiedervorstellungen gliedmaßenfehlgebildeter Kinder u. Jugendlicher; Dysmelie-Station mit 24 Betten (einschl. zwei Mutter-Kind-Einheiten) und jährlich etwa 400 stationären Patienten und in die Orthopädischen Werkstätten.

Die Abteilung für Dysmelie und technische Orthopädie arbeitet integriert mit der Kernklinik und den übrigen Abteilungen zusammen und besitzt als überregionale Einrichtung Modellcharakter für die ganzheitliche Behandlung von Kindern und Jugendlichen mit angeborenen Fehlbildungen von Gliedmaßen (Dysmelie) und für die medizinische Rehabilitation von Amputierten. (Schwerpunkte: frühestmögliche postoperative prothetische Versorgung von beiderseits Armamputierten, beiderseits Beinamputierten und Mehrfachamputierten.)

In der Dysmelieabteilung stehen für die ambulanten und stationären Patienten zur Verfügung: der ärztliche Dienst, der pflegerische Bereich, der Bereich der Beschäftigungstherapie, der krankengymnastische Bereich, die Orthopädietechnik, der pädagogische und psychologische Bereich und der Sozialdienst.

217

Für die verschiedenen Arten von Gliedmaßenfehlbildungen wurden vom Leiter der Abteilung ganzheitliche Behandlungskonzepte erarbeitet und neue Operationsmethoden entwickelt (1972 Winkelosteotomie des Oberarmstumpfes, 1973 tenomyoplastische Chopart-Amputation, 1974 Stumpfkappenplastik, 1978 Modifikation der Krukenberg-Plastik in handchirurgischer Technik, 1981 Empfehlungen zur operativen Behandlung des Tibiadefektes).

Die wichtigsten Neuentwicklungen der orthopädischen Werkstätten sind: miniaturisierte Knie- und Hüftgelenke in Leichtbauweise für Kinder — Parallelogrammgelenke für Beinlose — Orthoprothesen für Defekte der Fibula, des Femur, der Tibia — die Weiterentwicklung der Heidelberger pneumatischen Armprothese (O. Häfner) über die elektromechanisch-pneumatische Hybridprothese zur voll elektromechanischen Prothesenausrüstung für Armlose (besonders nach Unfall) — die elektromechanische Krukenberg-Prothese — schulterfreie Prothesenanpassung nach Winkelosteotomie und Stumpfkappenplastik einschl. der myoelektrischen Steuerung von Oberarmprothesen.

Weitere operative und orthopädietechnische Entwicklungen in den Bereichen Stumpfgestaltung und Prothesenanpassung befinden sich in Vorbereitung.

Abteilung für die Behandlung und Rehabilitation Querschnittgelähmter der Orthopädischen Klinik

Volkmar Paeslack

Die beiden Abteilungen des Rehabilitationszentrums der Orthopädischen Universitätsklinik dienen sowohl der klinischen Behandlung wie auch der beruflich-sozialen Eingliederung von Personen mit Verletzungen und Erkrankungen des Rückenmarks. In der klinischen Abteilung – Ludwig Gutmann Haus – mit ca. 60 Betten erfolgt die Sofortversorgung von frischverletzten Paraplegikern und Tetraplegikern, falls erforderlich deren operative Behandlung und die Durchführung aller Maßnahmen einer umfassenden, primär rehabilitativ orientierten klinischen Diagnostik, der ärztlichen und pflegerischen Versorgung und der krankengymnastischen, beschäftigungstherapeutischen und sporttherapeutischen Behandlung. Desweiteren werden in der klinischen Abteilung solche Patienten behandelt, bei denen es infolge entzündlicher oder degenerativer Erkrankungen oder infolge von Neubildungen des Rückenmarks zur Querschnittlähmung gekommen ist oder bei denen schwerwiegende Komplikationen, etwa Decubitalulcera, schwere Infektionen der ableitenden Harnwege oder Gelenkversteifungen aufgetreten sind.

In der Abteilung für beruflich-soziale Rehabilitation – Kurt Lindemann Haus – erhalten etwa 70 körperlich schwerbehinderte junge Erwachsene, überwiegend ebenfalls Querschnittgelähmte, darunter besonders viele Tetraplegiker eine Ausbildung in qualifizierten kaufmännischen Berufen. Die Rehabilitanden sind mehrheitlich in einem zur Abteilung gehörenden Internat untergebracht. Dadurch ist gewährleistet, daß sie nicht nur eine umfassende berufliche Förderung, sondern gleichzeitig die notwendige ärztliche, therapeutische, psychologische und soziale Versorgung erfahren.

Diese Abteilung wurde als Modelleinrichtung der Bundesrepublik und des Landes Baden-Württemberg durch Initiative des damaligen Direktors der Orthopädischen Klinik, des Altrektors der Ruprecht-Karls-Universität, Kurt Lindemann, geplant und 1966 in Betrieb genommen. Durch Zusammenfassung der klinischen mit den beruflich-sozialen Bereichen in einer gemeinsamen Institution bietet es für den Personenkreis der Querschnittgelähmten die Möglichkeit der umfassenden und integrierten Rehabilitation. Neben der spezialisierten medizinischen Versorgung und Rehabilitation nimmt die Querschnittgelähmtenabteilung Aufgaben der akademischen Lehre in den speziellen Bereichen der Querschnittlähmung und auch des Gesamtgebietes der Rehabilitation wahr.

Der ärztliche Leiter des Querschnittgelähmtenzentrums ist gleichzeitig Inhaber des Lehrstuhls für allgemeine Rehabilitationsmedizin der Universität Heidelberg.

Institut für Sozial- und Arbeitsmedizin

MARIA BLOHMKE

Im Jahre 1962 wurde das Institut als ein „Rahmeninstitut" gegründet, das zunächst drei Abteilungen enthielt: Eine sozialmedizinisch-klinische, eine arbeits- und sozialhygienische und eine arbeitsphysiologisch-experimentelle Abteilung. Diese drei Abteilungen entsprachen den Interessen und Fachrichtungen der drei Heidelberger Ordinarien (Paul Christian, Helmut Jusatz, Hans Schaefer), die nach ihrer bisherigen Tätigkeit für ein solches Institut am ehesten Interesse hatten. Die Initiative zu diesem Institut ging vom Landtag aus, maßgebend waren hierbei die Herren Karl Hauff und Walter Nischwitz beteiligt. Im Laufe der Jahre kam dann eine epidemiologische Abteilung (Maria Blohmke) hinzu. Die Leitung der Abteilung für klinische Sozialmedizin ruht seit der Emeritierung von P. Christian in den Händen von E. Nüssel. Die arbeits- und sozialhygienische Abteilung leitete nach der Emeritierung von H. Jusatz einige Jahre E. Kroeger, und danach W. Jacob bis Oktober 1984.

Die arbeitsphysiologisch-experimentelle Abteilung wurde, den neuen Bedürfnissen der Approbationsordnung für Ärzte zur Folge, sehr stark auf soziologische Themata umgestellt. Gemeinsam mit der Abteilung für prospektive Epidemiologie wurde zunächst eine Studie an der Heidelberger Bevölkerung durchgeführt, bei der der Zusammenhang zwischen Herz-Kreislauf-Erkrankungen und psychosozialen Faktoren untersucht wurde. Die sozialmedizinisch-klinische Abteilung hat sich mit der klinischen Epidemiologie des Infarktes beschäftigt. Die arbeits- und sozialhygienische Abteilung widmete sich intensiv der Gesundheitserziehung als ärztlicher Aufgabe.

Außerdem ist noch eine sozialmedizinische Ambulanz der klinischen Abteilung zu erwähnen, die sich viele Jahre schwieriger Patienten („Problempatienten") annahm und mit der gleichzeitigen ärztlichen und sozialen Betreuung des Patienten ernst machte, deren soziale Betreuung allzuoft vernachlässigt wird.

Das Interesse der Studenten an den angebotenen Vorlesungen und Exkursionen war zunächst gering. Erst nachdem das Fach im Rahmen der neuen Approbationsordnung zweimal geprüft wird, erwachte das Interesse. 1975 wurde Maria Blohmke auf ein neu geschaffenes Ordinariat für Arbeits- und Sozialmedizin berufen und Direktorin der Abteilung für sozialmedizinische Epidemiologie und Arbeitsphysiologie. Die Themata in den nachfolgenden Ausführungen werden paradigmatisch für das angeführt, was im Institut bearbeitet wurde und sind keineswegs vollständig aufgezählt.

Im Rahmen einer *epidemiologischen Herz-Kreislauf-Studie* (die Untersuchungen wurden in den Jahren 1967, 1968 und 1970 durchgeführt) an 243 Frauen und 900 Männern im Alter von 40 bis 59 Jahren (Arbeiter, Angestellte und

Beamte einer Stadtverwaltung) wurde die Häufigkeit der Schmerzsymptome und der bekannten Risikofaktoren der koronaren Herzkrankheiten untersucht. Die Ergebnisse zeigten, daß Frauen häufiger als Männer über Schmerzsymptome klagen, ebenso wurden Risikofaktoren häufiger bei Frauen als bei Männern gefunden.

Weitere Ergebnisse der Heidelberger Herz-Kreislauf-Studie, bei der wir besonderen Wert auf die Erfassung psycho-sozialer Faktoren bei koronaren Herzkrankheiten legten, weisen aus, daß Probanden, die zwischenmenschliche Schwierigkeiten angaben – es wurden dieselben Personen 1967 und 1970 befragt und untersucht – eindeutig ein höheres Erkrankungsrisiko an koronaren Herzkrankheiten als Personen ohne diese Schwierigkeiten hatten. Wenn wir von Erkrankungsrisiko sprechen, so betrifft das nicht nur die Symptomatik der koronaren Herzkrankheiten, sondern ebenso die pathologischen EKG-Befunde.

Außerdem waren soziale Absteiger stärker gefährdet an koronaren Herzkrankheiten zu erkranken, als die sozialen Aufsteiger. Die Personen, die 1967 ohne Symptome, jedoch mit ihrer Beschäftigung unzufrieden waren, wiesen im Jahre 1970 sowohl signifikant höhere Erkrankungszahlen an koronaren Herzkrankheiten als auch vermehrt pathologische EKG-Befunde und erhöhte Cholesterinspiegel auf.

Gemeinsam mit der landwirtschaftlichen Alterskasse Schwaben und der Hannoverschen landwirtschaftlichen Alterskasse führte das Institut im Jahre 1973 bei den Mitgliedern der Kassen eine Postbefragung durch. Es sollten die Durchführbarkeit einer Fragebogenaktion in der ländlichen Bevölkerung getestet, die Häufigkeit von Symptomen bestimmter Krankheiten erfahren und Angaben über einige Verhaltensweisen hierbei gewonnen werden. Angeschrieben wurden in Schwaben 11 023 Männer und Frauen über 18 Jahren, in Hannover 5350.

Die typischen Symptome der koronaren Herzkrankheiten wurden von Männern und Frauen (40 bis 59 Jahre) auf dem Lande fast gleich häufig genannt. Bei gleichaltrigen Männern in der Stadt, die zum Vergleich herangezogen wurden, fanden sich diese Symptome dagegen dreimal häufiger. Ebenso sind die Symptome der chronischen Bronchitis und der vegetativen Dystonie bei Männern in der Stadt häufiger als bei Männern auf dem Lande.

Eine Nachuntersuchung an 120 Personen durch ärztliche Gutachter ergab in einem hohen Prozentsatz der Fälle eine relativ gute Übereinstimmung des Fragebogenbefundes mit der ärztlichen Diagnose.

Die Frage, ob bei der *Entwicklung der Krebskrankheit auch psychische bzw. psycho-soziale Gesichtspunkte* eine Rolle spielen, wird seit langem diskutiert. Eine Reihe von Autoren vermutet die folgenden Schwerpunkte in der Krebsentstehung: Verlust einer früher wichtigen Bezugsperson des Patienten; Unfähigkeit des Krebspatienten, feindliche Gefühle und Emotionen auszudrücken; eine ungelöste Beziehung des Krebspatienten zu einem Elternteil und sexuelle Störungen. Weiterhin mißt Bahnson den spezifischen Ich-Abwehr-Mechanismen und der damit verbundenen Selbstentfremdung des Krebspatienten eine wichtige Rolle bei. Dieser neigt dazu, emotionale Probleme und Konflikte zu unterdrücken, er zeigt die Neigung zur Verdrängung und Verneinung. Emotionale Dekompensation und in der Folge immunologisches Fehlverhalten können auf diese Weise zur Minderung oder zum Verlust der Kontrolle über die körpereigene Abwehr führen. Diese Mechanismen sind in ihren Endeffekten mit denjenigen somatischen Risikofaktoren identisch, die anzuerkennen sich die naturwissenschaftliche Medizin längst gewöhnt hat. Man kann also sagen, daß psychosoziale Faktoren nur dann zu Risikofaktoren werden, wenn sie somatische Mechanismen auslösen.

Im Rahmen der *schulärztlichen Untersuchung* der Viertkläßler wurde in Zusammenarbeit mit dem staatlichen Gesundheitsamt Mannheim in den Jahren 1970 und 1972 bei rund 1000 Schülern sowie deren Müttern und Klassenlehrern eine standardisierte Befragung über das Vorkommen kindlicher Verhaltensstörungen durchgeführt. Die langfristige Zielsetzung der Untersuchung war es, zu prüfen, wieweit ein standardisierter Fragebogen im Hinblick auf die Prävention solcher Störungen zu einer Auslese von behandlungsbedürftigen Kindern führen kann. Die aus der Literatur bekannte höhere Häufigkeit zahlreicher Symptome bei Knaben gegenüber Mädchen sowie ein auffälliger Zusammenhang zwischen sozialer Schicht, Berufstätigkeit der Mutter, Geschwisterzahl des Kindes und dem Schulleistungsverhalten wurden bestätigt.

Zusammengefaßt zeigen die Ergebnisse, daß 1. Kinder mit Deprivationen im Säuglingsalter vermehrt Angst und Depressivität aufweisen, 2. zahlreiche Verhaltensstörungen sich gehäuft bei abgelehnten und eingeengten Kindern und bei oral-captativem und intentional gehemmtem Verhalten, das heißt bei antriebsgestörten Kindern finden und daß 3. ein Zusammenhang einiger Verhaltensstörungen mit Angst, Depression, Aggressivität und Dissozialität besteht.

Im Herbst 1977 wurde am Institut ein Laboratorium eingerichtet, das sich mit der Erforschung der medizinischen Thermographie und Regulationsforschung befassen sollte. Durch die technische Entwicklung der letzten Jahrzehnte ist es möglich, die Wärmeverteilung auf der Haut sehr genau zu bestimmen. Man mißt dazu entweder die Temperatur der Haut mit einem Kontaktthermometer oder die Wärmeabstrahlung mit einem Infrarotdetektor.

Im Jahre 1977 wurden drei Projekte begonnen, die sich mit der Erforschung der menschlichen Infrarotstrahlung für diagnostische Zwecke befaßten: Thermoregulationsdiagnostik mit einem Strahlungsfühler, Thermospektralanalyse, Analytische Funktionsthermographie mit einer Infrarotkamera.

Die Frage, inwieweit *Faktoren der beruflichen Umwelt* Krankheiten bei den Beschäftigten verursachen können, die nicht zu den bisher anerkannten Berufskrankheiten zählen, ist in der gesamten industriellen Welt von größter Aktualität. Um die Häufigkeit und Verteilung von Krankheiten in einzelnen Berufsgruppen zu untersuchen, wurden daher die Diagnosen der deutschen gesetzlichen Rentenversicherung der Jahre 1969 bis 1976 herangezogen, die die Ursachen einer vorzeitigen Erwerbsunfähigkeit bzw. einer stationären Heilbehandlung bei männlichen und weiblichen Arbeitern und Angestellten waren.

Die Auswertung ergab, daß männliche Arbeiter in den letzten Jahrzehnten ohne Zweifel dem größten Berufsrisiko ausgesetzt waren. Das Berufsrisiko der Arbeiterin ist in den Fertigungsberufen sicher auch hoch, der Einfluß auf die Gesundheit wird jedoch dadurch gemindert, daß die Mehrzahl der Frauen im allgemeinen nicht kontinuierlich das ganze Leben lang berufstätig ist. In den

Fertigungsberufen, in denen die Beschäftigten zum Teil durch Stäube, Metalle, chemische Stoffe, Öle belastet sind, finden sich mit an erster Stelle der Erwerbsunfähigkeitsdiagnosen Karzinome mit verschiedenem Sitz. In den Büro- und Verwaltungsberufen dominieren dagegen die Krankheiten des arteriosklerotischen Formenkreises.

Psychische Erkrankungen finden sich bei Männern bevorzugt in den technischen Berufen. Bei Frauen verteilen sich diese Krankheiten auf die verschiedensten Berufe, ohne daß hieraus ein Hinweis für einen Zusammenhang mit einer bestimmten Beschäftigung zu entnehmen ist.

Direktoren und Abteilungsleiter
der Kliniken und Institute
am Klinikum Heidelberg 1985

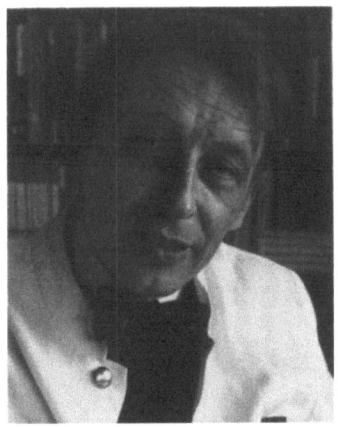

Prof. Dr. HERWART F. OTTO
Direktor des Inst. für allg. Pathologie
u. Patholog. Anatomie

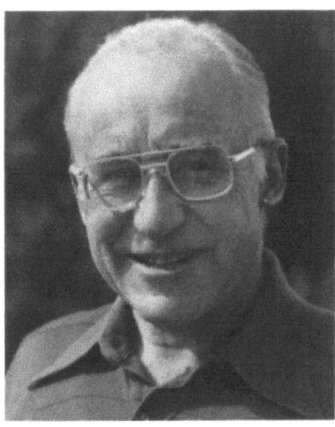

Prof. Dr. KLAUS GOERTTLER
Direktor des Inst. für vergleichende
u. exp. Pathologie

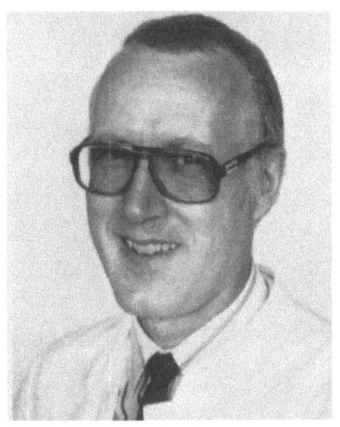

Prof. Dr. HORST P. SCHMITT
Direktor des Inst. f. Neuropathologie

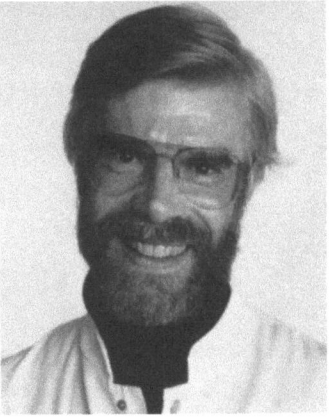

Prof. Dr. MICHAEL CANTZ
Direktor des Inst. für Pathochemie
u. allg. Neurochemie

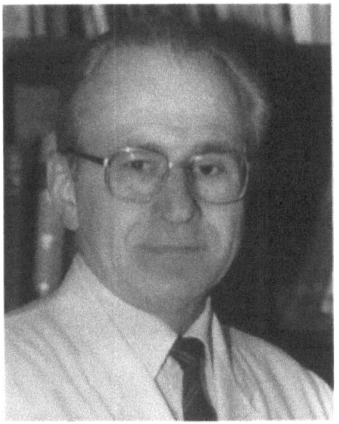

Prof. Dr. GEORG SCHMIDT
Direktor des Inst. f. Rechtsmedizin

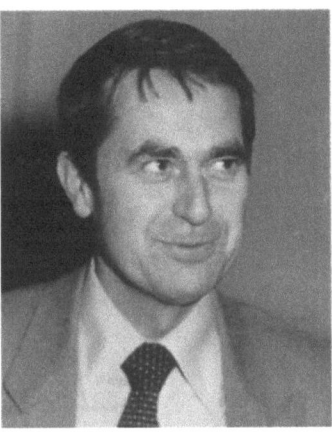

Prof. Dr. HANS-GÜNTHER SONNTAG
Direktor des Hygiene-Inst.

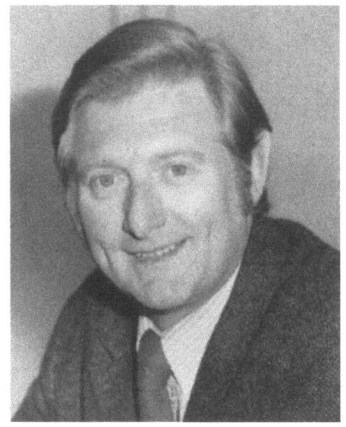

Prof. Dr. KLAUS MUNK
Direktor des Inst. f. Medizin. Virologie

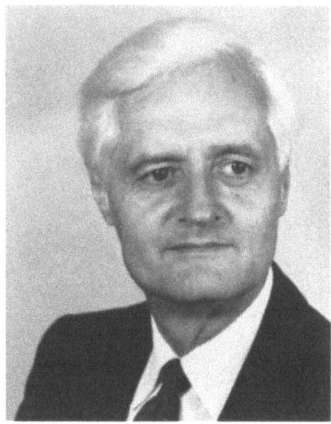

Prof. Dr. FRIEDRICH VOGEL
Direktor des Inst. f. Anthropologie
u. Humangenetik

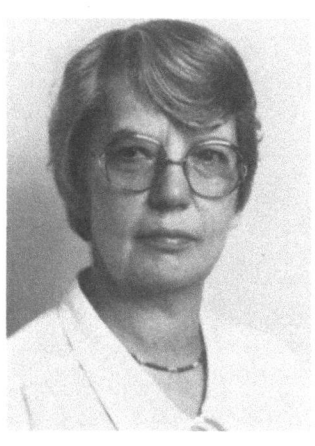

Prof. Dr. TRAUTE M. SCHRÖDER-KURT
Inst. f. Anthropologie u. Humangenetik,
Abt. f. Cytogenetik

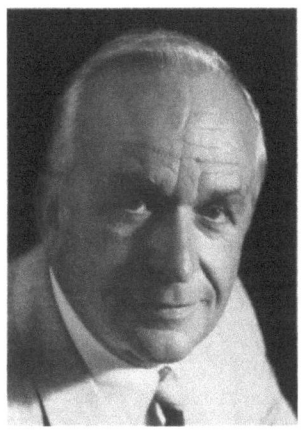

Prof. Dr. KLAUS ROTHER
Direktor des Inst. f. Immunologie
u. Serologie

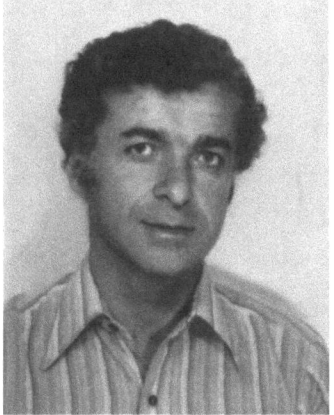

Prof. Dr. GEORG OPELZ
Inst. f. Immunologie u. Serologie,
Abt. f. Transplantationsimmunologie

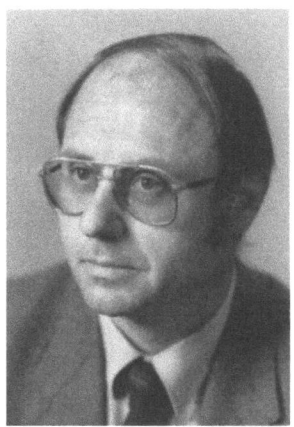

Prof. Dr. NORBERT VICTOR
Inst. f. Medizin. Dokumentation, Statistik
u. Datenverarbeitung

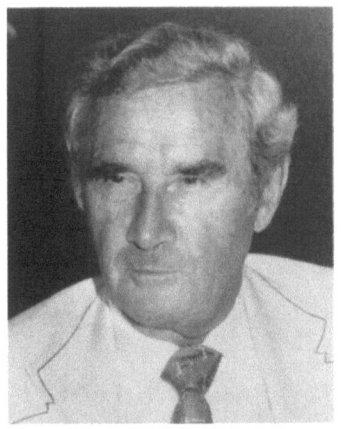

Prof. Dr. GOTTHARD SCHETTLER
Direktor der Medizin. Klinik
(Ludolf Krehl Klinik)

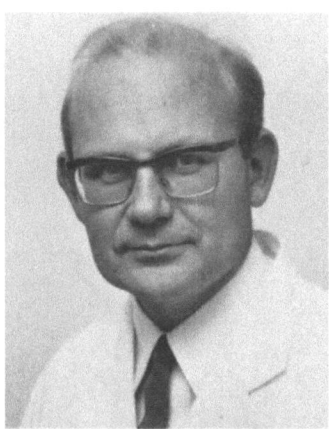

Prof. Dr. PETER HAHN
Direktor der Medizin. Klinik II,
Allg. Klinische u. Psychosomat. Medizin

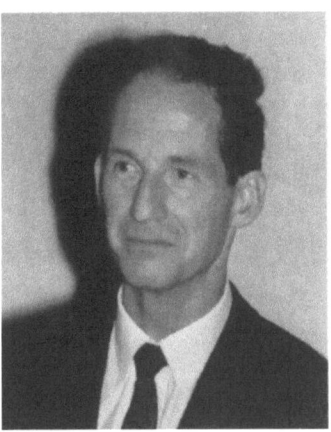

Prof. Dr. WOLFGANG KÜBLER
Direktor der Medizin. Klinik III,
Kardiologie

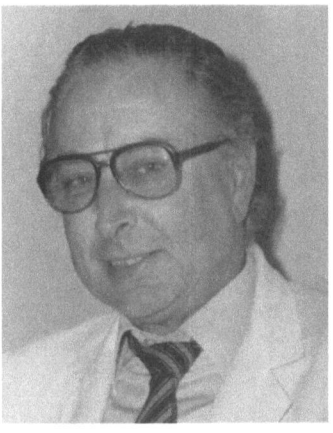

Prof. Dr. BURKHARD KOMMERELL
Direktor der Medizin. Klinik IV,
Gastroenterologie

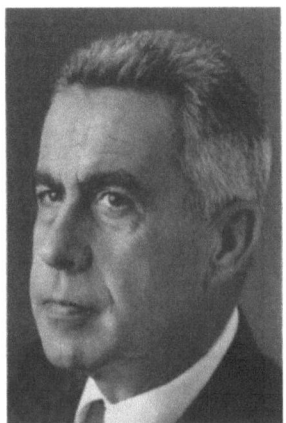

Prof. Dr. WERNER HUNSTEIN
Direktor der Medizin. Poliklinik

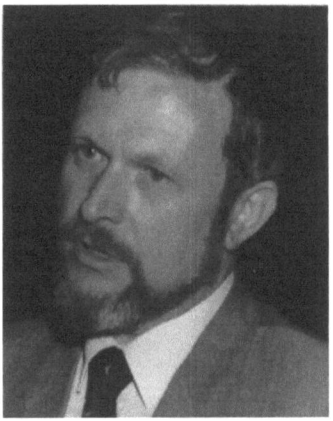

Prof. Dr. REINHARD ZIEGLER
Direktor der Medizin. Klinik VI,
Endokrinologie

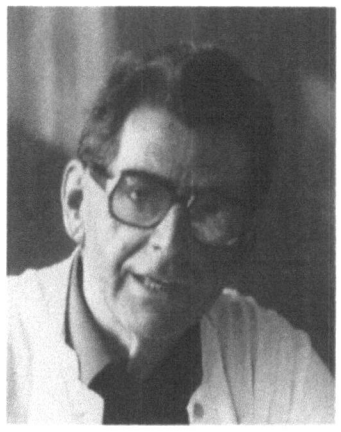

Prof. Dr. HELMUT H. WEICKER
Direktor der Medizin. Klinik VII,
Pathophysiologie u. Sportmedizin

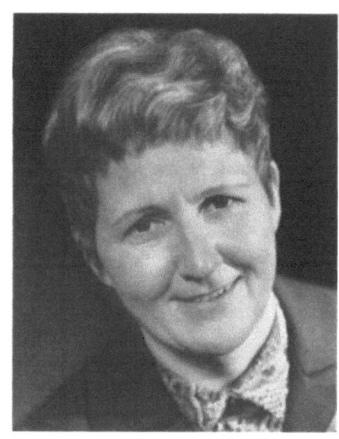

Prof. Dr. ELLEN WEBER
Medizin. Klinik, Abt. f. Klin. Pharmakologie

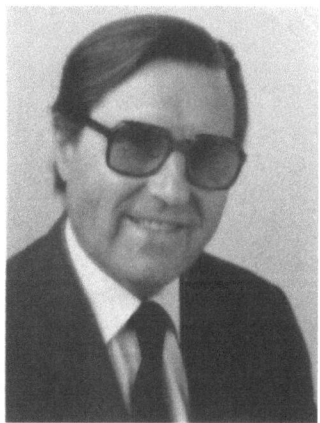

Prof. Dr. EGBERT NÜSSEL
Medizin. Klinik, Abt. f. Klin. Sozialmedizin

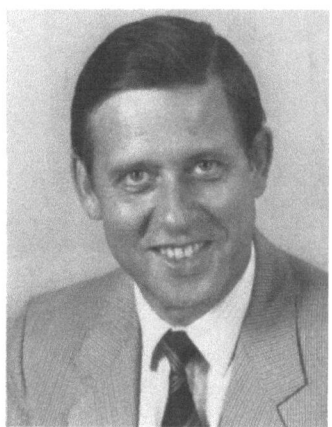

Prof. Dr. EBERHARD RITZ
Medizin. Klinik, Sektion Nephrologie

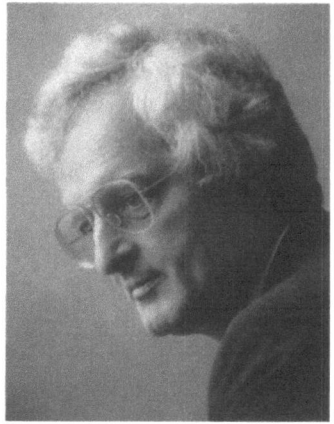

Prof. Dr. DETLEF PETZOLDT
Direktor der Hautklinik

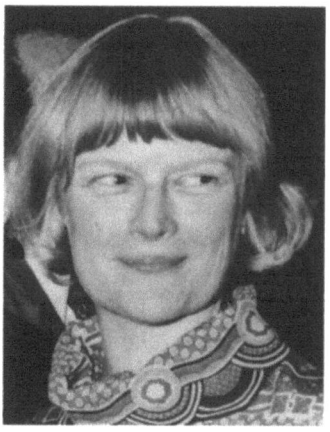

Prof. Dr. INGRUN ANTON-LAMPRECHT
Hautklinik, Inst. f. Ultrastrukturforschung
der Haut

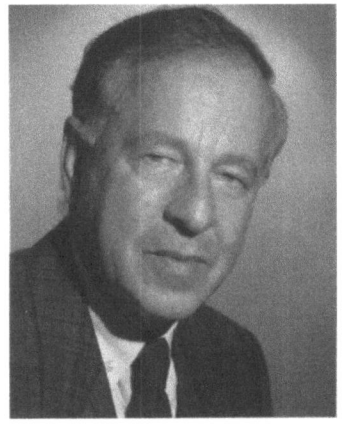

Prof. Dr. HORST BICKEL
Direktor der Kinderklinik

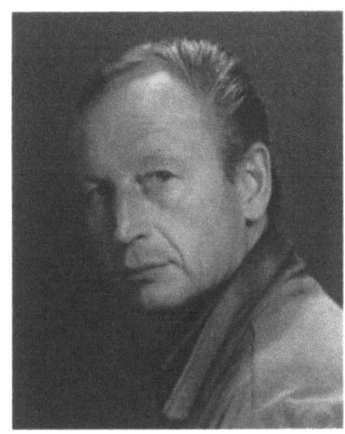

Prof. Dr. DIETER WOLF
Kinderklinik, Abt. f. pädiatr. Kardiologie

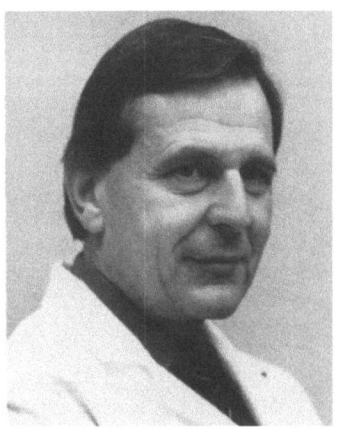

Prof. Dr. DIETER SCHEFFNER
Kinderklinik, Abt. f. Neuropädiatrie

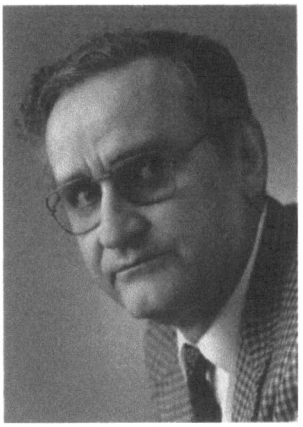

Prof. Dr. DIETER SCHÖNBERG
Kinderklinik, Abt. f. pädiatr. Endokrinologie

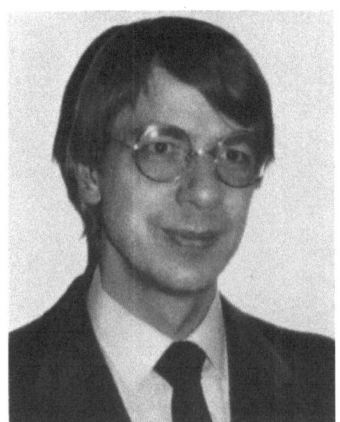

Prof. Dr. OTWIN LINDERKAMP
Kinderklinik, Abt. f. Neonatologie

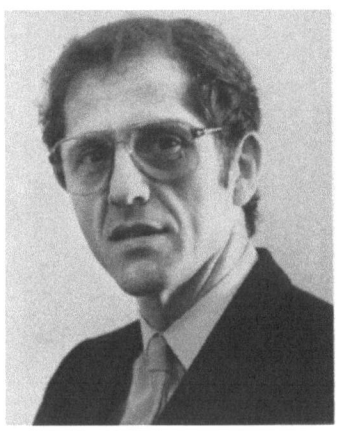

Prof. Dr. JOCHEN TRÖGER
Kinderklinik, Abt. f. pädiatr. Radiologie

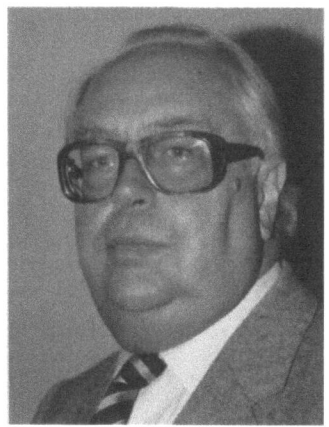

Prof. Dr. HEINZ GÄNSHIRT
Direktor der Neurologischen Klinik

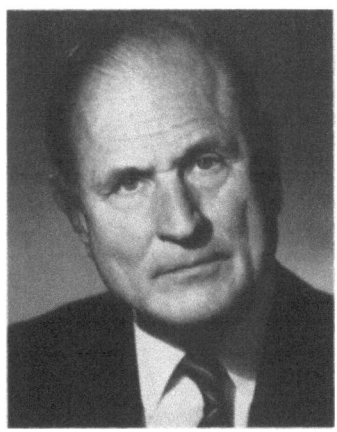

Prof. Dr. WERNER JANZARIK
Direktor der Psychiatrischen Klinik

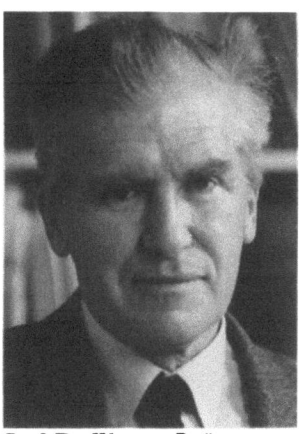

Prof. Dr. WALTER BRÄUTIGAM
Direktor der Psychosomatischen Klinik

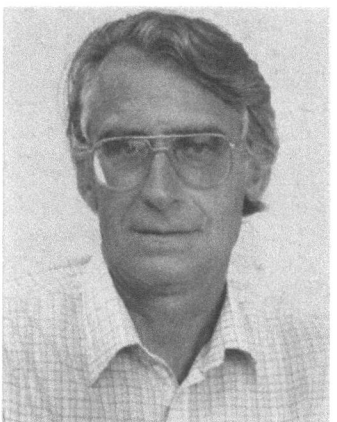

Prof. Dr. HELM STIERLIN
Psychosomat. Klinik, Abt. f. psychoanalyt.
Grundlagenforschung u. Familientherapie

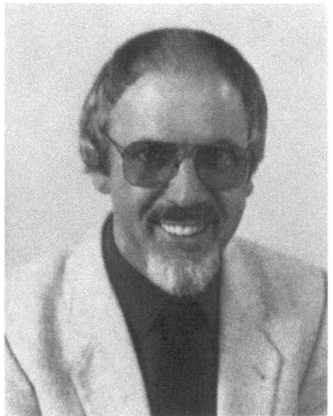

Prof. Dr. HERMANN LANG
Psychosomat. Klinik, Abt. f. Psychotherapie
u. Medizin. Psychologie

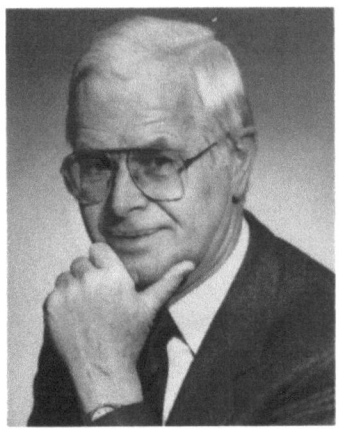

Prof. Dr. KARL ZUM WINKEL
Direktor der Strahlenklinik

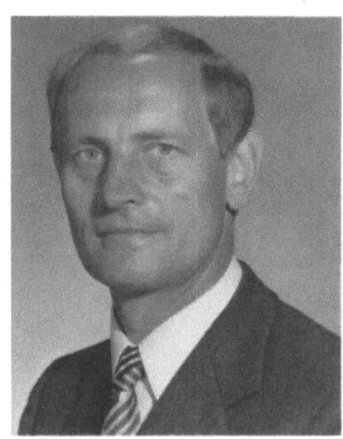

Prof. Dr. PAUL GEORGI
Strahlenklinik, Abt. f. Klin. Nuklearmedizin

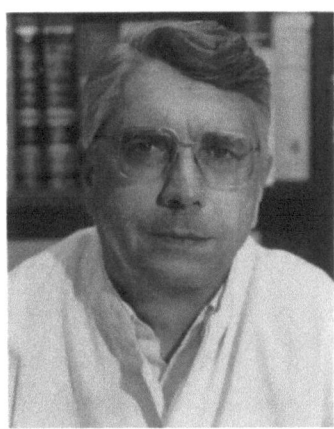

Prof. Dr. CHRISTIAN HERFARTH
Direktor der Abt. f. Allg. Chirurgie, Unfallchirurgie u. Poliklinik des Chir. Zentrums

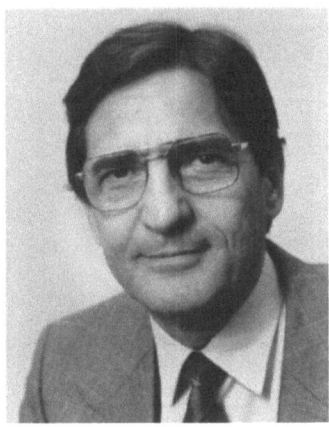

Prof. Dr. ROLAND DAUM
Direktor der Abt. Kinderchirurgie
des Chir. Zentrums

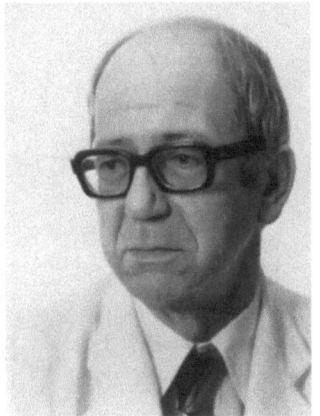

Prof. Dr. WOLFGANG SCHMITZ
Direktor der Abt. f. Spez. Thoraxchirurgie
des Chir. Zentrums

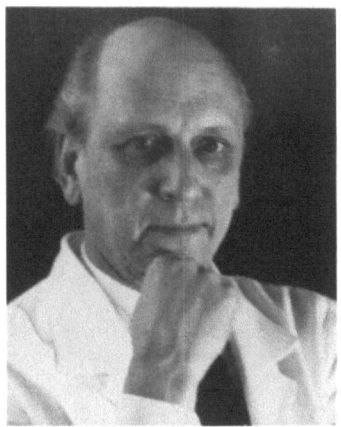

Prof. Dr. LARS RÖHL
Direktor der Abt. f. Urologie
des Chir. Zentrums

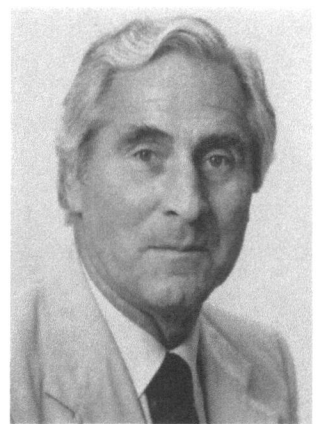

Prof. Dr. OTTO H. JUST
Direktor des Inst. f. Anästhesiologie
der Univ.-Kliniken

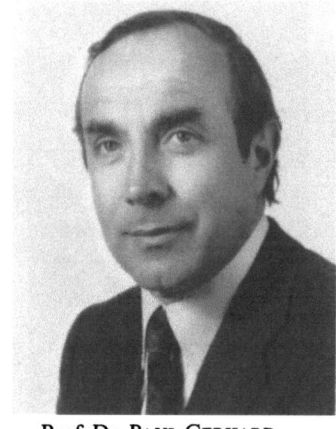

Prof. Dr. PAUL GERHARD
Direktor der Abt. f. Röntgendiagnostik
des Chir. Zentrums

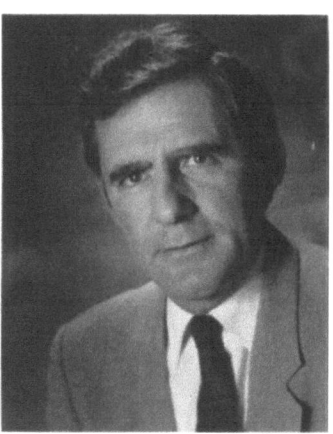

Prof. Dr. KONRAD MESSMER
Direktor der Abt. f. Exper. Chirurgie
des Chir. Zentrums

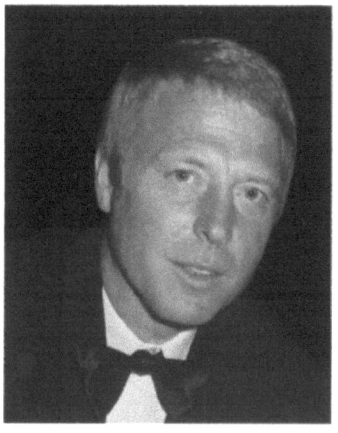

Prof. Dr. STEFAN KUNZE
Direktor der Abt. f. Neurochirurgie
des Chir. Zentrums

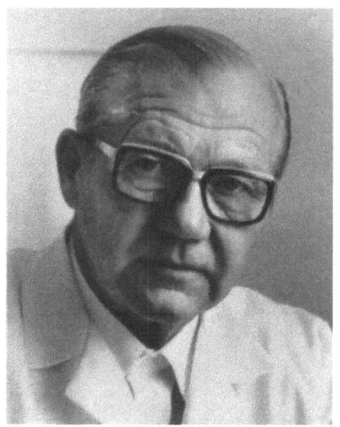

Prof. Dr. HANS-GEORG BOENNINGHAUS
Direktor der Hals-Nasen-Ohrenklinik

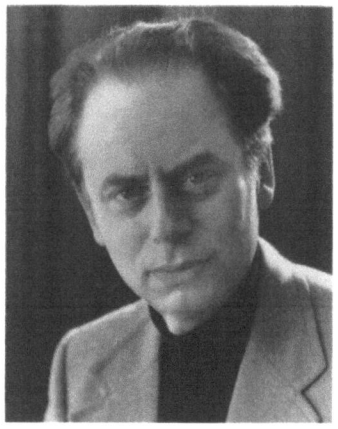

Prof. Dr. GÜNTHER WIRTH
Hals-Nasen-Ohrenklinik, Abt. f. Stimm-
u. Sprachheilkunde

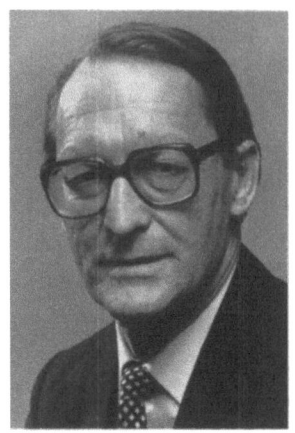

Prof. Dr. FRED KUBLI
Direktor der Frauenklinik

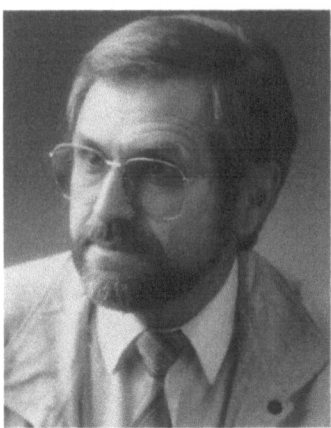

Prof. Dr. BENNO RUNNEBAUM
Frauenklinik, Abt. f. gynäkolog.
Endokrinologie

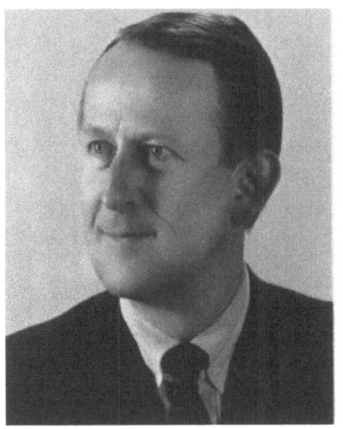

Prof. Dr. HANNS-HARTMUT RUMMEL
Frauenklinik, Abt. f. gynäkolog. Morphologie

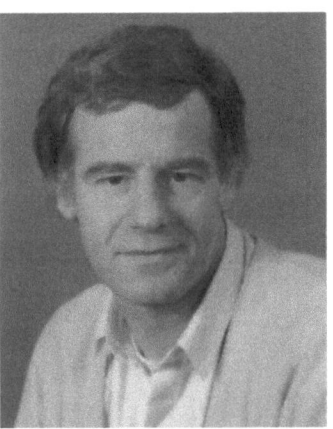

Prof. Dr. DIETRICH v. FOURNIER
Frauenklinik, Abt. f. gynäkol.-geburtshilfl.
Radiologie

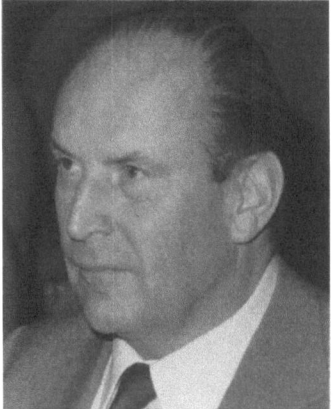

Prof. Dr. WOLFGANG JÄGER
Direktor der Augenklinik

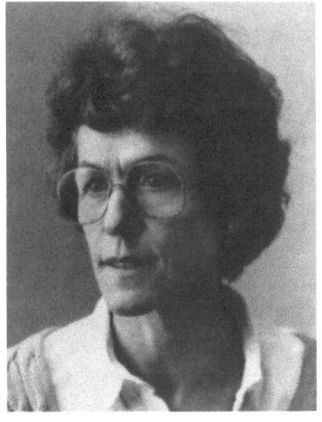

Prof. Dr. ELLEN KRAUS-MACKIW
Augenklinik, Abt. f. Orthoptik, Pleoptik
u. Motilitätsstörungen

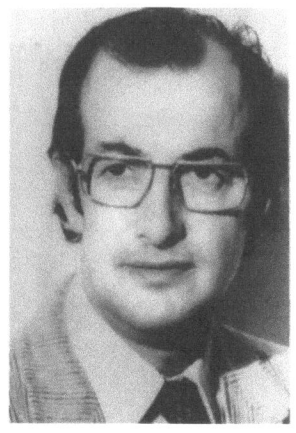

Prof. Dr. EVANGELOS ALEXANDRIDIS
Augenklinik, Abt. f. klin. exper.
Augenheilkunde

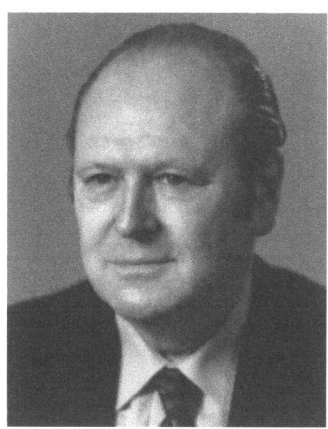

Prof. Dr. KURT KRISTEN
Direktor d. Abt. Zahnärztl. Kieferchirurgie d.
Zentr. f. Zahn-, Mund- u. Kieferheilkunde

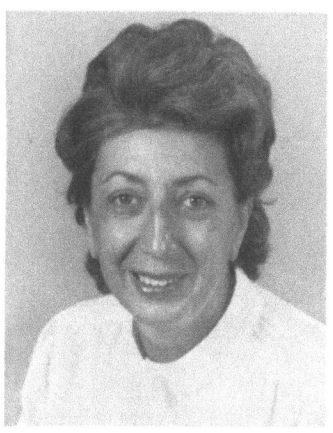

Prof. Dr. GERDA KOMPOSCH
Direktor der Abt. f. Kieferorthopädie des
Zentr. f. Zahn-, Mund- u. Kieferheilkunde

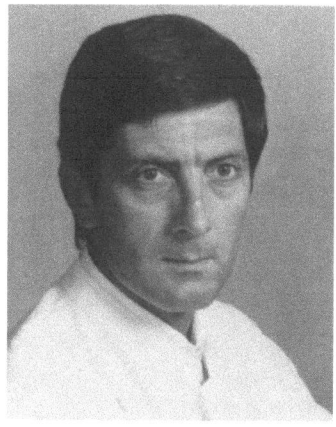

Prof. Dr. PETER LENZ
Direktor der Abt. f. Zahnersatzkunde des
Zentr. f. Zahn-, Mund- u. Kieferheilkunde

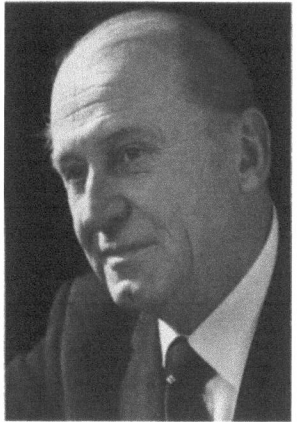

Prof. Dr. HEINZ OVERDIECK
Direktor der Abt. Zahnerhaltung des
Zentr. f. Zahn-, Mund- u. Kieferheilkunde

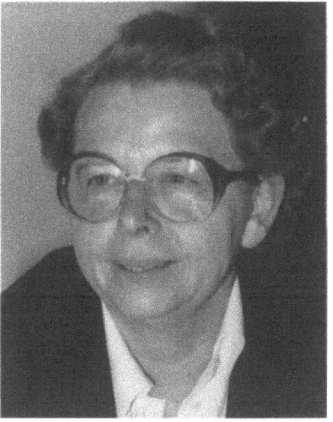

Prof. Dr. MARIA BLOHMKE
Direktor des Inst. f. Sozial- u. Arbeitsmedizin

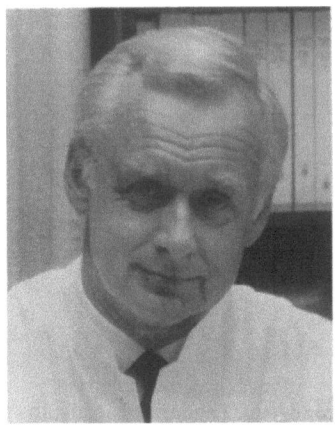

Prof. Dr. HORST COTTA
Direktor der Orthopädischen Klinik

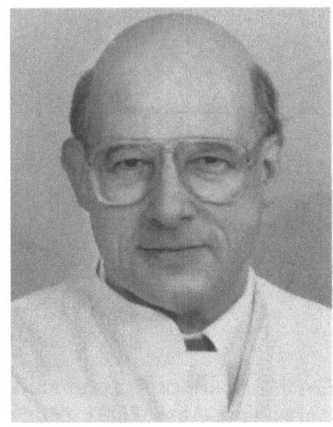

Prof. Dr. GERHARD ROMPE
Orthopäd. Klinik, Abt. f. Physiotherapie
u. Sportorthopädie

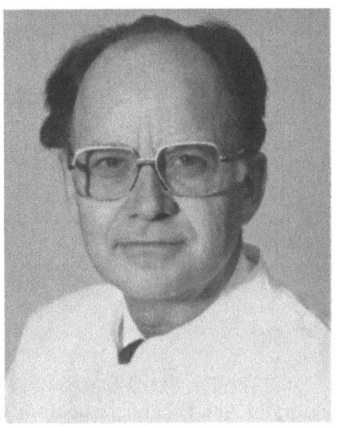

Prof. Dr. ERNST MARQUARDT
Orthopäd. Klinik, Abt. f. Dysmelie
u. techn. Orthopädie

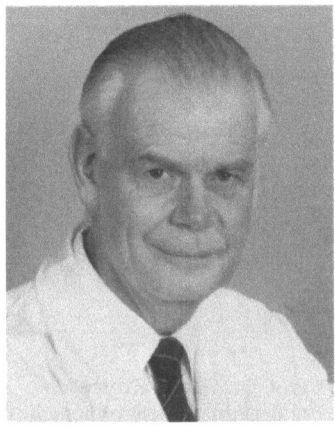

Prof. Dr. VOLKMAR PAESLACK
Direktor des Rehabilitationszentrums
der Orthopäd. Klinik

Emeriti

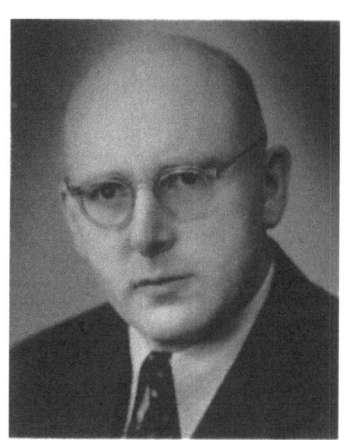

Prof. Dr. WALTER V. BAEYER
Psychiatrische Klinik

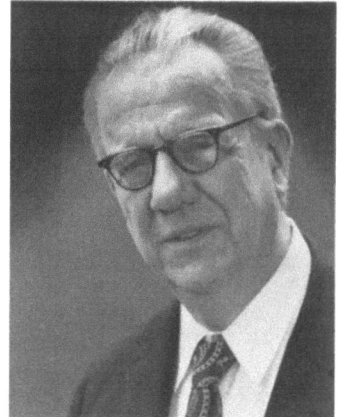

Prof. Dr. WILHELM DOERR
Pathologisches Institut

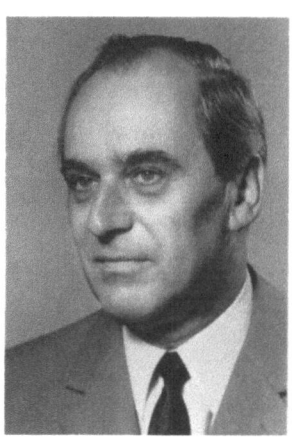

Prof. Dr. GÜNTER ULE
Pathologisches Institut

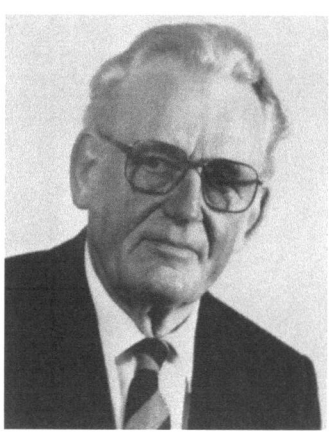

Prof. Dr. GÜNTER QUADBECK
Pathologisches Institut

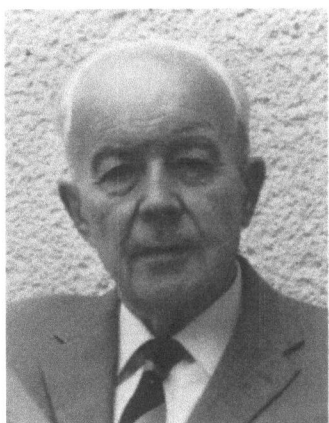

Prof. Dr. REINHOLD RITTER
Zahn-, Mund- u. Kieferklinik

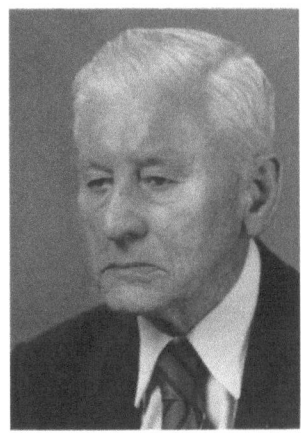

Prof. Dr. OSKAR EICHLER
Pharmakologisches Institut

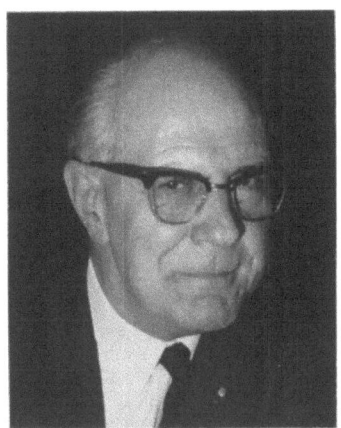

Prof. Dr. HANS SCHÄFER
Physiologisches Institut

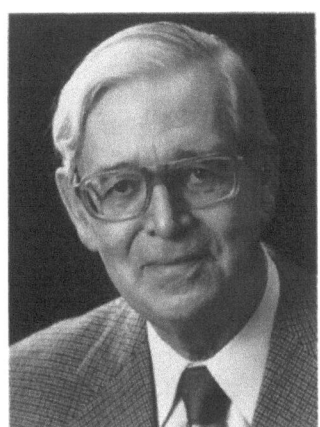

Prof. Dr. FRITZ LINDER
Chirurgische Klinik

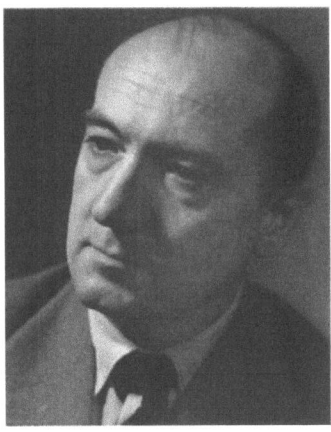

Prof. Dr. PAUL CHRISTIAN
Medizinische Klinik

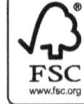

MIX

Papier aus verantwortungsvollen Quellen
Paper from responsible sources
FSC® C105338

If you have any concerns about our products,
you can contact us on
ProductSafety@springernature.com

In case Publisher is established outside the EU,
the EU authorized representative is:
Springer Nature Customer Service Center GmbH
Europaplatz 3, 69115 Heidelberg, Germany

Printed by Libri Plureos GmbH
in Hamburg, Germany